Ruan

Chinesische Fußmassage

Übersetzer

Andreas Kalg studierte Chinesische Medizin und Sinologie in Berlin, Heidelberg, Taipei (Taiwan) und Hangzhou (VR China).
Heilpraktiker seit 1993, Akupunkturdiplom der Akupunktur-Akademie Berlin und Diplom für chinesische Arzneimitteltherapie der AGTCM. Von 1995 bis 1999 praktizierte er in eigener Praxis in Berlin. Seit 2000 lebt er vorwiegend in Taiwan und China. Dort hat er sich insbesondere dem Studium der Klassiker der Chinesischen Medizin und der klinischen Anwendung der chinesischen Arzneimitteltherapie gewidmet. Zur Zeit studiert Andreas Kalg in einem *Master's Program* für innere Chinesische Medizin an der *Zhejiang Chinese Medical University* in China.

Ji-Yuan Ruan

Chinesische Fußmassage

Behandlung von Erkrankungen über Reflexzonen und Akupunkturpunkte des Fußes

Deutsche Übersetzung
Andreas Kalg

ELSEVIER
URBAN & FISCHER

URBAN & FISCHER
München • Jena

Zuschriften und Kritik an:
Elsevier GmbH, Urban & Fischer Verlag, Lektorat Komplementäre und Integrative Medizin,
Karlstraße 45, 80 333 München

Titel der Originalausgabe: 足摩保健
(Erhaltung der Gesundheit mittels Fußmassage)
ISBN: 7-5323-7669-9
Erschienen bei Shanghai Scientific & Technical Publishers

Wichtiger Hinweis für den Benutzer

Die Erkenntnisse in der Medizin unterliegen laufendem Wandel durch Forschung und klinische Erfahrungen. Herausgeber und Autoren dieses Werkes haben große Sorgfalt darauf verwendet, dass die in diesem Werk gemachten therapeutischen Angaben dem derzeitigen Wissensstand entsprechen. Das entbindet den Nutzer dieses Werkes aber nicht von der Verpflichtung, anhand entsprechender Literatur zu überprüfen, ob die dort gemachten Angaben von denen in diesem Buch abweichen und seine Verordnung in eigener Verantwortung zu treffen.

Bibliografische Information der Deutschen Nationalbibliothek
Die Deutsche Nationalbibliothek verzeichnet diese Publikation in der Deutschen Nationalbibliografie; detaillierte bibliografische Daten sind im Internet über http://dnb.d-nb.de abrufbar.

1. Auflage 2008

Der Urban & Fischer Verlag ist ein Imprint der Elsevier GmbH.

08 09 10 11 12 5 4 3 2 1

Planung und Lektorat: Christl Kiener, München
Projektmanagement: Christl Kiener, Sonja Frankl, Petra Münzel-Kaiser, München
Redaktion: Sonja Frankl, Petra Münzel-Kaiser, München
Herstellung: Antje Arnold, München; Kerstin Wilk, Markkleeberg
Satz: Kösel, Krugzell
Druck und Bindung: Krips b. v., Meppel
Abbildungen/Fotos/Zeichnungen: s. Abbildungsnachweis
Umschlaggestaltung: SpieszDesign, Büro für Gestaltung, Neu-Ulm
Titelfotografie: © Nikolay Suslov/Fotolia.com
Gedruckt auf 100 g Eurobulk

Printed in Netherlands
ISBN 978-3-437-57530-3

Aktuelle Informationen finden Sie im Internet unter **www.elsevier.de** und **www.elsevier.com**

Vorwort des Autors

Die Massage des Fußes verfügt über eine unergründbar lange Geschichte, ihre Ursprünge reichen weit in die Antike zurück. Sie stellt einen essentiellen Teil des kostbaren Erbes der traditionellen chinesischen Medizin dar. Im Laufe der Entwicklung und Entfaltung des chinesischen Volkes hat sie uns große Dienste erwiesen.

Die theoretische Grundlage der Fußmassage sind die Konzepte der Leitbahnen und Netzgefäße, die Theorie der Organ-Manifestationen, und das Konzept pars pro toto, wonach sich der gesamte Organismus im Fuß widerspiegelt. Die prophylaktische Massage am Fuß bedient sich verschiedener Massagetechniken, um an bestimmten Punkten und Reflexzonen Reize zu setzen. Diese Reize stellen Informationen dar, die über nervale und humorale Bahnen Funktionen des gesamten Körpers beeinflussen können und auf diese Weise Erschöpfungsgefühle beseitigen, den Körper kräftigen und der Alterung entgegenwirken. Die Fußmassage hat nicht nur ein sehr breites Anwendungsspektrum, sie ist darüber hinaus auch leicht auszuüben, preiswert, sicher, effektiv und frei von Nebenwirkungen. Deswegen erfreut sie sich großer Beliebtheit bei der ganzen Bevölkerung.

Die Fußmassage kann bereits auf eine lange Geschichte innerhalb Chinas zurückblicken. Sie wurde über die verschiedenen Epochen hinweg von Meistern der Lebenskultivierung hoch geschätzt. Bereits im 2000 Jahre alten „Inneren Klassiker des Gelben Kaisers" *(Huang Di Nei Jing)* finden sich Beschreibungen der Leitbahnen und Akupunkturpunkte am Fuß. Das erste Kapitel des Werkes „Vertrauliche Schriften des Hua Tuo" (Hua Tuo Mi Ji) des berühmten Arztes der Östlichen Han-Dynastie[1] Hua Tuo[2] kann als Grundstein der Fußmassage angesehen werden. Dieses Kapitel trägt die Überschrift *Zu Xin Dao* (Die Kunst [der Behandlung] der Fußsohle). Der große Chronist der Han-Dynastie Si Ma-Qian erwähnte in seinem Geschichtswerk *Shi Ji* (Historische Aufzeichnungen), dass es seinerzeit Heiler gegeben habe, die nicht mit Dekokten oder arzneilichen Weinen heilten, sondern durch Berührung der Füße und dass sie mit ihrer Behandlung stets prompte Reaktionen erzielten. Während der Qing-Dynastie[3] postulierte der renomierte Arzt Wang Ang[4] in seinem Buch *Wu Yao Yuan Quan* (Die nichtmedikamentöse Behandlung steht

[1] Die Östliche Han-Dynastie bestand von 24 n. Chr. bis 220 n. Chr.

[2] Hua Tuo lebte von 145 bis 208.

[3] Die Qing-Dynastie bestand von 1644 bis 1911.

[4] Wang Ang lebte von 1615 bis 1694.

an erster Stelle) 16 Prinzipien der Gesunderhaltung und Lebenskultivierung. Darin findet auch das „Reiben der Fußsohlen“ Erwähnung.
Die Massage der Füße ist im Laufe der Zeit zu einem festen Bestandteil der Gesunderhaltung und Lebenskultivierung der Menschheit geworden. Nicht nur im geschichtsträchtigen China hat sie sich weiterentwickelt; im Zuge des wirtschaftlichen und kulturellen Austausches hat sich diese prophylaktische und therapeutische Methode auch über die Ländergrenzen hinweg ausgebreitet und überall die Menschen begeistert. In den USA begründete der Arzt Dr. William Fitzgerald[5] unter Anwendung zeitgenössischer neurologischer Erkenntnisse die moderne Form der Reflexzonenbehandlung am Fuß, die er im Jahr 1917 in seinem Buch „Zone Therapy or Relieving Pain in the Home“ publizierte. In den Jahren danach veröffentlichten auch andere Wissenschaftler aus England, Deutschland, Österreich und aus der früheren Sowjetunion ihre Werke zur Reflexzonentherapie am Fuß, wobei sie dieses Heilverfahren immer tiefer mit modernen Methoden erforschten.
In der heutigen Gesellschaft, die durch stetig wachsenden Stress in der Arbeitswelt und neue Anforderungen an den menschlichen Körper charakterisiert ist, wächst auch das Bewusstsein für und der Wunsch nach Gesundheit beständig. Dies ist ein noch nie in dem Maße dagewesenes Phänomen. Gleichzeitig wird auch immer mehr Menschen auf der ganzen Welt bewusst, dass die Lösung vieler ihrer Beschwerden nicht in chemischen Medikamenten zu finden ist, die oft über ein toxisches Potential verfügen und reich an Nebenwirkungen sind. In diesem Zuge entstehen neue Konzepte zur Gesunderhaltung. Viele Leute treten für natürliche Heilmethoden und alternative Medizin ein. In diesem Rahmen spielen auch die Heilverfahren unserer Chinesischen Medizin, wie Akupunktur, Massage und die chinesische Arzneimitteltherapie, eine bedeutende Rolle.
Die Chinesische Medizin meint, dass der Fuß die Wurzel der Wurzel ist, dass er „das zweite Herz“ des Menschen ist. Durch die bei der Fußmassage gesetzten Reize werden die Leitbahnen und Netzgefäße durchgängig gemacht, der harmonische Qi- und Blut-Fluss gefördert, die Funktionen aller Organe reguliert und die Abwehrkraft des Menschen gesteigert. Somit ist die Fußmassage bereits zu einem unverzichtbaren Bestandteil der alltäglichen Gesundheitspflege geworden. Im Zuge der wirtschaftlichen Entwicklung in China sind bei steigendem Bedürfnis der Bevölkerung nach Methoden der Gesundheitsförderung viele neue Massagepraxen entstanden. In den meisten davon kann man sich auch nach den Regeln der Kunst und mit verlässlicher Wirksamkeit behandeln lassen. Dabei ließ es sich leider kaum vermeiden, dass auch einige

[5] William Fitzgerald lebte von 1872 bis 1942.

schlecht ausgebildete Trittbrettfahrer auf diesen Erfolgszug aufgesprungen sind. Doch die Fußmassage ist keine Quacksalberei, sondern eine Heilkunst, in der die Essenz der traditionellen chinesischen Medizin und der antiken Kultur zusammengeflossen sind, eine Heilkunst, die mittels bestimmter Handtechniken auf faszinierende Weise Krankheiten vertreiben und den Körper gesund erhalten kann. Und diese Heilkunst wird man kaum richtig beherrschen können, wenn man nicht bereit ist, die Grundlagentheorie der Chinesischen Medizin zu erlernen, die Massagetechniken und *Qi Gong* zu üben sowie alle Leitbahnen und Akupunkturpunkte auswendig zu lernen.
Nach vielen Jahren der klinischen Erfahrung und Lehrtätigkeit habe ich dieses Buch verfasst, um damit einerseits Masseuren ein Lehrbuch zur Verfügung zu stellen, aber anderseits auch, um Liebhabern der Fußmassage und geschwächten oder chronisch kranken Menschen eine Anleitung zur Selbstbehandlung zu geben. Außerdem kann dieses Buch auch als Grundlage für entsprechende Kurse in Studiengängen für Mediziner und Pflegepersonal dienen. Dieses Buch ist leichtverständlich geschrieben, es verzichtet weitgehend auf komplizierte Fachsprache und vermittelt auf klare Weise die Grundtheorien der Fußmassage, ihre Wirkungen und Wirkmechanismen, häufig gebrauchte Massagetechniken und die Sequenzen der Massagebehandlung. Dies alles ist anschaulich bebildert, so dass der Leser das erlernte Wissen gut in die Praxis umsetzen kann.
Es ist mir eine große Ehre, dass Herr *Shi Ming* von der Assoziation der Kalligraphen der Provinz Zhejiang den Titel dieses Buches geschrieben hat. Dafür möchte ich ihm hiermit noch einmal meinen herzlichsten Dank aussprechen.
Bei meinem durch meine begrenzte Erfahrung und meinen begrenzten Kenntnisstand begründetem Niveau war es gewiss nicht zu vermeiden, dass sich Fehler in dieses Buch eingeschlichen haben. Dafür bitte ich um Verständnis und bitte, entdeckte Fehler aufzuzeigen und zu korrigieren.

Ruan Ji-Yuan
Zhejiang Chinese Medical University, 19. Mai 2004

Zum Inhalt

Bei der Fußmassage unterscheidet man eine breite und eine enge Definition. Nach der breiten Definition meint man damit die Massage unterhalb des Kniegelenks, nach der breiten Definition allein die Massage des Fußes inklusive der Knöchelregion. Bei der Massage der Füße manipuliert man diese im Allgemeinen mit den Händen, gelegentlich auch mit Hilfsmitteln, und wendet dort bestimmte Techniken wie Drücken, Schieben, Schaben oder Kneten an, um

damit die Funktionen der inneren Organe zu regulieren, den Körper gesund zu erhalten sowie Krankheiten zu behandeln oder vorzubeugen. Die Ausführung der Fußmassage ist einfach und zugleich effektiv. Über die eigentliche Fußmassage hinaus kann man noch die Akupunkturpunkte an den Füßen drücken, die Achillessehne und die Waden massieren oder die Fußsohle reiben.
Dieses Buch bietet als Fundament eine Einführung in die Basistheorie der Traditionellen Chinesischen Medizin. Im Anschluss daran werden ausführlich die Methoden der Reizsetzung am Fuß sowie häufig verwendete Massagetechniken und Diagnoseverfahren am Fuß beschrieben. Das Herzstück dieses Buches bildet die Beschreibung der Reflexzonen mit ihrer genauen Lokalisierung und ihren Funktionen, sowie die Erläuterung der Indikationen der therapeutischen Fußmassage. Dabei wird stets das Wesentliche in klarer Form präsentiert. Obgleich der Inhalt des Buches sehr komplex ist, wird er doch auf eine einfache, leichtverständliche Art vermittelt. Dieses Buch ist sowohl geeignet, Medizinstudenten oder Masseuren als auch interessierten Laien und Selbsthilfe suchenden Menschen eine solide Grundlage des Lernens zu bieten.

Vorwort des Übersetzers

Die chinesische Fußmassage – Ein integratives Konzept

Pragmatismus zum Wohle des Patienten

Die Fußmassage hat in China eine lange Tradition und erfreut sich auch in jüngerer Zeit wieder zunehmender Beliebtheit. Doch die Reflexzonentherapie am Fuß, wie man sie heute kennt, stammt gewiss nicht aus China. Die Reflexzonen am Fuß stellen unmissverständlich Bezugszonen zwischen der Haut und den schulmedizinisch definierten Organen dar. Organe oder Drüsen wie Kleinhirn, Hirnstamm, Großhirn, Hypophyse, Schilddrüse, Nebenschilddrüse, Nebenniere etc. waren der Chinesischen Medizin entweder unbekannt oder ihnen wurde keine nennenswerte Bedeutung beigemessen. Die Chinesische Medizin ist an sich eine funktionelle Medizin, die der exakten Anatomie einen nur geringen Stellenwert beimisst. Es muss zwar in früher Zeit auch Sektionen gegeben haben – ein rudimentäres anatomisches Wissen ist in der Chinesischen Medizin durchaus vorhanden. Schließlich existieren Begriffe wie Magen, Milz, Lunge, Niere usw., welche die inneren Organe beschreiben. Auch gab es schon in frühen Werken Zeichnungen, die die inneren Organe abbildeten. Dass dieses Wissen allein von geschlachteten Tieren herrührt, ist eher unwahrscheinlich. Die moderne westliche Medizin hingegen basiert auf einer genauen Kenntnis der menschlichen Anatomie. Alle in diesem Buch aufgeführten Reflexzonen stellen Entsprechungen dieser durch die anatomische Wissenschaft definierten Organe dar. Auch die Erklärung des neuronal vermittelten Wirkmechanismus der Fußreflexzonentherapie, die der Autor in diesem Buch angibt, ist der modernen westlichen Medizin entlehnt.

Was ist nun chinesisch an der „chinesischen Fußmassage"? Auffallend an diesem Werk ist der integrative Ansatz des Autors. Er verbindet Konzepte der westlichen und der chinesischen Medizin erfolgreich miteinander. Neben der ausführlichen Beschreibung der Reflexzonen führt der Autor auch die Akupunkturpunkte am Fuß detailliert auf, die ihrerseits von den Reflexzonen unabhängige Funktionen und Indikationen haben. Während die Reflexzonen naturgemäß reflektorisch wirken, erstreckt sich die Wirkung der Akupunkturpunkte am Fuß in erster Linie über ihre Leitbahnen bis hinein in weit entfernte Körperregionen. So können beispielsweise die Sinnesorgane am Kopf effektiv über die Akupunkturpunkte am Fuß behandelt werden, da beispielsweise die Yang-Leitbahnen des Beins am Kopf beginnen und bis zu den Zehen hinabführen. Zum Teil lassen sich die Wirkungen der Akupunkturpunkte am Fuß gewiss auch über reflektorische oder andere neuronal vermittelte Mechanismen erklären. Doch dies ist Gegenstand der modernen Forschung und soll hier nur beiläufig erwähnt werden. Nach dem traditionellen Verständnis, das sich auch in diesem Buch widerspiegelt, wird die Wirkung der Akupunkturpunkte hauptsächlich über ihre Leitbahnen vermittelt. Die Funktionen und Indikationen der Akupunkturpunkte im → Kapitel 3 dieses Buches sind zum überwiegenden Teil auch in klassischem TCM-Chinesisch formuliert, was für die traditionalistische Grundhaltung des Autors spricht. Im → Kapitel 4, das die Reflexzonen am Fuß beschreibt, finden sich hingegen sowohl traditionell chinesische Funktionen und Indikationen als auch westliche. Um ein Beispiel zu geben: Bei der ersten beschriebenen Reflexzone, der der Nebenniere (→ Kap. 4.1), gibt der Autor erst vier Funktionen dieser Reflexzone an, die in der Chinesischen Medizin eingebettet sind. Er schreibt, dass man mittels Massage dieser Reflexzone die Nieren supplementieren, die Essenz auffüllen, das Blut beleben und Wind vertreiben kann. Diese Funktionszuschreibungen beruhen, ohne dass der Autor dies explizit formuliert, auf der modernen Interpretation, dass die Nebennieren Teil des Nierenfunktionskreises der traditionellen chinesischen Medizin sind und zu einem großen Teil dem Nieren-Yang entsprechen. Dieses Nieren-Yang, auch als Feuer des Lebenstores (*Mingmen*-Feuer) bezeichnet, ist die Grundlage für warme Transformation und Generation neuer Körpersubstanzen und stellt außerdem einen äußerst wichtigen Faktor bei der

Abwehr von Erkrankungen dar und fördert auch die Bewegung von Qi und Blut im ganzen Körper. Dieses Konzept erklärt also diese vier Funktionszuschreibungen. Dann fährt der Autor mit zwei westlichen Funktionszuschreibungen fort. Er schreibt, dass die Massage dieser Zone antiallergisch und dem Schock entgegenwirke. Insbesondere die Funktionszuschreibung als antiallergisch geht auf das schulmedizinische Konzept zurück, dass die von den Nebennieren abgesonderten Steroidalhormone, vor allem das Kortison, antiallergisch wirken.

Auch bei den inneren Organen, die sowohl in der Chinesischen Medizin als auch in der modernen westlichen Medizin bekannt sind, gibt es eine derartige Vermischung der Funktionszuschreibungen der ihnen zugeordneten Reflexzonen. Die Funktionen der inneren Organe gemäß der Theorie der traditionellen chinesischen Medizin, die der Autor im → Kapitel 2 einführend erläutert, bilden auch hier die Grundlage der Funktionszuschreibungen der Reflexzonen. So wird die Reflexzone der Milz (→ Kap. 2.1.1), beispielsweise mit den Funktionen beschrieben, die (chinesische) Milz zu stärken, also die Umwandlung und den Transport der aufgenommenen Nahrung zu verbessern, Feuchtigkeit zu wandeln und das Blut zu kontrollieren, also das Blut in den Blutgefäßen zu halten. Dies sind eindeutig Konzepte der Chinesischen Medizin. Dann schreibt der Autor weiter, dass mittels der Massage dieser Reflexzone die Abwehrkraft des Organismus gestärkt werden könne. Dies ist allein schon von den verwendeten chinesischen Schriftzeichen her kein traditionelles Konzept, sondern eines der modernen westlichen Medizin, die die Milz als ein lymphatisches Organ ansieht. Interessanterweise zeigt die Erfahrung der letzten Jahrzehnte, dass auch chinesische Kräuter, die gemäß der traditionellen Theorie die Funktion haben, die Milz zu stärken, oft auch in der Lage sind, die Abwehrkraft des Organismus enorm zu kräftigen. Was für die Kräutermedizin gilt, kann selbstverständlich auch für die Massage und andere Verfahren gelten.

Über die Reflexzone der Leber kann man sowohl Erkrankungen der Leber als auch Augenleiden behandeln. Dies gilt umgekehrt auch für die Reflexzone der Augen, über die man nach der Erfahrung des Autors sowohl Augen- als auch Lebererkrankungen behandeln kann. Über die Reflexzone der Lunge kann man nicht nur entzündliche oder chronische Erkrankungen der Lunge behandeln, sondern auch das Qi des ganzen Organismus supplementieren, da man in der Theorie der Chinesischen Medizin davon ausgeht, dass die Lunge für das Qi verantwortlich ist.

Hier finden wir also eine Vermischung westlicher und östlicher Konzepte, die durchaus legitim und erfolgversprechend ist. Wenn man die Vorzüge beider Medizinsysteme miteinander kombiniert, so glauben viele Ärzte in China wie auch im Westen, wird eine hocheffiziente und nebenwirkungsarme Behandlung daraus resultieren. Diesem integrativen Ansatz fühlt sich der Autor Ruan Ji-Yuan offenbar verpflichtet und es spricht gewiss auch nichts dagegen, den für chinesische Ärzte so typischen Pragmatismus bei der Integration beider Medizinsysteme zum Wohle des Patienten einzusetzen.

Abschließend möchte ich noch ein paar Anmerkungen zu meiner Übersetzung machen.

Die von mir verwendeten deutschen Termini der Chinesischen Medizin beruhen ausschließlich auf meiner eigenen, im Laufe meiner mehrjährigen Übersetzertätigkeit ausgearbeiteten Terminologie. Bei der Übersetzung der Fachbegriffe der chinesischen Medizin orientiere ich mich grundsätzlich an der Bedeutung der chinesischen Originalbegriffe. Darin unterscheidet sich meine Übersetzungsarbeit gewiss von der überwiegenden Zahl deutschsprachiger Publikationen, die englische Werke ohne stringente Terminologie und ohne nachvollziehbaren Standard übersetzen. Mitunter mögen sich also die von mir verwendeten Begriffe von gemeinhin benutzen Begriffen unterscheiden. Auch differenziere ich weitgehend ähnliche, aber nicht identische chinesische Begriffe, in dem ich mich auch im Deutschen bemühe, unterschiedliche Begriffe zu verwenden. Nur so kann man den feinsinnigen Konzepten der Chinesischen Medizin gerecht werden. Ich hoffe, der Leser oder die Leserin wird sich schnell an diese Terminologie gewöhnen können und meine Bemühungen um eine klare und möglichst genaue Übertragung der chinesischen Fachbegriffe schätzen lernen. Im Anhang dieses Buches können viele der verwendeten Begriffe nachgeschlagen werden, wobei einige schwierige Begriffe auch mit kurzen Erklärungen versehen sind (→ Glossar, S. 296 ff).

Die Grundlage für diese Übersetzung bildete das Buch *Zumo Baojian* von Ruan Ji-Yuan. Der Titel lässt sich wörtlich als „Erhaltung der Gesundheit mittels Fußmassage" übersetzen. Doch auf dem chinesischen Buchmarkt gibt es eine Vielzahl von Publikationen zur Theorie und Praxis der therapeutischen Fußmassage. Wir, d. h. die Lektorin Frau Christl Kiener und ich als Übersetzer, haben dieses Werk ausgewählt, weil es Theorie und Praxis in einem ausgewogenen Verhältnis präsentiert und insbesondere durch seine hervorragenden Abbildungen die Umsetzung des Geschriebenen in die Praxis erleichtert. Massage ist etwas sehr praktisches; eine Massagetechnik kann man leicht zeigen, aber nur schwer in Worte fassen. Um also die verbalen Beschreibungen dieser Techniken leichter verständlich zu machen, sind gute Abbildungen von entscheidender Wichtigkeit. Nach dem Motto „Ein Bild sagt mehr als Tausend Worte" wird sich der Leser oder die Leserin sehr gut an den praxisnahen Abbildungen dieses Buches orientieren können.

Andere chinesische Publikationen zur Fußmassage haben wiederum andere Vorzüge, die wir unseren Lesern auch nicht vorenthalten wollten. Eine Liste der von mir verwendeten unterstützenden Literatur findet sich in meiner Bibliographie im Anhang des Buches. Namentlich möchte ich an dieser Stelle drei Titel erwähnen, aus denen ich einige Passagen in Abstimmung mit dem lizenzgebenden Verlag direkt in dieses Buch einfließen lies. Das sind die Werke

- Dong Xiaohong et al.: Zubu Anmo Rumen yu Tigao (Die Massage des Fußes – Wissen für Einsteiger und Fortgeschrittene),
- Tong Chengchang: Zubu Xuequ Anmo Laiofa (Heilbehandlung über Punkte und Zonen am Fuß) und
- Wang Ping et al.: Shou Dao Bing Chu – Zubu Anmo (Die Hand kommt und das Leiden geht – Die Massage des Fußes).

In diesen Büchern fand ich eine Reihe von zusätzlichen Reflexzonen und Sonderpunkten, wie z. B. den Blutdruckpunkt, den Kopfschmerzpunkt, den Insomnia-Punkt usw. Auch fand ich in diesen Werken einige Indikationen, die bei Ruan Ji-Yuan nicht enthalten waren. Um dem Leser ein möglichst breites Spektrum an Indikationen zu bieten, habe ich aus jenen drei Werken die folgenden Indikationen ergänzt: Angina pectoris, chronische Cholezystitis, Diarrhö, Halsentzündung (Pharyngitis, Laryxngitis), Hämorrhoiden, Herzklopfen, Hypotonie, Impotenz, Menopausensyndrom, Zustand nach Schlaganfall, Tics der Gesichtsmuskulatur, Tinnitus, Übergewicht, Uterusprolaps und Zahnschmerzen (→ Kap. 5.2).

Eine Besonderheit des Buches von Tong Chengchang liegt darin, dass es zu den Indikationen jeweils auch die Akupunkturpunkte am Fuß und am Unterschenkel erwähnt, die man bei der Fußmassage zusätzlich zu den Reflexzonen stimulieren kann. Bei den Indikationen, die sowohl bei Ruan Ji-Yuan als auch bei Tong Chengchang enthalten waren, habe ich die Akupunkturpunkte nach Tong Chengchang ergänzt. Es gab allerdings auch Indikationen, die zwar bei Ruan Ji-Yuan, nicht aber bei Tong Chengchang enthalten waren. In diesen Fällen habe ich, dort wo es mir geeignet erschien, die Akupunkturpunkte nach eigenem Ermessen ergänzt. Außerdem hat Tong Chengchang zu vielen Indikationen noch zusätzliche Behandlungsmöglichkeiten angegeben, beispielsweise die Akupunktur des Punktes Akupressur des Punktes Pe 6 *neiguan* bei Reisekrankheit oder ähnliche wertvolle Hinweise. Da diese Empfehlungen die Behandlung mittels Fußmassage sinnvoll ergänzen und abrunden, habe ich sie ebenfalls an geeigneten Stellen übernommen.

Andreas Kalg
Hangzhou, V.R. China, Mai 2007

Abkürzungen Akupunkturpunkte, Leitbahnen

3E	Dreifacher Erwärmer
Bl	Blase
Di	Dickdarm
Du	*Du-Mai* (Gouverneursgefäß)
Dü	Dünndarm
Gb	Gallenblase
He	Herz
Le	Leber
Lu	Lunge
Ma	Magen
Mi	Milz
Ni	Niere
Pe	Perikard
Ren	*Ren-Mai* (Konzeptionsgefäß)

Abkürzungen allgemein

A., Aa.	Arteria, Arteriae
Abb.	Abbildung
BWS	Brustwirbelsäule
ca.	circa
cun	chinesisches Körpermaß
d. h.	das heißt
dtsch.	deutsch
HWI	Harnwegsinfekt
HWS	Halswirbelsäule
KHK	koronaren Herzkrankheit
Lig.	Ligamentum
M., Mm.	Musculus, Musculi
N., Nn.	Nervus, Nervi
Proc.	Processus
R., Rr.	Ramus, Rami
Tab.	Tabelle
TCM	Traditionelle Chinesische Medizin
TIA	Transitorische ischämische Attacke
V., Vv.	Vena, Venae
z. B.	zum Beispiel

Symbol

→	Verweispfeil (siehe)

Abbildungsnachweis

Atlas Akupunktur, Hrsg. C. Focks, 2. A., Elsevier, Urban & Fischer, München 2006
Abb. 2.2-1 bis Abb. 2.2-14

Leitfaden Chinesische Medizin, Hrsg. C. Focks, 5. A., Elsevier, Urban & Fischer, München 2006
Abb. 3.1-1a bis Abb. 3.1-4b

Sobotta. Atlas der Anatomie des Menschen, Hrsg. R. Putz, R. Pabst, Bd. 2, 22. neu bearbeitete Auflage, Elsevier, Urban & Fischer, München 2006
Abb. 3.2-1 bis Abb. 3.2-46

Inhaltsverzeichnis

1 Einführung

1.1 Geschichte

Die Fußmassage ist eine sehr alte und zugleich doch sehr junge Therapieform, die in verschiedenen Regionen der Welt nach und nach von den Menschen entdeckt und entwickelt wurde. In ferner Vergangenheit, als die Menschen noch ohne Schuhe liefen, tanzten sie auch barfuß. Danach verspürten sie möglicherweise eine Veränderung in ihrem Körper. Ihre Füße waren warm geworden, sie fühlten sich insgesamt wohler und das Tanzen konnte unter Umständen Erschöpfungsgefühle vertreiben und den Geist anregen. Wenn die Menschen der Antike krank waren, haben sie womöglich schmerzhafte Stellen am Fuß wahrgenommen und es ist auch denkbar, dass sie nach einer vorübergehenden Verstärkung dieses Schmerzes beim Tanzen, Springen oder Laufen schließlich eine Linderung ihrer Beschwerden empfanden. Darin könnten die Ursprünge der Fußmassage liegen.
In der antiken und klassischen chinesischen Medizinliteratur finden sich eine ganze Reihe von Erwähnungen der Füße und der Fußmassage. Im Kapitel 38 des Werkes Geistiger Angelpunkt (Lingshu), das einen Teil des Inneren Klassikers (Neijing) darstellt, steht beispielsweise:

„Die drei Yin-Leitbahnen des Arms verlaufen
von der Brust zu den Händen.
Die drei Yang-Leitbahnen des Arms verlaufen
von den Händen zum Kopf.
Die drei Yang-Leitbahnen des Beins verlaufen
vom Kopf zu den Füßen.
Die drei Yin-Leitbahnen des Beins verlaufen
von den Füßen zum Bauch.“

Damit wurde die enge Beziehung der Leitbahnen zu den Füßen schon in früher Zeit deutlich beschrieben.
[Anmerkung des Übersetzers: Im *Inneren Klassiker* gibt es noch zahlreiche Hinweise auf Therapiemöglichkeiten über die Füße. Diese Stellen sind allerdings nicht immer einfach zu verstehen und zu übersetzen. Daher hier nur ein paar punktuelle Zusammenfassungen und knappe Zitate:
Im Kapitel 45 der *Wesentlichen Fragen (Suwen)* des *Inneren Klassikers (Neijing)* heißt es in einer Abhandlung über Hitze-Inversion: *„Das Yang-Qi entspringt an der Oberseite der fünf Zehen. Die Yin-Leitbahnen versammeln sich an der Fußsohle und kommen in der Mitte der Fußsohle zusammen. Daher sind die Fußsohlen überwärmt, wenn das Yang-Qi überwiegt.“*
Im Kapitel 63 der *Wesentlichen Fragen (Suwen)* werden Reizungen der Fuß-

sohle, der Zehen, und der Knöchelregion zur therapeutischen Beeinflussung entfernt liegender Körperregionen beschrieben. Beispielsweise heißt es dort: *„Wenn sich das Pathogen im Yangqiao-Gefäß des Fußes eingenistet hat, führt dies zu Augenschmerzen, die am inneren Augenwinkel beginnen. Dann reize man die Stelle eine halbe Daumenbreite unterhalb des äußeren Knöchels. Für links reize man rechts und [für] rechts reize man links. Nachdem der Betroffene dann ein paar Meilen gelaufen ist, werden die Augenschmerzen vergangen sein.“* Weiter wird in diesem Kapitel eine Reizung der Stelle unterhalb des inneren Knöchels bei einer Fallneigung empfohlen, worunter man eine Behandlungsmethode der Epilepsie verstehen kann. Im Allgemeinen ist mit „Reizung“ im *Inneren Klassiker* die Anwendung von Akupunkturnadeln oder Steinmessern zum Bluten lassen oder Setzen von therapeutischen Wunden gemeint. Doch an einer Stelle in diesem Kapitel wird auch explizit eine Fingerdruckmassage erwähnt: *„Wenn sich das Pathogen im Arm eingenistet hat, kann der Betroffene den Arm nicht mehr beugen. Man reize dann die Stelle hinter dem Knöchel. Dabei drückt man erst mit dem Finger bis der Patient Schmerzen empfindet, dann nadelt man diese Stelle.“*

Aus diesen Zitaten aus dem *Inneren Klassiker*, die sich noch weiter fortsetzen ließen, wird deutlich, dass im antiken China bereits ein der modernen Reflexologie ähnliches Behandlungskonzept existierte. Man manipulierte also beispielsweise Punkte am Fuß, um Augenschmerzen oder Schmerzen und Steifigkeit des Arms therapeutisch zu beeinflussen. Diese Therapieprinzipien beruhen allerdings in erster Linie auf dem Konzept des Verbundenseins verschiedener Körperregionen durch die Leitbahnen. Doch kann man diese Beziehungen verschiedener Körperregionen auch als reflektorische Beziehungen im weiteren Sinne auffassen. Insbesondere auch die Anweisung, kontralaterale Punkte zu verwenden, impliziert ein reflexologisches Verständnis.]

Im Werk *Historische Aufzeichnungen (Shi Ji)* von Sima Qian wird ein berühmter Arzt erwähnt, der zu Zeiten des legendären Gelben Kaisers Behandlungen am Fuß vorgenommen hat. Daran sieht man, dass die Fußmassage zumindest in der Frühling- und Herbst-Periode (722 – 481 v. Chr.) und in der Zeit der Streitenden Reiche (480 – 222 v. Chr.) bereits verbreitet war.

Auch aus dem antiken Ägypten gibt es Berichte über die Anwendung der Fußmassage. Auf einem 4500 Jahre alten, beschrifteten Bild ist ein Sklave dargestellt, der dem Pharao die Füße massiert. Der Pharao fragt seinen Masseur: „Warum ist das so schmerzhaft?“ Der Masseur antwortet: „Nach dem Schmerz wirst du die positive Wirkung verspüren!“

Vor etwa 2000 Jahren hinterließ Sakyamuni-Buddha der Legende nach bei der Stadt Fodu („Buddha-Stadt“) Fußabdrücke auf dem so genannten Buddha-

Fuß-Stein. Auf diesem steinernen Abdruck der Füße sind die Beziehungen zwischen dem menschlichen Körper und den Füßen vermerkt.

In der Sui-Dynastie (589–618) und zu Beginn der Tang-Dynastie (618–907) verfasste ein buddhistischer Mönch namens Zhizhe ein Buch mit dem Titel *Mohe Zhiguan*, in welchem es ein Kapitel über die Kunst der Selbstkultivierung mittels der Methode „Achtsamkeit mit den Füßen und Gesunderhaltung der Füße" gibt.

Während der Östlichen Han-Dynastie (24–220 n. Chr.) erfand Hua Tuo die Qigong-Übungsreihe „Spiel der fünf Tiere" *(Wu Qin Xi)*, worin auch den Füßen eine große Bedeutung zukommt. In dem Hua Tuo zugeschriebenen Werk *Geheime Aufzeichnungen Hua Tuos (Hua Tuo Mi Ji)* beschrieb er auch das „Fuß-Zentrum-Prinzip", wonach das „Spiel der fünf Tiere" hauptsächlich darauf abziele, „Krankheiten zu beseitigen und die Gesundheit der Füße zu fördern" und „in den Gelenken festsitzende Pathogene zu vertreiben".

Von den unterschiedlichen bildlichen und plastischen Darstellungen, die bislang entdeckt worden sind, lässt sich eindeutig ableiten, dass die Menschen in verschiedenen Regionen der Welt seit der Antike nach und nach Wissen über die Beziehungen der Füße zu bestimmten Organen und Strukturen des Körpers erlangt haben und dass sie dieses Wissen angewandt haben, um verschiedenartige Methoden der Behandlung über die Füße zu entwickeln. Im von Suo Weixin (Weixin et al. 1980) veröffentlichten archäologischen Artikel *Das System der Buddha-Füße in der Provinz Shaanxi* wird nachgewiesen, dass die frühesten Fußabbildungen aus China stammen. Weiterhin belegen historische Quellen, dass sich die Fußmassage während der Tang-Dynastie (618–907) von China aus über die ganze Welt ausgebreitet hat. Seit über Tausend Jahren ist diese Behandlungsmethode auch in Amerika, Europa, Japan, Südostasien und anderen Regionen verbreitet.

Im 20sten Jahrhundert entwickelte sich die Forschung zu den Reflexzonen am Fuß. Im Jahre 1917 postulierte der amerikanische Arzt Dr. William Fitzgerald seine Theorie von Körperzonen, wobei er davon ausging, dass innerhalb dieser Zonen reflektorische Beziehungen zwischen verschiedenen Körperregionen bestehen. Diese Erkenntnisse setze Dr. Fitzgerald in die Praxis um, indem er eine Art der Fußreflexzonentherapie entwickelte. Gleichzeitig setzten auch andere Gelehrte in verschiedenen Ländern ihre Forschung zu den Reflexzonen am Fuß fort.

1980 brachte der aus der Schweiz stammende Pater Josef Eugster die Fußreflexzonenmassage wieder zurück in den chinesischen Kulturkreis. Die Fußreflexzonentherapie, die er in der Schweiz erlernt hatte, entwickelte er in Taiwan, wo er bis heute hauptsächlich als Priester tätig ist, unter Einbeziehung alter chinesischer Lehren weiter. In seinem Buch *Therapeutische Anwendung von*

Massagetechniken (Bingli Anmofa) schreibt Pater Eugster: „Ich bin überzeugt davon, dass der Ursprung dieser Methode im antiken China zu finden ist." 1982 gründeten die Brüder Chen Maoxiong und Chen Maosong in Taipei die *Internationale Eugster-Gesundheits-Vereinigung*, die der Reihe nach in mittlerweile mehreren Dutzend Ländern getagt hat. Im Juli 1993 veranstaltete diese Organisation in Tokyo das *Eugster-Gesundheits-Heilkunst-Treffen.*
Am 24.12.1990 erklärte das chinesische Gesundheitsministerium offiziell, dass die Fußreflexzonentherapie eine präventive und therapeutische Methode zur Gesundheitsförderung mit eindeutiger Effektivität sei, die einfach auszuüben und frei von Nebenwirkungen ist. Insbesondere für die Gesundheitsförderung der Menschen mittleren und höheren Alters sei dies eine bedeutsame Behandlungsmethode. Im Juni des Jahres 1993 veranstaltete die *Chinesische Gesellschaft für Präventivmedizin* eine „Nationale Tagung zum Austausch und zur Verbreitung der Heilmethoden am Fuß". Dort wurde dann die *Kommission für Heilmethoden am Fuß der Chinesischen Gesellschaft für Präventivmedizin* gegründet. Verschiedene Tagungen und Veranstaltungen haben diese Methode inzwischen in ganz China verbreitet. So wie die Fußreflexzonenmassage zusehends die ganze Welt erobert, kann man davon ausgehen, dass sie in Zukunft weltweit eine noch größere Rolle bei der Behandlung und Vorbeugung von Krankheiten spielen wird.

1.2 Vorbereitung und Durchführung

- Der Raum, in dem die Massage ausgeführt wird, muss in hygienisch einwandfreiem Zustand sein. Es sollte für ausreichende Frischluftzufuhr gesorgt sein und die Raumtemperatur sollte in einem angenehmen Bereich liegen.
- Der Behandler sollte sich vor jeder Massage die Hände mit warmem Wasser waschen. Dies ist nicht nur eine unerlässliche hygienische Maßnahme, sondern wärmt auch die Hände des Masseurs an, was insbesondere im Winter für den Patienten sehr angenehm ist. Die Fingernägel sollten stets kurzgeschnitten sein. Der Patient sollte vor der Massage ein warmes Fußbad nehmen. Nötigenfalls sollte er sich auch die Zehennägel schneiden und allzu dicke Hornhaut mit einem Bimstein oder einer Hornhautfeile abreiben. Bei Patienten mit Fußpilz oder Flechten am Fuß sollte vor der Massage zuerst eine entsprechende arzneiliche Salbe aufgetragen werden. Es besteht auch die Möglichkeit, dem Patienten einen Plastiküberzug über den Fuß zu stülpen und ihn so ohne direkten Hautkontakt zu massieren. Nach der Massage

muss sich der Masseur dann 2- bis 3-mal die Hände gründlich mit Seife waschen, um einer Pilzinfektion vorzubeugen. [Anmerkung des Übersetzers: Hierbei können auch natürliche antimykotische ätherische Öle, wie beispielsweise Teebaumöl verwendet werden.]

- Vor der Massage muss der Gesundheitszustand des Patienten eingeschätzt werden. Hierzu gehört eine sorgfältige Betrachtung (→ Kap. 2.3) und eine Befragung des Patienten. Man fragt den Behandlungssuchenden auch, welche Beschwerden ihn in die Massagepraxis führen und welchen Behandlungswunsch er hat. Dann führt man die Untersuchung der Reflexzone des Herzens durch, um einerseits die Herzfunktion des Patienten und andererseits die zur Manipulation der Reflexzonen notwendige Kraft einschätzen zu können (→ Kap. 5.1). Bei Patienten mit Herzkrankheiten sollte die Untersuchung der Reflexzone des Herzens wie auch die Manipulationen aller anderen Reflexzonen vorsichtig und mit nur leichtem Druck durchgeführt werden. Nur so kann man Sicherheit und Effektivität garantieren.
- Während der Massage stets auf die Reaktionen und Wünsche des Patienten achten und sofort mit der Anpassung der Reizstärke und Reizdauer reagieren. Wenn es sich anbietet, kann der Masseur dem Patienten auch Vorschläge zur Gesundheitsförderung machen.

Schwerkranke und Patienten mit hämorrhagischen Erkrankungen, Knochenbrüchen oder Verletzungen am Fuß sowie schwangere Frauen dürfen nicht mittels Fußmassage behandelt werden.

- Eine halbe Stunde vor dem Essen und eine Stunde nach dem Essen sollte keine Massage durchgeführt werden.
- Vor und nach der Massage sollte man den Patienten anregen, etwa 300–500 ml Wasser zu trinken, sofern keine Indikationen bestehen, die gegen eine vermehrte Wasseraufnahme sprechen. Auf diese Weise wird die Ausscheidung von Giftstoffen aus dem Körper gefördert. Nach der Behandlung sollte man den Behandelten nach seinen Empfindungen und nach seiner Meinung zur Massage fragen.
- Bei der Fußmassage empfiehlt es sich, eine geeignete Menge an Massagecreme oder -salbe zu verwenden. Dadurch kann man die Reibung vermindern, die Massage flüssiger gestalten sowie die Haut schützen und pfegen. Durch Zugabe geeigneter arzneilicher Wirkstoffe kann der therapeutische Effekt der Fußmassage gesteigert werden, auch Pilzinfektionen der Haut können so behandelt bzw. verhütet werden. Häufig verwendete Massagemittel sind:
  – Massagecreme: Cremes oder Salben, die Auszüge von blutbelebenden,

Stase wandelnden, abschwellenden und schmerzstillenden Kräutern enthalten, können sowohl das subjektive Wohlbefinden am Fuß nach der Behandlung als auch die Heilwirkung verstärken.
- 2%ige Miconazolnitrate-Creme: Diese Creme enthält den antimykotischen Wirkstoff Miconazol. Daher ist sie bei Patienten mit Fußpilz geeignet. [Anmerkung des Übersetzers: Clotrimazol ist ebenfalls gut geeignet.]
- 2%ige Harnstoff-Azetat-Salbe: Diese Salbe ist besonders effektiv bei schrundiger und rissiger Haut an den Füßen.
- Vaseline: Vaseline, in geeignetem Verhältnis mit Paraffinwachs vermischt, eignet sich besonders zur Verwendung bei Patienten mit trockener Haut.

1.3 Gesundheitsfördernde Wirkung

Die Massage der Füße kann Erschöpfungsgefühle vertreiben und die Körperfunktionen regulieren. Insgesamt können durch Fußmassage bestehende Erkrankungen gelindert und zukünftige Erkrankungen vorbeugend behandelt werden.

1.3.1 Theorie des Gleichgewichts von Yin und Yang

Der Aufbau des menschlichen Körpers, seine Funktionen und seine Erkrankungen folgen bestimmten Mustern, die man auch nach den Prinzipien der Yin-Yang-Theorie verstehen kann. Yin und Yang stehen für zwei Aspekte, die einander gegensätzlich gegenüberstehen und doch gleichzeitig eine Einheit bilden. Die vielen verschiedenartigen physiologischen Funktionen des menschlichen Körpers folgen schließlich auch den durch die Yin-Yang-Theorie beschriebenen Prinzipien des ständigen Wandels.
[Anmerkung des Übersetzers: So braucht der Mensch gleichermaßen Phasen von Ruhe und Aktivität, also einen ausreichenden Nachtschlaf und genügend Bewegung am Tag. Auch das Herz folgt dem Yin-Yang-Prinzip, indem es sich abwechselnd kontrahiert und entspannt. Im Darm wechseln einander saure und basische Milieus ab. Nachdem der Blutzuckerspiegel durch das Hormon Insulin gesenkt worden ist, wirkt das Hormon Glukagon einer zu starken Senkung entgegen und erhöht ihn wieder usw. Das Funktionieren des menschlichen Organismus beruht auf einer Vielzahl solcher Yin-Yang-Zyklen.]

Sind Yin und Yang im Gleichgewicht, ist der Mensch gesund. Die Zerstörung des Gleichgewichts von Yin und Yang bedingt Krankheit.
Der menschliche Körper ist aus vielen Organen aufgebaut, die in sich und zueinander in einem Yin-Yang-Gleichgewicht stehen. Jedes Organ besteht aus vielen Geweben und Zellen, die in sich und zueinander in einem Yin-Yang-Gleichgewicht stehen. Der Zellstoffwechsel jeder Zelle beruht auf der Wechselwirkung von positiv und negativ geladenen Ionen, was ebenfalls Ausdruck der Yin-Yang-Polarität ist. So herrscht also in allen Zellen, Geweben, Organen und Organsystemen ein relatives Yin-Yang-Gleichgewicht, was die Voraussetzung für die Homöostase des gesamten Organismus ist.
Die zahlreichen Reflexzonen am Fuß stehen jeweils mit den ihnen zugeordneten Organen in enger Verbindung und vermögen bestehende Ungleichgewichte von Yin und Yang in diesen Organen wieder auszugleichen. Die Wirkung des Massagereizes beruht auch auf der Weiterleitung eines bioelektrischen Impulses durch alle betroffenen Zellen. Dabei hat die Massage einer Reflexzone am Fuß eine bidirektional regulierende, Wirkung auf die entsprechenden Organe, d. h. es können sowohl Unter- als auch Überfunktionen ausgeglichen werden. Auf diese Weise wird nach und nach die gesunde Mitte der Organfunktionen wiederhergestellt. Insbesondere durch die Reizung der mit den endokrinen Drüsen in Beziehung stehenden Reflexzonen kann man die Funktion der Hormondrüsen des Körpers regulieren und so den Hormonhaushalt wieder auf ein gesundes Gleichgewicht einstellen.

1.3.2 Leitbahnen und Netzgefäße

Die Chinesische Medizin geht davon aus, dass der Fuß durch Leitbahnen mit den inneren Organen verbunden ist. Die Leitbahnen und Netzgefäße sind die Zirkulationswege von Qi und Blut. Qi und Blut müssen in diesen Bahnen ständig in Bewegung sein. Wenn es in diesen Leitbahnen und Netzgefäßen zu Blockaden kommt, Qi und Blut also nicht mehr frei fließen können, entstehen die verschiedensten Erkrankungen.
Den Fuß durchziehen sechs Hauptleitbahnen und es gibt 38 Akupunkturpunkte am Fuß. Die Lage und Funktion vieler dieser Akupunkturpunkte entspricht weitgehend der Lage und Funktion der entsprechenden Reflexzonen. Beispielsweise liegt der Punkt Ni 1 *yongquan* (Emporsprudelnde Quelle) im Bereich der Reflexzonen von Niere und Nebenniere; der Punkt Gb 40 *qiuxu* (Hügellandschaft) befindet sich auf der Reflexzone der Rippen; der Punkt Ni 2 *rangu* (Brennendes Tal) liegt auf der Reflexzone der Blase usw.
Bei der Fußmassage erreicht der Therapeut mittels Manipulation von Aku-

punkturpunkten und Leitbahnen eine Entspannung der Sehnen, eine Belebung des Blutes, die Harmonisierung von Qi und Blut, die Koordinierung der Organfunktionen und somit die Wiederherstellung bzw. Aufrechterhaltung des Gleichgewichts von Yin und Yang. Daher können durch die Fußmassage Krankheiten behandelt und der Körper gestärkt werden.

1.3.3 Nervale Reflexe

Der menschliche Organismus ist eine hochkomplexe Einheit von verschiedenen Organen und Geweben. Alle Organe und Gewebe besitzen entsprechende Reflexzonen am Fuß. Bei der Massage einer bestimmten Reflexzone am Fuß erfolgt eine durch nervale Reflexe vermittelte regulierende Wirkung auf das entsprechende Organ. Wenn das entsprechende Organ erkrankt ist, kann es unter dem Einfluss des Massagereizes allmählich wieder zu seiner normalen Funktionsfähigkeit zurückfinden, wodurch sich die Symptome der Erkrankung nach und nach zurückbilden.
Außerdem machen sich Erkrankungen eines bestimmten Organs an seiner Reflexzone bemerkbar. Wenn z. B. ein Sauerstoffmangel am Herzen vorliegt, wird auch die Reflexzone des Herzens am Fuß schmerzhaft sein. Nach einer Hysterektomie wird man an der Reflexzone des Uterus ein Gefühl von Leere empfinden. Bei Knotenbildungen in den Brüsten wird man auch in den Reflexzonen der Brüste kleine Knötchen palpieren können. Wenn man derart veränderte Reflexzonen massiert, kann man dadurch Erkrankungen der entsprechenden Organe behandeln bzw. ihrem Entstehen vorbeugen. Auf diese Weise können insbesondere chronische Erkrankungen geheilt werden. Diese Heilwirkung beruht darauf, dass die kräftigen Massagereize zum Zentralnervensystem geleitet werden. Dadurch kann im Sinne einer Gegenregulation die pathologisch bestehende nervale Übererregung unterbrochen werden. Symptome dieser nervalen Übererregung, wie z. B. Spasmen können somit gelindert oder beseitig werden.

1.3.4 Verbesserung der Blutzirkulation

Mit dem Blutkreislauf werden Nährstoffe und Sauerstoff im ganzen Körper verteilt. Im gleichen Zuge werden Stoffwechselendprodukte und Kohlendioxid aus den Geweben abtransportiert und zu Niere, Lunge und Haut befördert, wo sie ausgeschieden werden können. Die Füße sind die am tiefsten gelegene Körperregion; sie sind am weitesten vom Herzen entfernt. Die Blutflussgeschwin-

digkeit ist dort am langsamsten. Hinzu kommt noch der Einfluss der Schwerkraft. Dies führt dazu, dass sich die sauren Stoffwechselschlacken und Mineralien besonders leicht in dieser Region ablagern und ansammeln. Durch derartige Ablagerungen über einen langen Zeitraum hinweg, werden die Reflexzonen pathologisch gereizt, was entsprechende Erkrankungen hervorrufen kann.
Durch die Fußmassage wird der Blutfluss in der Fußregion und in den Reflexzonen verbessert; die Blutgefäße dort werden erweitert, der Blutfluss wird beschleunigt und das lokale Blutvolumen nimmt zu. Daher hat es sich in der Praxis der Fußmassage etabliert, zuerst die Reflexzonen der Ausscheidungsorgane Niere, Harnleiter und Blase zu stimulieren. Durch die Anregung dieser Organe wird die Ausscheidungsleistung erhöht. Anschließend empfiehlt es sich, die Blutzirkulation in den Reflexzonen von Lunge und Bronchien zu verbessern, um damit die Atemfunktion zu kräftigen. Auf diese Weise vermag die Fußreflexzonenmassage die Blutzirkulation zu verbessern, den Gasaustausch, den Stoffwechsel und die Ausscheidung von Stoffwechselendprodukten zu fördern.

1.3.5 Theorie der holographischen Abbildung des Embryos

Aus Sicht der Embryologie kann man sagen, dass die befruchtete Eizelle mit allen Erbinformationen aus der väterlichen und mütterlichen Keimzelle ausgestattet ist. Im Lauf der Entwicklung vom Einzeller zum voll ausgebildeten Organismus teilen sich diese und die aus ihr hevorgegangenen Zellen unaufhörlich. Dabei enthält jede dieser Zellen alle Informationen der befruchteten Eizelle, auch wenn sie bereits in einer bestimmten Richtung spezialisiert ist. Wenn der gesamte Organismus fertig ausgereift ist, enthält immer noch jeder Teil die Informationen des ganzen Organismus.
[Anmerkung des Übersetzers: Dieses Prinzip nennt man im Englischen „embryo containing information of the whole organism“ oder im Latainischen „pars pro toto“. Dies besagt, dass in jedem Teil des Organismus die Informationen des ganzen Organismus enthalten sind. Dies ist ein Grundprinzip der Reflexologie, das nicht nur bei der Fußreflexzonenmassage Anwendung findet, sondern auch bei der Ohrakupunktur, der Schädelakupunktur, der Handakupunktur oder -massage usw.]
Auch der Fuß ist ein lokaler Teil des Ganzen, und man kann sich ihn als Miniatur des gesamten Organismus vorstellen. Jede Reflexzone am Fuß besitzt dieselben physiologischen Charakteristika wie das mit ihr in Beziehung stehende Organ. Daher kommt es an der Reflexzone zwangsläufig zu bestimmten Reak-

tionen, wenn das entsprechende Organ erkrankt ist. So kann man auch von Veränderungen an den Reflexzonen auf Erkrankungen der Organe rückschließen. Wenn beispielsweise die Reflexzone des Herzens blass und eingesunken ist, weist dies auf eine Blutunterversorgung des Herzmuskels bei koronarer Herzkrankheit hin. Unter normalen Umständen kann man durch die Massage der Reflexzonen des Fußes die Funktion der Organe regulieren und verbessern. Dadurch kann die allgemeine körperliche Verfassung verbessert, Gesundheit, Schönheit und Intelligenz gefördert sowie der Alterung entgegenwirkt werden. Darüber hinaus kann man auch Hinweise auf mögliche Erkrankungen bekommen. Durch die Massage von pathologisch veränderten Reflexzonen kann oft eine erstaunliche Heilwirkung erzielt werden.

1.3.6 Regulierung der Abwehrfunktion

Forschungsergebnisse belegen, dass das Zentralnervensystem das Immunsystem regulieren kann. Durch die Massage der Füße kann eine Serie von nervalen Reaktionen ausgelöst werden, wodurch schließlich die Abwehrzellen im retikuloendothelialen System und im Blut stimuliert werden. Gleichzeitig kann durch die Fußmassage die Sekretion der endokrinen Drüsen reguliert werden. Insbesondere durch Manipulation der Reflexzonen von Milz und Lymphknoten kann die Anzahl der weißen Blutkörperchen im Blut und der Aktivitätsgrad der Makrophagen, T- und B-Lymphozyten erhöht werden.

1.3.7 Psychische Wirkung

In der komplexen modernen Gesellschaft von heute empfinden viele Menschen Stress in unterschiedlichem Ausmaß. Andauernder Stress und psychische Anspannung können zu einer Fehlregulation verschiedener Körperfunktionen und zu einer Verminderung der Abwehrkraft führen. Dies kann die Gesundheit und das Wohlbefinden beeinträchtigen oder sogar schwere Krankheiten hervorrufen. Die medizinische Forschung und die klinische Praxis bestätigen, dass psychische Einflüsse eine bedeutende Rolle bei der Entstehung, Entwicklung und auch bei der Behandlung von Erkrankungen spielen. Die Chinesische Medizin betont die große Bedeutung der so genannten sieben Gemütszustände (Freude, Wut, Kummer, Grübeln, Trauer, Angst und Schreck), die Krankheiten bedingen können, wenn sie im Übermaß ausgelebt werden. Im Westen werden Erkrankungen, die besonders eng mit psychischen Faktoren in Zusammenhang stehen, wie Bluthochdruck, Magen- und Zwölffin-

gerdarmgeschwüre, Asthma bronchiale oder allergische Colitis als „psychosomatische Erkrankungen" bezeichnen.
Die Massage der Füße ist für den Patienten eine hervorragende psychische Behandlung, denn während einer Fußmassage kann er sich voll und ganz entspannen. Meist können die Patienten am Abend nach einer Fußmassage besonders gut schlafen, wodurch sie ihre Kräfte wieder regenerieren können. Das Wohlgefühl nach der Behandlung verbessert die Stimmung des Patienten. Dies und die Linderung der Krankheitssymptome tragen dazu bei, dass der Patient mehr Zuversicht in seine Fähigkeit gewinnt, die Krankheit zu überwinden.

2 Grundlagen der Chinesischen Medizin

2.1 Speicher- und Durchgangsorgane

Die Lehre der Speicher- und Durchgangsorgane sowie die Lehre der Leitbahnen und Netzgefäße stellen den Kern des Theoriegebäudes der Chinesischen Medizin dar. Speicher- und Durchgangsorganen sind die inneren Organe, die in diese beiden Arten unterteilt werden.

2.1.1 Die Fünf Speicherorgane

Herz, Leber, Milz, Lunge und Niere werden als die fünf Speicherorgane bezeichnet. Darüber hinaus gibt es noch als sechstes Speicherorgan das Perikard. Da das Perikard den äußeren Schutzwall des Herzens darstellt und seine pathologischen Veränderungen mit denen des Herzens identisch sind, sieht man dieses Organ als dem Herzen zugehörig an und spricht von den „fünf Speicherorganen". Gemäß der Klassifizierung anhand des Prinzips von Yin und Yang gehören die fünf Speicherorgane zum Yin und die ihnen zugehörigen Leitbahnen werden als Yin-Leitbahnen bezeichnet.

> Die physiologische Hauptfunktion der fünf Speicherorgane besteht in der Speicherung von Essenz und Qi.

Herz

Das Herz steht unter den fünf Speicherorganen an erster Stelle. Das Herz ist verantwortlich für das Blut und die Blutgefäße. Seinen äußeren Widerschein findet es im Gesicht, seine Körperöffnung stellt die Zunge dar. Das Herz hält das Blut in den Blutgefäßen beständig in Bewegung. Es hat eine antreibende Funktion. Der Zustand der Blutzirkulation lässt sich am Gesicht und an der Zunge besonders gut ablesen.
Eine weitere Funktion des Herzens innerhalb der Theorie der Chinesischen Medizin stellt die Aufrechterhaltung der geistigen Funktionen dar. Dies beinhaltet das Bewusstsein an sich, das Denken, die geistige Präsenz und viele andere geistige und psychische Prozesse. Es heißt, das Herz sei für den Geist verantwortlich.
Der Schweiß ist der Saft des Herzens. Schweiß wird in der Theorie der Chinesischen Medizin zu den Körperflüssigkeiten gezählt. Er steht mit dem Herzen in sehr enger Beziehung. Pathologisches Schwitzen hat immer auch mit dem Herzen zu tun.

Leber

Die Leber ist für das Speichern des Blutes verantwortlich und reguliert das Blutvolumen des gesamten Körpers. Die Leber ist die Basis für Anstrengungen. Das bedeutet, dass man nur bei gesunder Leber-Funktion Anstrengungen nachhaltig bewältigen kann. Wenn die Blutregulierungsfunktion der Leber beeinträchtigt ist, wird man sich bei körperlichen Belastungen sehr schnell erschöpft fühlen.
Auf der körperlichen Ebene entsprechen die Sehnen der Leber. Ihren äußeren Widerschein findet die Leber in den Finger- und Zehennägeln. Die der Leber zugeordneten Körperöffnungen sind die Augen. Die materielle Grundlage zur Ernährung der Sehnen und Faszien liegt bei der Leber. Wenn die Leber-Funktion normal ist, werden die Sehnen ausreichend ernährt und es kommt weder zu Erschlaffungen noch zu Rigidität, Spasmen oder Krämpfen. Die Finger- und Zehennägeln stellen die äußere Manifestation der Sehnen dar und die Augen sind die äußere Manifestation der Leber.
Die Leber ist für das freie Fließen und die Ausbreitung des Qi verantwortlich und dringt geordnet und harmonisch in alle Richtungen vor. Damit hat die Leber eine bedeutende Funktion für die Aufrechterhaltung der emotionalen und geistig-mentalen Funktionen. Somit kommt der Leber neben dem Herzen als Regent eine entscheidende Rolle in diesen Bereichen zu.

Milz

Die Milz ist für Transport und Transformation verantwortlich und hebt das klare Qi an. Damit ist gemeint, dass die Milz die verfeinerte Essenz der vom Magen verdauten Speisen aufnimmt und nach oben zu Herz und Lunge schickt, von wo aus diese den ganzen Körper ernährt. Zudem ist diese Milz-Funktion wichtig für die Transformation und den Transport von Flüssigkeiten; sie reguliert den Flüssigkeitsstoffwechsel. Hierbei schickt die Milz die verfeinerte Essenz der vom Magen aufgenommenen Flüssigkeiten nach oben zur Lunge, von wo aus diese über den ganzen Körper verteilt werden. Diese beiden funktionellen Aktivitäten der Milz sind nach oben gerichtet. Daher heißt es, dass die Milz das klare Qi bzw. die klaren Essenzen nach oben führt.
Die Milz kontrolliert das Blut. Damit ist die Funktion der Milz gemeint, das Blut in den Blutgefäßen zu halten und das Austreten des Blutes aus denselben zu verhindern.
Die Milz ist für die Muskeln, das Fleisch und die vier Gliedmaßen verantwortlich; ihren äußeren Widerschein findet sie in den Lippen; der Mund ist die ihr zugeordnete Körperöffnung. Dies bedeutet, dass die Muskulatur, die Gliedma-

ßen, die Lippen und der Mund äußere Manifestationen der Milz sind. Wenn die Transport- und Transformationsfunktion der Milz gesund ist, dann ist die Muskulatur kräftig und der Menschen bewegt sich agil und kraftvoll; die Lippen glänzen dann feucht in einem gesunden Rot und der Appetit ist gut.

Lunge

Die Lunge ist für das Qi und die Atmung verantwortlich. Alle Gefäße treffen in der Lunge zusammen. Dies besagt, dass das Qi des ganzen Körpers von der Lunge regiert wird. Qi ist eine wichtige Körpersubstanz, auf die der Körper angewiesen ist, um seine Lebensfunktionen aufrechtzuerhalten.
Der Ursprung des von der Lunge kontrollierten Qi liegt zum einen in der durch Magen und Milz bereitgestellten Nahrungsessenz, zum anderen in der eingeatmeten frischen Luft. Wenn diese beiden Aspekte des Qi in der Lunge zusammentreffen, entsteht daraus das Ur-Qi, auch Brust-Qi genannt *(zong qi)*. Das Ur-Qi ist die antreibende Kraft der funktionellen Aktivitäten des gesamten menschlichen Körpers. Mittels der Atemfunktion der Lunge erhält es den Gasaustausch zwischen der Innen- und Außenwelt aufrecht. Ein weiterer Aspekt der Aktivität des Ur-Qi besteht darin, die Zirkulation des Blutes von der Lunge ins Herz anzutreiben wie auch die Blutzirkulation des ganzen Körpers. Dadurch wird die funktionelle Aktivität der inneren Organe aufrechterhalten. Zwar ist das Herz hauptsächlich für die Blutzirkulation verantwortlich, doch bedarf es dazu der Unterstützung durch die Lunge. Daher heißt es auch, dass die Lunge für Kontrolle und Regulierung verantwortlich ist und dass alle Gefäße in der Lunge zusammenkommen.
Die Lunge ist für das reinigende Herabführen verantwortlich. Sie reguliert die Wasserwege und hält sie durchgängig. Zusammen mit der Milz und den Nieren übt sie wichtige Funktionen im Wasserstoffwechsel aus.
Äußerlich findet die Lunge ihre Entsprechung in der Haut und der Körperbehaarung. Die der Lunge zugeordnete Körperöffnung ist die Nase und sie ist auch für die Stimme verantwortlich. Dies besagt unter anderem, dass die Haut mit ihren Poren ebenfalls eine Rolle für die Atmung spielt. Die Nase ist die Ein- und Austrittspforte für die Atemluft. Deswegen stellen die Nase und die Haut gleichermaßen die äußeren Manifestationen der Lunge dar. Die Lunge ist für die Stimme verantwortlich. Erkrankungen der Lunge führen häufig zu Affektionen des Halses, was die Stimmqualität beeinträchtigt und zu Heiserkeit bis zum Stimmverlust führen kann.

Nieren

Die Nieren bilden die Basis unseres Lebens. Es heißt, dass in den Nieren das angeborene Qi gespeichert ist. Ein Aspekt dieses angeborenen Qi ist für Wachstum und Entwicklung verantwortlich. Diesen Anteil des Nieren-Qi bezeichnet man als Lebenstor bzw. *Mingmen,* als Nieren-Yang oder als Ursprungs-Yang. Daher heißt es, dass die Nieren für das Feuer des Lebenstores verantwortlich sind, dass sie die Essenz speichern und dass sie für die Fortpflanzung und Entwicklung verantwortlich sind.
Der zweite Aspekt liegt in der Regulierung der Flüssigkeiten. Die Nieren nehmen eine wichtige Stellung im Flüssigkeitsstoffwechsel ein. Außerdem gehören auch das Gehirn, das Mark und die Knochen in den Funktionskreis der Nieren. Der dritte Aspekt des Nieren-Qi offenbart sich an der Kopfbehaarung, an den Ohren, an den Genitalorganen und am Anus. Dies sind die äußeren Manifestationen der Nieren. Es heißt, dass die Nieren Mark erzeugen, das Gehirn durchdringen, für die Knochen verantwortlich sind, ihren äußeren Widerschein in den Haaren finden, sich in die Ohren öffnen sowie die Harn- und Stuhlöffnungen kontrollieren.

2.1.2 Die Sechs Durchgangsorgane

Gallenblase, Magen, Dünndarm, Dickdarm, Blase und der Dreifacher Erwärmer werden als die sechs Durchgangs- oder Hohlorgane bezeichnet.
Gemäß der Klassifizierung anhand des Prinzips von Yin und Yang gehören die fünf Durchgangsorgane zum Yang und die ihnen zugehörigen Leitbahnen werden als Yang-Leitbahnen bezeichnet.
Die Hauptfunktionen der sechs Durchgangsorgane sind das Verdauen der Nahrung, die Resorption der Nährstoffe aus der Nahrung und die Ausscheidung von nicht mehr verwertbaren Stoffen. Das chinesische Schriftzeichen für Durchgangsorgan (fŭ 腑) besitzt die Bedeutung von einer Villa oder einem großen Haus. Damit geht die Vorstellung einher, dass ein großes Haus eine Vordertür und eine Hintertür hat, also einen Eingang und einen Ausgang.

Gallenblase

Die Gallenblase hat zwei Funktionen: Erstens speichert sie eine essentielle Flüssigkeit, nämlich die Galle. Diese Funktion umfasst die Speicherung und die Abgabe der Gallenflüssigkeit, um damit die Verdauung zu unterstützen. Zweitens ist die Gallenblase für das Treffen von Entscheidungen verantwortlich. Diese Funktion umfasst die Einschätzung von Dingen und Situationen, um eine Entscheidung zum Handeln herbeizuführen. Dies schlägt sich auch in den chinesischen Redewendungen von der „großen Gallenblase“ und der „schüchternen Gallenblase“ nieder, die für Mut bzw. Ängstlichkeit stehen.

Magen

Die Hauptfunktionen des Magens sind die Aufnahme und das „Vergären“, also die Verdauung, der Speisen. Daher heißt es, dass der Magen das „Meer des Wassers und des Getreides“ ist. Dabei stehen Wasser und Getreide für aufgenommene Speisen und Getränke. Die funktionelle Kraft des Magens nennt man Magen-Qi. Da der Magen notwendigerweise den von ihm verdauten Speisebrei an den Dünndarm weiterleitet, bewegt sich das Magen-Qi physiologischerweise nach unten. Wenn das Magen-Qi stattdessen aufsteigt, kann sich dies als Übelkeit, Erbrechen oder Aufstoßen manifestieren.

Dünndarm

Die Hauptfunktionen des Dünndarms sind: Speisebrei aufnehmen, das Klare vom Trüben trennen und Trübes weiterleiten. Dies bedeutet, dass der Dünndarm die im Magen vergorene Nahrung aufnimmt und sie verdaut. Nachdem er den „essenziellen“, „klaren“ Anteil resorbiert hat, wird dieser von der Milz durch den Körper transportiert und gelangt somit überall hin. Der „trübe“ Anteil wird teils an die Blase, teils an den Dickdarm weitergeleitet, um von dort als Urin und Stuhl ausgeschieden zu werden.

Dickdarm

Die Hauptfunktion des Dickdarms besteht darin, die Verdauungsreste vom Dünndarm entgegenzunehmen, daraus Wasser und verbliebene Nährstoffe zu resorbieren, wobei er die Überreste des Verdauungsbreis in Stuhl umwandelt, der dann ausgeschieden wird.

Blase

Die Hauptfunktionen der Blase sind, Qi zu transformieren, Harn zu speichern und schließlich als Urin auszuscheiden. Harn ist das Stoffwechselendprodukt des Wasserstoffwechsels. Der Harn wird in der Blase so lange gespeichert, bis er ein bestimmtes Volumen erreicht hat, um dann ausgeschieden zu werden. Sowohl das Speichern als auch das Ausscheiden des Urins werden durch Qi-Transformation bewerkstelligt.

Dreifacher Erwärmer

Der Dreifache Erwärmer besteht aus dem oberen, mittleren und unteren Erwärmer. Der mittlere Erwärmer entspricht der Magengrube und umfasst die beiden Organe Milz und Magen. Der obere Erwärmer entspricht dem Brustraum und umfasst die beiden Organe Herz und Lunge. Der untere Erwärmer entspricht dem Unterbauch und umfasst die Organe Leber, Niere, Dünndarm, Dickdarm und Blase.
Die Hauptfunktion des oberen Erwärmers besteht darin, das Ur-Qi, das sich in der Brust ansammelt, im gesamten Körper zu verteilen, um es allen Organen und Geweben zur Verfügung zu stellen. Dies umfasst im Wesentlichen die Funktionen von Herz und Lunge.
Die Hauptfunktionen des mittleren Erwärmers sind die Verdauung und der Transport der Nahrung. Dies umfasst die Funktionen von Milz und Magen. Weiterhin gehört das Verdampfen der Körperflüssigkeiten und die Umwandlung von Nahrung in Nähr-Qi *(Ying-Qi)*, das die Grundlage der Blut-Bildung darstellt, zu den Funktionen des mittleren Erwärmers.
Die Hauptfunktionen des unteren Erwärmers sind zum einen, die Überreste des Verdauungsbreis noch einmal in „Klares“ und „Trübes“ zu trennen und den trüben Anteil als Stuhl auszuscheiden. Zum anderen werden die im Wasserstoffwechsel angefallenen überschüssigen Flüssigkeiten mittels Qi-Transformation von der Niere über die Blase ausgeschieden.
Zusammenfassend kann gesagt werden, dass die Funktionen des Dreifachen Erwärmers die Summe der Aufgaben mehrerer Organe in Hinblick auf Verdauung, Resorption und Ausscheidung darstellt. Obwohl jedes der Speicher- und Durchgangsorgane seine spezifischen Funktionen ausübt, stehen sie doch in sehr enger Beziehung zueinander. Sie bedingen einander in ihrer Existenz, kontrollieren einander und fördern sich gegenseitig.

2.2 Leitbahnen und Netzgefäße

2.2.1 Konzept der Leitbahnen und Netzgefäße

Die Theorie der Leitbahnen und Netzgefäße ist ein Lehrkonzept, das die verschiedenen physiologischen Funktionen, pathologischen Veränderungen sowie die Beziehungen der Speicher- und Durchgangsorgane untereinander untersucht und beschreibt. Die Leitbahnen und Netzgefäße sind ein Netzwerk von Kanälen durch den gesamten Körper, durch welches Qi und Blut nach oben und unten, innen und außen bewegt werden und das die inneren Organe miteinander sowie mit peripheren Strukturen verbindet.

Die Leitbahnen unterscheidet man in die Hauptleitbahnen und die Netzgefäße. Die Hauptleitbahnen *(jing mai)* stellen die zentralen Leitbahnen dar, die größtenteils tief durch den Körper ziehen und einem bestimmten Verlauf folgen.

Netzgefäße *(luo mai)*, auch als Verbindungsgefäße oder *Luo*-Gefäße bezeichnet, sind Abzweigungen der Hauptleitbahnen. Sie ziehen vergleichsweise oberflächlich und folgen keinem definierten Verlauf. Sie durchziehen den ganzen Körper wie ein feines Netzwerk. Dieses verbindet alle Organe, Körperöffnungen, die Haut, die Muskeln und Sehnen sowie alle anderen Gewebe des Körpers zu einer großen Einheit.

2.2.2 Arten der Leitbahnen und Netzgefäße

Die Leitbahnen lassen sich in drei große Gruppen unterteilen, in die Hauptleitbahnen, die Netzgefäße und die äußerlichen Netzgefäße.

- Die **Hauptleitbahnen** unterteilt man in die regulären Leitbahnen und die außergewöhnlichen Leitbahnen, auch Sonderleitbahnen genannt.
  - Die zwölf **regulären Leitbahnen** unterteilen sich in die drei Yin-Leitbahnen des Arms, die drei Yang-Leitbahnen des Arms, die drei Yang-Leitbahnen des Beins und die drei Yin-Leitbahnen des Beins. Zusammenfassend nennt man sie die zwölf Leitbahnen der Arme und Beine. Sie sind die bedeutendsten Zirkulationswege für Qi und Blut.
  - Die acht **außergewöhnlichen Leitbahnen** sind unpaare Gefäße, namentlich das Konzeptionsgefäß *(Ren-Mai)*, das Gouverneursgefäß, auch Lenkergefäß genannt, *(Du-Mai)*, das Durchgangsgefäß *(Chong-Mai)*, das Gürtelgefäß *(Dai-Mai)*, das Yin-Fersengefäß *(Yin-Qiao-Mai)*, das Yang-Fersengefäß *(Yang-Qiao-Mai)*, das Yin-Verbindungsgefäß *(Yin-Wei-Mai)* und das Yang-Verbindungsgefäß *(Yang-Wei-Mai)*. Zusammen werden sie als die acht Sonderleitbahnen bzw. die acht unpaaren Gefäße bezeichnet *(qi jing ba mai)*. Sie haben die Funktion, die zwölf regulären Leitbahnen zu kontrollieren, zu verbinden und zu regulieren.
- Darüber hinaus gibt es noch die zwölf Abzweigungen der Hauptleitbahnen *(jing bie)*. Diese stellen abzweigende Verläufe der regulären Leitbahnen dar und haben die Aufgabe, die Hauptleitbahnen mit den Speicher- und Durchgangsorganen zu verbinden sowie die Innen-Außen-Beziehungen zu verstärken. [Anmerkung des Übersetzers: Sie zweigen im Verlauf der zwölf

Hauptleitbahnen im Bereich der vier Gliedmaßen ab, ziehen dann erst ins Körperinnere zu den inneren Organen und treten dann wieder im Bereich von Kopf und Hals an die Körperoberfläche. Die Abzweigungen der sechs Yang-Leitbahnen kehren schließlich wieder zu ihrer Ausgangsleitbahn zurück. Die Abzweigungen der sechs Yin-Leitbahnen kehren nicht wieder zu ihrer Ausgangsleitbahn zurück, sondern vereinigen sich schließlich mit der jeweiligen Yang-Leitbahn, mit der sie in einem Innen-Außen-Verhältnis stehen. (Huang Weisan 1985)]

- Die **Netzgefäße** sind Abgabelungen der Hauptleitbahnen. Man unterscheidet die abzweigenden Verbindungsgefäße *(bie luo)*, die oberflächlichen Netzgefäße *(fu luo)* und die Enkel-Netzgefäße *(sun luo)*.
  - Die **abzweigenden Verbindungsgefäße *(bie luo)*** sind relativ große und besonders wichtige Abgabelungen der Hauptleitbahnen. Die zwölf regulären Leitbahnen sowie Konzeptions- und Gouverneursgefäß besitzen je ein abzweigendes Verbindungsgefäß. Hinzu kommt noch das „große Verbindungsgefäß der Milz". So sind es insgesamt 15 Verbindungsgefäße, die man als die 15 abzweigenden Verbindungsgefäße bezeichnet. Sie haben die Funktion, die Innen-Außen-Verbindung zu gewährleisten sowie Qi und Blut zu verteilen (→ Tab. 2.2-1). [Anmerkung des Übersetzers: Sie stellen Verbindungen zwischen jeweils zwei Partnerleitbahnen der regulären Leitbahnen dar, also zwischen Leitbahnen, die in einer Innen-Außen-Beziehung stehen. Diese großen Verbindungsgefäße sind für die Akupunktur besonders bedeutsam. Dort werden sie im Allgemeinen auch als *Luo*-Gefäße bezeichnet. Mittels Nadelung der Verbindungspunkte bzw. *Luo*-Punkte wird die Verbindung zwischen zwei Partnerleitbahnen, d.h., zwischen zwei Leitbahnen, die in einer Innen-Außen-Beziehung stehen, hergestellt. Der *Luo*-Punkt stellt also den Ort dar, an dem das Verbindungsgefäß zur jeweiligen Partnerleitbahn abzweigt. Beispielsweise zweigt das Verbindungsgefäß der Gallenblasen-Leitbahn am Punkt Gb 37 *guangming* ab und verbindet diese mit der Leitbahn der Leber. Um diese Verbindungsgefäße therapeutisch zu nutzen, behandelt man den entsprechenden Verbindungs- bzw. *Luo*-Punkt. Therapeutische Anwendung finden diese Verbindungsgefäße bei gleichzeitiger Erkrankung eines Organ-Paares bzw. bei pathologischen Erscheinungen im Verlauf zweier Partnerleitbahnen. Dabei ist es üblich, den *Luo*-Punkt der Leitbahn des stärker affektierten Organs zu nadeln. Wenn z.B. Leber und Gallenblase gleichzeitig erkrankt sind, kann man entweder den *Luo*-Punkt der Leber- oder den *Luo*-Punkt der Gallenblasen-Leitbahn nadeln, je nach dem, welches der beiden Organe stärker affektiert ist.]

Tab. 2.2-1: Verbindungs- bzw. *Luo*-Punkte (n. Huang Weisan 1985)

Leitbahn	*Luo*-Punkt	*Pinyin*-Name	dtsch. Name
Lunge	Lu 7	*lieque*	Unterbrochene Reihe
Dickdarm	Di 6	*pianli*	Schräger Durchgang
Herz	He 5	*tongli*	Das Dorf passieren
Dünndarm	Dü 7	*zhizheng*	Stütze des Regulären
Herzbeutel	Pe 6	*neiguan*	Inneres Passtor
Dreifacher Erwärmer	3E 5	*waiguan*	Äußeres Passtor
Milz	Mi 4	*gongsun*	Gingko-Punkt
Magen	Ma 40	*fenglong*	Üppige Fülle
Leber	Le 5	*ligou*	Holzwurmkanal
Gallenblase	Gb 37	*guangming*	Glanz und Licht
Niere	Ni 4	*dazhong*	Große Glocke
Blase	Bl 58	*feiyang*	Aufwärts fliegen
***Ren-Mai* (Konzeptionsgefäß)**	Ren 15	*jiuwei*	Taubenschwanz
***Du-Mai* (Gouverneursgefäß)**	Du 1	*changqiang*	Lang und stark
Extra-*Luo*-Punkt der Milz-Leitbahn	Mi 21	*dabao*	Große Umhüllung

- Die **oberflächlichen Netzgefäße *(fu luo)*** ziehen durch oberflächliche Regionen und sind oft sichtbar. [Anmerkung des Übersetzers: Diese Gefäße entsprechen den Kapillaren der westlichen Medizin.]
- Die **Enkel-Netzgefäße *(sun luo)*** sind die kleinsten Abzweigungen der Netzgefäße. Zu den äußerlichen Netzwerkstrukturen gehören schließlich noch die zwölf Leitbahnsehnen *(jing jin, shi er jing jin)* und die zwölf Hautregionen *(shi er pi bu).* Die zwölf Leitbahnsehnen und die zwölf Hautregionen sind mit den zwölf Hauptleitbahnen verbunden. Sie stellen praktisch Versorgungsgebiete der zwölf Hauptleitbahnen dar und sind durch diese segmentiert. Sie werden jeweils auch nach ihnen benannt. [Anmerkung des Übersetzers: Pathologische Störungen der Leitbahnsehnen umfassen schmerzhafte Blockaden (*Bi*-Syndrom), Tonuserhöhung oder Erschlaffung der Muskulatur (Wiseman, Feng 1998).]

2.2.3 Die 14 Hauptleitbahnen

Die zwölf Hauptleitbahnen sind die regulären Leitbahnen der Arme und Beine. In der Praxis werden oft die beiden außergewöhnlichen Leitbahnen Konzeptionsgefäß *(Ren-Mai)* und Gouverneursgefäß *(Du-Mai)* zu den Hauptleitbahnen gezählt, da sie im Gegensatz zu den übrigen außergewöhnlichen Leitbahnen über eigene Leitbahnpunkte verfügen. Daher bezeichnet man die zwölf regulären Leitbahnen plus Konzeptions- und Gouverneursgefäß als die 14 Hauptleitbahnen. Diese Leitbahnen stellen den Hauptteil des Leitbahnsystems dar. Charakteristisch für jede dieser Leitbahnen ist:

- Ein klar umrissenen Verlauf
- Bestimmten inneren Organen zugehörig sowie äußerlich mit den Gliedmaßen und Gelenken verbunden
- Charakteristische Symptome, wenn das Leitbahn-Qi pathologisch verändert ist
- Eigene Akupunkturpunkte an der Körperoberfläche
- Entscheidende Bedeutung zur Aufrechterhaltung der Lebensfunktionen des menschlichen Körpers, zur Regulierung von Fülle und Leere sowie zur Behandlung von Erkrankungen.

Der Verlauf der 14 Hauptleitbahnen ist in der → Tabelle 2.2-2 dargestellt.

Arm-*Taiyin*-Lungenleitbahn

Start- und Endpunkte

Die Lungenleitbahn beginnt am Punkt Lu 1 *zhongfu* (Mittleres Herrenhaus) und endet am Punkt Lu 11 *shaoshang* (Junger Händler). Links und rechts besitzt diese Leitbahn jeweils elf Akupunkturpunkte. (→ Abb. 2.2-1)

Verlauf

In der Magenregion (mittlerer Erwärmer) beginnt die Lungenleitbahn ihren Verlauf, zieht nach unten, um die Verbindung zum Dickdarm herzustellen. Vom Dickdarm aus zieht sie dann wieder nach oben, durchdringt an der oberen Magenöffnung das Zwerchfell und kehrt in ihr Mutterorgan Lunge ein. Von der Lunge zieht die Lungenleitbahn in den Hals, von wo aus sie quer zu den Achselhöhlen verläuft. Dann zieht sie auf der Innenseite der Oberarme nach distal, durch die Ellenbeuge, dann weiter auf der Innenseite der Unterarme zur radialen Seite des Handgelenks, wobei sie die radiale Pulstaststelle durchzieht, bis zum Daumenballen. Entlang des Daumenballens zieht sie in den Daumen und schließt ihren Verlauf an dessen radialseitigem Ende am Punkt Lu 11 *shaoshang* (Junger Händler).

Tab. 2.2-2: Verlauf der 14 Hauptleitbahnen

Name der Leitbahn				Zirkulationsareal		Hauptsächliche Verlaufsrichtung
Die zwölf regulären Leitbahnen	Armleitbahn	Yin	Arm-*Taiyin*-Lungenleitbahn	Verlaufen auf der Innenseite der Arme	Am vorderen Rand	Vom Thorax zu den Händen
			Arm-*Jueyin*-Perikardleitbahn		In der Mitte	
			Arm-*Shaoyin*-Herzleitbahn		Am hinteren Rand	
		Yang	Arm-*Yangming*-Dickdarmleitbahn	Verlaufen auf der Außenseite der Arme	Am vorderen Rand	Von den Händen zum Kopf
			Arm-*Shaoyang*-Dreifacher-Erwärmerleitbahn		In der Mitte	
			Arm-*Taiyang*-Dünndarmleitbahn		Am hinteren Rand	
	Beinleitbahn	Yang	Bein-*Yangming*-Magenleitbahn	Verlaufen auf der Außenseite der Beine	Am vorderen Rand	Vom Kopf zu den Füßen
			Bein-*Shaoyang*-Gallenblasenleitbahn		In der Mitte	
			Bein-*Taiyang*-Blasenleitbahn		Am hinteren Rand	
		Yin	Bein-*Taiyin*-Milzleitbahn	Verlaufen auf der Innenseite der Beine	Am vorderen Rand	Von den Füßen zum Abdomen
			Bein-*Jueyin*-Leberleitbahn		In der Mitte	
			Bein-*Shaoyin*-Nierenleitbahn		Am hinteren Rand	
Die zwei außergewöhnlichen Leitbahnen Konzeptionsgefäß *(Ren-Mai)* und Gouverneursgefäß *(Du-Mai)*			Konzeptionsgefäß *(Ren-Mai)*	Verlaufen auf der ventralen und dorsalen Medianen	Thorax und Abdomen	Von unten nach oben
			Gouverneursgefäß *(Du-Mai)*		Rücken und Lenden	

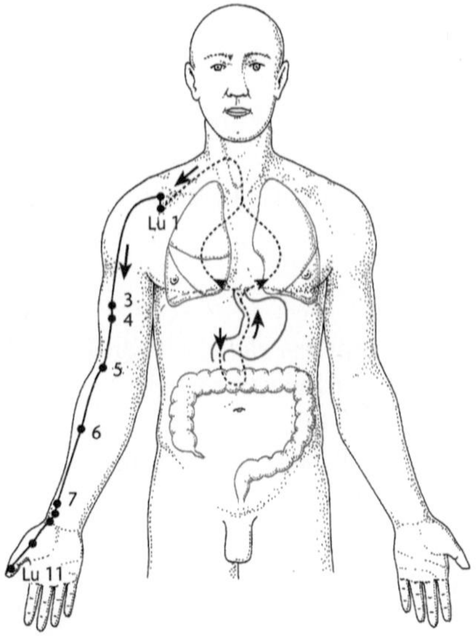

Abb. 2.2-1: Arm-*Taiyin*-Lungenleitbahn

Eine Leitbahnabzweigung entspringt distal des Processus styloideus radii, verläuft über den Handrücken und den Zeigefinger, wo sie an dessen radialseitigem Ende ihren Verlauf am Punkt Di 1 *shangyang* (Yang der Wandlungsphase Metall) beendet.

Akupunkturpunkte

Lu 1	*zhongfu*	Mittleres Herrenhaus
Lu 2	*yunmen*	Wolkentor
Lu 3	*tianfu*	Himmlisches Herrenhaus
Lu 4	*xiabai*	Ritterliches Weiß
Lu 5	*chize*	Ellensumpf
Lu 6	*kongzui*	Die Tiefe des Lochs
Lu 7	*lieque*	Unterbrochene Reihe
Lu 8	*jingqu*	Leitbahngraben
Lu 9	*taiyuan*	Großer Wasserschlund
Lu 10	*yuji*	Fischbauchgrenze
Lu 11	*shaoshang*	Junger Händler

Organverbindungen

Das Mutterorgan der Arm-*Taiyin*-Leitbahn ist die Lunge. Sie ist außerdem mit ihrem Partnerorgan Dickdarm verbunden, tritt durchs Zwerchfell und weist auch Verbindungen zum Magen und zur Niere auf.

Arm-*Yangming*-Dickdarmleitbahn

Start- und Endpunkte

Die Dickdarmleitbahn beginnt am Punkt Di 1 *shangyang* (Yang der Wandlungsphase Metall) und endet am Punkt Di 20 *yingxiang* (Wohlgeruch aufnehmend). Links und rechts besitzt diese Leitbahn jeweils 20 Akupunkturpunkte. (→ Abb. 2.2-2)

Verlauf

Die Dickdarmleitbahn beginnt am radialseitigen Ende des Zeigefinger, zieht am oberen radialen Rand des Zeigefingers in Richtung Handrücken, taucht am Punkt Di 4 *hegu* (Vereinte Täler) zwischen den beiden prominenten Knochen der Daumen- und der Zeigefingerbasis auf, zieht zwischen den beiden

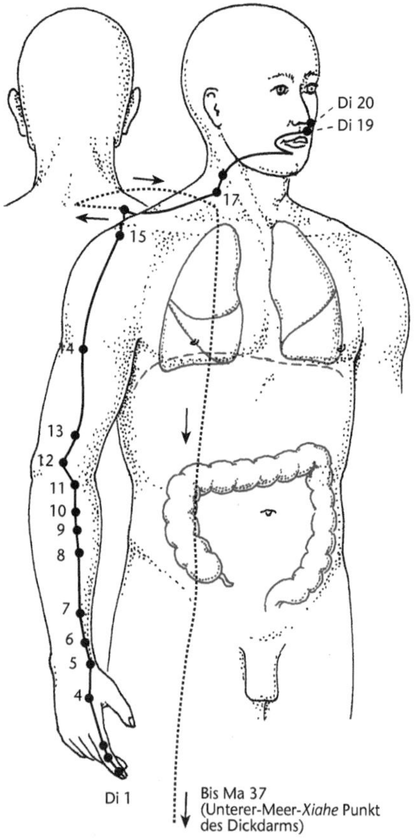

Abb. 2.2-2: Arm-*Yangming*-Dickdarmleitbahn

Sehnen durch die anatomische „Tabatiere", dann entlang des oberen radialen Randes des Unterarmes zum Ellenbogen, weiter entlang des vorderen äußeren Randes des Oberarmes zur vorderen oberen Seite des Schultergelenks. Nachdem sie am oberen Rücken die Dünndarmleitbahn am Punkt Dü 12 *bingfeng* (Den Wind in den Griff bekommen) kreuzt, zieht sie nach oben zum Punkt Du 14 *dazhui* (Großer Wirbel) unterhalb des Dornfortsatzes des siebten Halswirbelkörpers und kreuzt dort das Gouverneursgefäß. Dann zieht sie in die Grube oberhalb des Schlüsselbeins zum Punkt Ma 12 *quepen* (Leere Grube), tritt dort in die Tiefe ein, zieht nach unten und stellt die Verbindung zur Lunge her. Dann zieht sie durchs Zwerchfell nach unten und kehrt in ihr Mutterorgan Dickdarm ein.

Ein Leitbahnast zieht von der Grube oberhalb des Schlüsselbeins nach oben in die Halsregion, dann durch die Wangen und den Unterkiefer und umkreist den Mund. Dabei kreuzt er die Magenleitbahn am Punkt Ma 4 *dicang* (Kornspeicher der Erde) und das Gouverneursgefäß am Punkt Du 26 *renzhong* (Mitte des Menschen). Auf diese Weise wechselt die linke Leitbahn nach rechts und die rechte nach links. Dann zieht die Leitbahn zu den Nasenflügeln, wo sie endet.

Akupunkturpunkte

Di 1	*shangyang*	Yang der Wandlungsphase Metall
Di 2	*erjian*	Zweiter Raum
Di 3	*sanjian*	Dritter Raum
Di 4	*hegu*	Vereinte Täler
Di 5	*yangxi*	Yang-Gebirgsbach
Di 6	*pianli*	Schräger Durchgang
Di 7	*wenliu*	In der Wärme gleiten
Di 8	*xialian*	Untere Kante
Di 9	*shanglian*	Obere Kante
Di 10	*shousanli*	Drei Dörfer am Arm
Di 11	*quchi*	Gekrümmter Teich
Di 12	*zhouliao*	Knochenloch des Ellenbogens
Di 13	*shouwuli*	Fünf Dörfer am Arm
Di 14	*binao*	Oberarm
Di 15	*jianyu*	Vorderseite der Schulter
Di 16	*jugu*	Großer Knochen
Di 17	*tianding*	Himmlisches Dreifußgefäß
Di 18	*futu*	Den Vorsprung stützend
Di 19	*heliao*	Knochenloch des Getreides
Di 20	*yingxiang*	Wohlgeruch aufnehmend

Kreuzungspunkte

Dü 12	*bingfeng*	Den Wind in den Griff bekommen
Du 14	*dazhui*	Großer Wirbel
Du 26	*renzhong*	Mitte des Menschen
Ma 4	*dicang*	Kornspeicher der Erde

Organverbindungen

Das Mutterorgan der Arm-*Yangming*-Leitbahn ist der Dickdarm. Sie ist außerdem mit der Lunge verbunden und weist eine Verbindung zum Magen auf.

Bein-*Yangming*-Magenleitbahn

Start- und Endpunkte

Die Magenleitbahn beginnt am Punkt Ma 1 *chengqi* (Die Tränen aufnehmend) und endet am Punkt Ma 45 *lidui* (Unterdrückte Heiterkeit). Links und rechts besitzt diese Leitbahn jeweils 45 Akupunkturpunkte. (→ Abb. 2.2-3)

Verlauf

Die Magenleitbahn beginnt zu beiden Seiten der Nase, zieht nach oben, wobei die linke und die rechte Leitbahn zur Nasenwurzel ziehen und sich dort treffen. Dann ziehen sie zu den inneren Augenwinkeln, wo sie die Blasenleitbahn am Punkt Bl 1 *jingming* (Klare Augen) treffen. Von dort ziehen sie entlang der Nase wieder nach unten und treten in den Oberkiefer ein. Aus der Tiefe treten sie wieder hervor und ziehen zu den Mundwinkeln. Dann umkreisen sie die Lippen, wobei sie oben das Gouverneursgefäß am Punkt Du 26 *renzhong* (Mitte des Menschen) und unten das Konzeptionsgefäß am Punkt Ren 24 *chengjiang* (Flüssigkeit aufnehmend) kreuzen. Dann zieht die Leitbahn unterhalb der Zunge am Unterkiefer entlang und tritt am Punkt Ma 5 *daying* (Großer Empfang) wieder an die Oberfläche. Am Unterkieferwinkel entlang zieht die Leitbahn zum Punkt Ma 6 *jiache* (Kieferknochen) und von dort aus nach oben vor das Ohr. Am Punkt Gb 3 *shangguan* (Oberes Passtor) am oberen Rand des Jochbeinbogens kreuzt die Magenleitbahn die Gallenblasenleitbahn. Am temporalen Haaransatz zieht die Leitbahn nach oben, wobei sie die Gallenblasenleitbahn an den Punkten Gb 6 *xuanli* (Hängendes Bisschen) und Gb 4 *hanyan* (Des Nickens überdrüssig) kreuzt. An der oberen Stirn, hinter der Haargrenze kreuzt die Leitbahn das Gouverneursgefäß am Punkt Du 24 *shenting* (Hof des Geistes).

Ein Leitbahnast zieht vom Punkt Ma 5 *daying* (Großer Empfang) zum Hals hinunter zum Punkt Ma 9 *renying* (Des Menschen Prognose), dann weiter nach unten in die Schlüsselbeingrube. Eine innere Verbindung zieht von dort

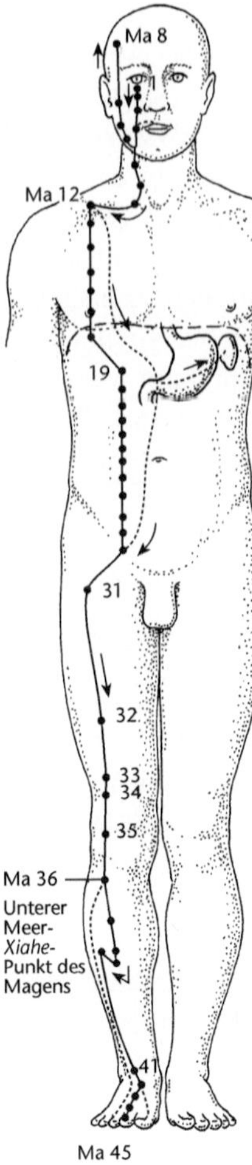

Abb. 2.2-3: Bein-*Yangming*-Magenleitbahn

nach hinten zum Punkt Du 14 *dazhui* (Großer Wirbel) unterhalb des Dornfortsatzes des siebten Halswirbelkörpers und kreuzt dort das Gouverneursgefäß. Von dort zieht sie nach innen und unten, durchtritt das Zwerchfell und kreuzt in der Tiefe das Konzeptionsgefäß *(Ren-Mai)* an den Punkten Ren 13 *shangwan* (Obere Magengrube) und Ren 12 *zhongwan* (Mittlere Magengrube). Dabei kehrt sie in ihr Mutterorgan Magen ein und stellt auch die Verbindung zur Milz her.

Ein Leitbahnast zieht von der Schlüsselbeingrube nach unten zu den Brüsten, dann weiter zu beiden Seiten der Körpermittellinie am Bauchnabel vorbei bis in die Leiste zum Punkt Ma 30 *qijie* (Straße des Qi), häufig als Ma 30 *qichong* (Durchgang des Qi) bezeichnet. Ein weiteres abzweigendes Gefäß entspringt an der unteren Magenöffnung, zieht in der Tiefe an der Bauchwand entlang nach unten und vereinigt sich am Punkt Ma 30 *qijie* (Straße des Qi) mit dem gerade verlaufenden Gefäß der Magenleitbahn. Von dort zieht die Leitbahn zum Punkt Ma 31 *biguan* (Passtor des Oberschenkels) und weiter am vorderen Oberschenkel hinab zum Punkt Ma 32 *futu* (Sich versteckender Hase), tritt dann in die Kniescheibe ein, zieht dann weiter nach unten entlang des vorderen äußeren Randes des Schienbeins zum Fußrücken und dann zur äußeren Seite der zweiten Zehe. Ein innerer Zweig entspringt unterhalb des Knies und läuft bis zur äußeren Seite der mittleren Zehe. Vom Fußrücken aus verbindet sich ein weiterer innerer Ast mit dem Milzmeridian an der medialen Seite der Großzehe.

Akupunkturpunkte

Ma 1	*chengqi*	Die Tränen aufnehmend
Ma 2	*sibai*	Die Vier Weißen
Ma 3	*juliao*	Großes Knochenloch
Ma 4	*dicang*	Kornspeicher der Erde
Ma 5	*daying*	Großer Empfang
Ma 6	*jiache*	Kieferknochen
Ma 7	*xiaguan*	Unteres Passtor
Ma 8	*touwei*	Den Kopf zusammenhalten
Ma 9	*renying*	Des Menschen Prognose
Ma 10	*shuitu*	Dem Wasser entgegengesetzt
Ma 11	*qishe*	Herberge des Qi
Ma 12	*quepen*	Leere Grube
Ma 13	*qihu*	Qi-Tür
Ma 14	*kufang*	Vorratskammer
Ma 15	*wuyi*	Abdeckung
Ma 16	*yingchuang*	Fenster des Brustkorbs
Ma 17	*ruzhong*	Mitte der Brust
Ma 18	*rugen*	Brustwurzel
Ma 19	*burong*	Nicht erlaubt
Ma 20	*chengman*	Die Völle hinnehmend
Ma 21	*liangmen*	Balkenpforte
Ma 22	*guanmen*	Passtor
Ma 23	*taiyi*	Das höchste Eine

Ma 24	*huaroumen*	Tor des schlüpfrigen Fleisches
Ma 25	*tianshu*	Angel des Himmels
Ma 26	*wailing*	Äußerer Hügel
Ma 27	*daju*	Großes Winkelmaß
Ma 28	*shuidao*	Wasserweg
Ma 29	*guilai*	Komm zurück!
Ma 30	*qichong*	Durchgang des Qi oder *qijie* Straße des Qi
Ma 31	*biguan*	Passtor des Oberschenkels
Ma 32	*futu*	Sich versteckender Hase
Ma 33	*yinshi*	Yin-Markt
Ma 34	*liangqiu*	Kammhügel
Ma 35	*dubi*	Kalbsnase
Ma 36	*zusanli*	Drei Dörfer am Bein
Ma 37	*shangjuxu*	Obere große Leere
Ma 38	*tiaokou*	Vertikale Öffnung
Ma 39	*xiajuxu*	Untere große Leere
Ma 40	*fenglong*	Üppige Fülle
Ma 41	*jiexi*	Befreiter Bach
Ma 42	*chongyang*	Durchströmendes Yang
Ma 43	*xiangu*	Eingebrochenes Tal
Ma 44	*neiting*	Innere Vorhalle
Ma 45	*lidui*	Unterdrückte Heiterkeit

Kreuzungspunkte

Di 20	*yingxiang*	Wohlgeruch aufnehmend
Bl 1	*jingming*	Klare Augen
Gb 3	*shangguan*	Oberes Passtor
Gb 6	*xuanli*	Hängendes Bisschen
Gb 4	*hanyan*	Des Nickens überdrüssig
Du 26	*renzhong*	Mitte des Menschen
Du 24	*shenting*	Hof des Geistes
Du 14	*dazhui*	Großer Wirbel
Ren 24	*chengjiang*	Flüssigkeit aufnehmend
Ren 13	*shangwan*	Obere Magengrube
Ren 12	*zhongwan*	Mittlere Magengrube

Organverbindungen

Das Mutterorgan der Arm-*Yangming*-Leitbahn ist der Magen. Sie ist außerdem mit ihrem Partnerorgan Milz verbunden und weist auch direkte Verbindungen zum Herzen, zum Dickdarm und zum Dünndarm auf.

Bein-*Taiyin*-Milzleitbahn

Start- und Endpunkte

Die Milzleitbahn beginnt am Punkt Mi 1 *yinbai* (Verstecktes Weiß) und endet am Punkt Mi 21 *dabao* (Die große Umhüllung). Links und rechts besitzt diese Leitbahn jeweils 21 Akupunkturpunkte. (→ Abb. 2.2-4)

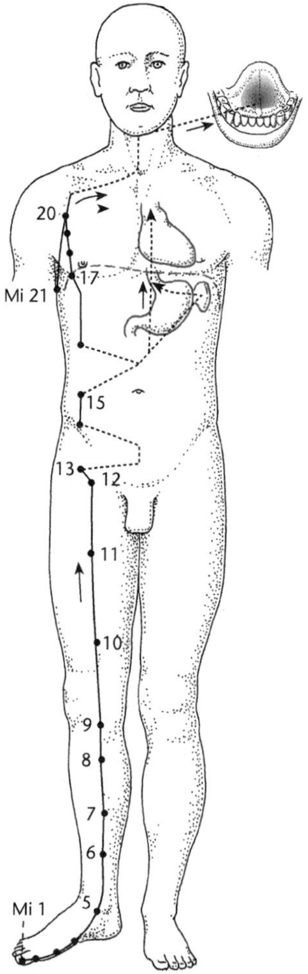

Abb. 2.2-4: Bein-*Taiyin*-Milzleitbahn

Verlauf

Die Milzleitbahn beginnt an der Innenseite der großen Zehe am medialen Nagelwinkel und zieht an der Grenze von rotem und weißem Fleisch an der großen Zehe und an der Fußinnenseite zum dort hervortretenden Fußwurzelknochen. Von dort zieht sie nach oben zum vorderen Rand des Innenknöchels, zieht dann dem Hinterrand der Tibea folgend die Wade hinauf und tritt vor der Bein-*Jueyin*-Leberleitbahn an die Oberfläche. Dann zieht sie über die Innenseite des Kniegelenks und an der vorderen Innenseite des Oberschenkels weiter nach oben und tritt dann in die Tiefe des Abdomens ein, wo es an den Punkten Ren 3 *zhongji* (Mittlerer Pol), Ren 4 *guanyuan* (Das erste Passtor) und Ren 10 *xiawan* (Untere Magengrube) das Konzeptionsgefäß kreuzt. Dort kehrt sie in ihr Mutterorgan Milz ein und stellt die Verbindung zum Magen her. Weiter oben kreuzt sie die Gallenblasenleitbahn am Punkt Gb 24 *riyue* (Sonne und Mond) und die Leberleitbahn am Punkt Le 14 *qimen* (Zykluspforte). Dann durchtritt die Milzleitbahn das Zwerchfell, zieht über den Punkt Lu 1 *zhongfu* (Mittleres Herrenhaus) in die Halsregion und zu beiden Seiten der Speiseröhre nach oben unter die Zunge.
Ein Leitbahnast der Milzleitbahn zweigt am Magen ab, tritt durchs Zwerchfell und transportiert das Leitbahn-Qi zum Herzen.

Akupunkturpunkte

Mi 1	*yinbai*	Verstecktes Weiß
Mi 2	*dadu*	Große Stadt
Mi 3	*taibai*	Überragendes Weiß
Mi 4	*gongsun*	Gingko-Punkt
Mi 5	*shangqiu*	Hügel der Händler
Mi 6	*sanyinjiao*	Verbindung der drei Yin
Mi 7	*lougu*	Tröpfelndes Tal
Mi 8	*diji*	Mechanismus der Erde
Mi 9	*yinlingquan*	Quelle auf der Schattenseite des Hügels
Mi 10	*xuehai*	Meer des Blutes
Mi 11	*jimen*	Tor des Schützen
Mi 12	*chongmen*	Tor des Durchströmens
Mi 13	*fushe*	Herberge der Hohlorgane
Mi 14	*fujie*	Knoten im Abdomen
Mi 15	*daheng*	Die große Querfalte
Mi 16	*fu'ai*	Bauchkummer
Mi 17	*shidou*	Essenshöhle
Mi 18	*tianxi*	Himmelsbach
Mi 19	*xiongxiang*	Ländliche Region des Brustkorbs

Mi 20	*zhourong*	Üppigkeit, wohin das Auge schaut
Mi 21	*dabao*	Die große Umhüllung

Kreuzungspunkte

Ren 3	*zhongji*	Mittlerer Pol
Ren 4	*guanyuan*	Das erste Passtor
Ren 10	*xiawan*	Untere Magengrube
Gb 24	*riyue*	Sonne und Mond
Le 14	*qimen*	Zykluspforte
Lu 1	*zhongfu*	Mittleres Herrenhaus

Organverbindungen

Das Mutterorgan der Bein-*Taiyin*-Leitbahn ist die Milz. Sie ist außerdem mit ihrem Partnerorgan Magen verbunden und weist direkte Verbindungen zum Herzen, zur Lunge und zu den Därmen auf.

Arm-*Shaoyin*-Herzleitbahn

Start- und Endpunkte

Die Herzleitbahn beginnt am Punkt He 1 *jiquan* (Höchste Quelle) und endet am Punkt He 9 *shaochong* (Kleiner Durchgang). Links und rechts besitzt diese Leitbahn jeweils 9 Akupunkturpunkte. (→ Abb. 2.2-5)

Verlauf

Die Herzleitbahn entspringt aus dem Herzen, wodurch bereits der Kontakt zum Mutterorgan und zu den das Herz umgebenden Gewebestrukturen, wie zu den Koronargefäßen und den anderen großen Blutgefäßen, besteht. Dann zieht die Herzleitbahn nach unten durchs Zwerchfell und stellt die Verbindung zum Dünndarm her.

Ein Leitbahnast entspringt in der Herzregion, zieht zu beiden Seiten der Speiseröhre nach oben und verbindet das Herz mit dem das Auge umgebenden Gewebe, insbesondere mit dem Sehnerv.

Eine weitere Leitbahnabzweigung führt vom Herzen direkt zur Lunge und von dort schräg nach unten in die Achselhöhlen. Dann zieht die Leitbahn am hinteren Rand des inneren Oberarms hinunter zur inneren hinteren Seite der Ellenbeuge. Weiter zieht sie am hinteren Rand des inneren Unterarms hinunter zum Handgelenk, vorbei am Erbsenbein in die Handfläche; an deren innerer Kleinfingerseite zieht sie bis zum inneren Nagelwinkel des kleinen Fingers.

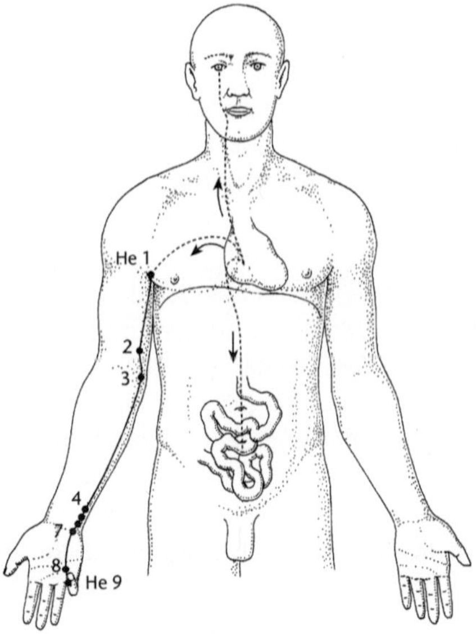

Abb. 2.2-5: Arm-*Shaoyin*-Herzleitbahn

Akupunkturpunkte

He 1	*jiquan*	Höchste Quelle
He 2	*qingling*	Grüne Seele
He 3	*shaohai*	Kleines Meer
He 4	*lingdao*	Weg der Seele
He 5	*tongli*	Das Dorf passieren
He 6	*yinxi*	Yin-Spalt
He 7	*shenmen*	Tor des Geistes
He 8	*shaofu*	Kleines Herrenhaus
He 9	*shaochong*	Kleiner Durchgang

Organverbindungen

Das Mutterorgan der Arm-*Shaoyin*-Leitbahn ist das Herz. Sie ist außerdem mit ihrem Partnerorgan Dünndarm verbunden und weist auch direkte Verbindungen zum Herzen und zu den Nieren auf.

Arm-*Taiyang*-Dünndarmleitbahn

Start- und Endpunkte

Die Dünndarmleitbahn beginnt am Punkt Dü 1 *shaoze* (Kleiner Sumpf) und endet am Punkt Dü 19 *tinggong* (Palast des Gehörs). Links und rechts besitzt diese Leitbahn jeweils 19 Akupunkturpunkte. (→ Abb. 2.2-6)

Verlauf

Die Dünndarmleitbahn entspringt am äußeren Nagelwinkel des kleinen Fingers, verläuft entlang der Handkante an der Grenze von rotem und weißem Fleisch zum Handgelenk, dann weiter am processus styloideus ulnae vorbei, immer dem Rand der Elle folgend bis zum Ellenbogen. Die Leitbahn zieht durch die vom olecranon ulnae und dem epicondylus humeri gebildeten Furche, dann am hinteren Rand des Oberarms zur hinteren Seite des Schultergelenks, verläuft im Zickzack über das Schulterblatt, wobei sie Punkte in der unteren und oberen Schulterblattgrube hat. In der Region der Schulter und des oberen Rückens kreuzt die Dünndarmleitbahn die Blasenleitbahn an den

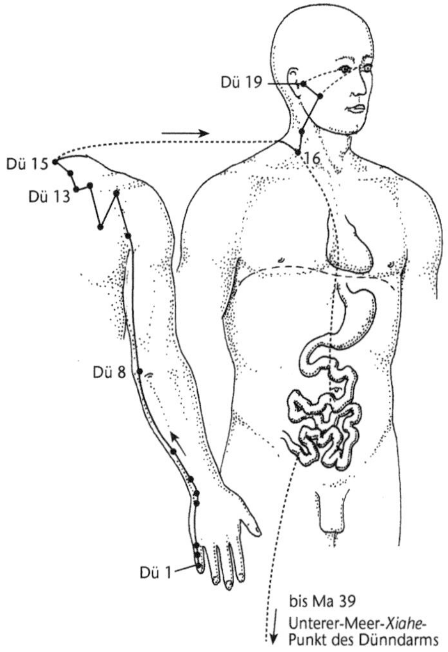

Abb. 2.2-6: Arm-*Taiyang*-Dünndarmleitbahn

Punkten Bl 41 *fufen* (Angehängter Abschnitt) und Bl 11 *dazhu* (Großes Weberschiffchen) sowie das Gouverneursgefäß am Punkt Du 14 *dazhui* (Großer Wirbel). Dann zieht die Dünndarmleitbahn nach vorn in die Schlüsselbeingrube, taucht in die Tiefe der Brusthöhle ein und stellt die Verbindung zum Partnerorgan Herz her. Der Speiseröhre folgend tritt sie durchs Zwerchfell und erreicht den Magen. In der Tiefe kreuzt sie das Konzeptionsgefäß an den Punkten Ren 13 *shangwan* (Obere Magengrube) und Ren 12 *zhongwan* (Mittlere Magengrube). Dann kehrt sie schließlich in ihr Mutterorgan Dünndarm ein.
Ein Leitbahnzweig zieht von der Schlüsselbeingrube entlang des Halses nach oben zu den Wangen und dann zum äußeren Augenwinkel, wo sie am Punkt Gb 1 *tongziliao* (Knochenloch der Pupille) die Gallenblasenleitbahn kreuzt. Dann zieht sie ein Stück nach hinten, kreuzt am Punkt 3E 22 *heliao* (Knochenloch der Harmonie) die Leitbahn des Dreifachen Erwärmers und tritt ins Ohr ein.
Ein weiterer Leitbahnzweig zieht von der Wangenregion schräg nach oben zum unteren Rand der Augenhöhle und kreuzt dann an der Nasenwurzel die Blasenleitbahn im Punkt Bl 1 *jingming* (Klare Augen), wo die Verbindung zur Partnerleitbahn der Blase hergestellt wird. Außerdem erstreckt sich dieser Leitbahnzweig über die Jochbeinregion.

Akupunkturpunkte

Dü 1	*shaoze*	Kleiner Sumpf
Dü 2	*qiangu*	Das vordere Tal
Dü 3	*houxi*	Hinterer Bach
Dü 4	*wangu*	Handgelenksknochen
Dü 5	*yanggu*	Yang-Tal
Dü 6	*yanglao*	Die Alten ernähren
Dü 7	*zhizheng*	Stütze des Regulären
Dü 8	*xiaohai*	Kleines Meer
Dü 9	*jianzhen*	Die treue Schulter
Dü 10	*naoshu*	Shu-Punkt des Oberarms
Dü 11	*tianzong*	Himmlischer Urahn
Dü 12	*bingfeng*	Den Wind in den Griff bekommen
Dü 13	*quyuan*	Gekrümmte Mauer
Dü 14	*jianwaishu*	Äußerer *Shu*-Punkt der Schulter
Dü 15	*jianzhongshu*	Mittlerer *Shu*-Punkt der Schulter
Dü 16	*tianchuang*	Himmelsfenster
Dü 17	*tianrong*	Antlitz des Himmels
Dü 18	*quanliao*	Knochenloch der Wange
Dü 19	*tinggong*	Palast des Gehörs

Kreuzungspunkte

Du 14	*dazhui*	Großer Wirbel
Ren 13	*shangwan*	Obere Magengrube
Ren 12	*zhongwan*	Mittlere Magengrube
Bl 1	*jingming*	Klare Augen
Bl 11	*dazhu*	Großes Weberschiffchen
Bl 41	*fufen*	Angehängter Abschnitt
3E 22	*heliao*	Knochenloch der Harmonie
Gb 1	*tongziliao*	Knochenloch der Pupille

Organverbindungen

Das Mutterorgan der Arm-*Taiyang*-Leitbahn ist der Dünndarm. Außerdem ist sie mit ihrem Partnerorgan Herz verbunden.

Bein-*Taiyang*-Blasenleitbahn

Start- und Endpunkte

Die Blasenleitbahn beginnt am Punkt Bl 1 *jingming* (Klare Augen) und endet am Punkt Bl 67 *zhiyin* (Das äußerste Yin). Links und rechts besitzt diese Leitbahn jeweils 67 Akupunkturpunkte. (→ Abb. 2.2-7)

Verlauf

Die Blasenleitbahn entspringt am inneren Augenwinkel am Punkt Bl 1 *jingming* (Klare Augen), zieht dann nach oben über die Stirn, kreuzt dort das Gouverneursgefäß am Punkt Du 24 *shenting* (Hof des Geistes) und die Gallenblasenleitbahn am Punkt Gb 15 *linqi* (Den Tränen nah). Dann zieht sie hinauf zum Scheitel und trifft dort am Punkt Du 20 *baihui* (Hundert Zusammenkünfte) wieder auf das Gouverneursgefäß.

Ein Leitbahnzweig zieht vom Scheitel in die Region über und hinter dem Ohr, wo sie an den Punkten Gb 7 *qubin* (Der Bogen des Schläfenhaars), Gb 8 *shuaigu* (Durchs Tal führen), Gb 10 *fubai* (Das Weiße an der Oberfläche), Gb 11 *touqiaoyin* (Das entscheidende Yin am Kopf) und Gb 12 *wangu* (Vollständiger Knochen) die Gallenblasenleitbahn kreuzt.

Ein weiterer, gerade verlaufender Leitbahnast zieht vom Scheitel ins Gehirn und kreuzt das Gouverneursgefäß am Punkt Du 17 *naohu* (Tür zum Gehirn). Dann zieht dieser Leitbahnast am Hals nach unten, weiter am inneren Rand der Schulterblattmuskulatur entlang dem oberen Rücken hinab, wo er das Gouverneursgefäß an den Punkten Du 14 *dazhui* (Großer Wirbel) und Du 13 *taodao* (Der modellierende Weg) kreuzt. Schließlich zieht dieser Leitbahnast neben der Wirbelsäule geradewegs in die Lenden hinab, wobei das Leitbahn-

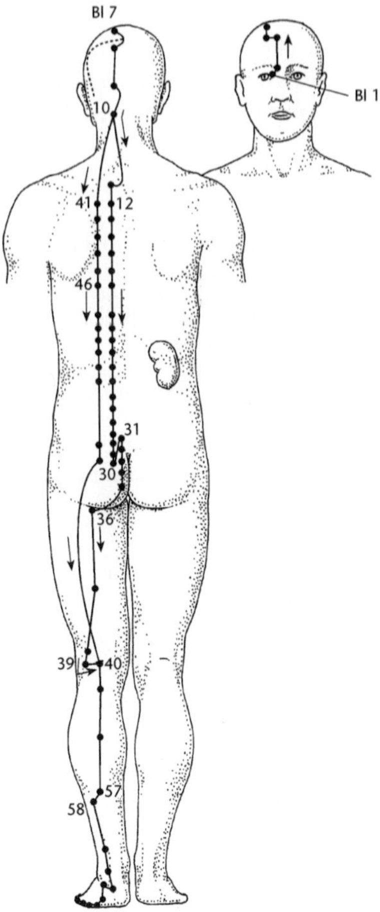

Abb. 2.2-7: Bein-*Taiyang*-Blasenleitbahn

Qi tief ins Innere eindringt und die Leitbahn die Verbindung zu ihrem Partnerorgan Niere herstellt und schließlich ins Mutterorgan Blase einkehrt.
Ein anderer Leitbahnast zieht vom Abdomen nach unten entlang der Wirbelsäule über das Gesäß und den dorsalen Oberschenkel bis in die Kniekehle.
Ein weiterer Leitbahnast zieht vom inneren Rand der Schulterblattmuskulatur entlang der Wirbelsäule zum großen Rollhügel (Trochanter major) des Femurs, kreuzt die Gallenblasenleitbahn am Punkt Gb 30 *huantiao* (Ring-Springen) und zieht dann an der hinteren äußeren Seite des Oberschenkels bis in die Kniekehle, wo er sich mit dem Hauptast der Blasenleitbahn vereint. Dann zieht

dieser Leitbahnast durch den zweiköpfigen Wadenmuskel (*M. gastrocnemius*) und tritt am hinteren Rand des Außenknöchels wieder an die Oberfläche. Dann zieht er an der Tuberositas des fünften Mittelfußknochens entlang, also am Punkt Bl 64 *jinggu* (Hauptstadtknochen), und endet am äußeren Nagelwinkel der kleinen Zehe.

Akupunkturpunkte

Bl 1	*jingming*	Klare Augen
Bl 2	*zanzhu*	Angehäufter Bambus
Bl 3	*meichong*	Straße zu den Augenbrauen
Bl 4	*qucha*	Abweichende Biegung
Bl 5	*wuchu*	Die fünfte Stelle
Bl 6	*chengguang*	Licht aufnehmend
Bl 7	*tongtian*	Durchgang zum Himmel
Bl 8	*luoque*	Verbinden und Zurückweichen
Bl 9	*yuzhen*	Jadekissen
Bl 10	*tianzhu*	Himmelssäule
Bl 11	*dazhu*	Großes Weberschiffchen
Bl 12	*fengmen*	Windpforte
Bl 13	*feishu*	*Shu*-Punkt der Lunge
Bl 14	*jueyinshu*	*Shu*-Punkt des Jueyin
Bl 15	*xinshu*	*Shu*-Punkt des Herzens
Bl 16	*dushu*	*Shu*-Punkt des *Du-Mai*
Bl 17	*geshu*	*Shu*-Punkt des Zwerchfells
Bl 18	*ganshu*	*Shu*-Punkt der Leber
Bl 19	*danshu*	*Shu*-Punkt der Gallenblase
Bl 20	*pishu*	*Shu*-Punkt der Milz
Bl 21	*weishu*	*Shu*-Punkt des Magens
Bl 22	*sanjiaoshu*	*Shu*-Punkt des Dreifachen Erwärmers
Bl 23	*shenshu*	*Shu*-Punkt der Niere
Bl 24	*qihaishu*	*Shu*-Punkt des Meer des Qi
Bl 25	*dachangshu*	*Shu*-Punkt des Dickdarms
Bl 26	*guanyuanshu*	*Shu*-Punkt des ersten Passtores
Bl 27	*xiaochangshu*	*Shu*-Punkt des Dünndarms
Bl 28	*pangguangshu*	*Shu*-Punkt der Blase
Bl 29	*zhonglüshu*	*Shu*-Punkt des mittleren Rückens
Bl 30	*baihuanshu*	*Shu*-Punkt des weißen Ringes
Bl 31	*shangliao*	Das obere Kreuzbeinloch
Bl 32	*ciliao*	Das zweite Kreuzbeinloch
Bl 33	*zhongliao*	Das mittlere Kreuzbeinloch

Bl 34	*xialiao*	Das untere Kreuzbeinloch
Bl 35	*huiyang*	Treffpunkt des Yang
Bl 36	*chengfu*	Stützen und schützen
Bl 37	*yinmen*	Tor der Reichhaltigkeit
Bl 38	*fuxi*	Oberflächlicher Spalt
Bl 39	*weiyang*	Das Yang vertreten
Bl 40	*weizhong*	Mitte des Staugewässers
Bl 41	*fufen*	Angehängter Abschnitt
Bl 42	*pohu*	Tür der Körperseele *Po*
Bl 43	*gaohuang*	Die Eingeweide
Bl 44	*shentang*	Halle des Geistes
Bl 45	*yixi*	Trefflich
Bl 46	*geguan*	Passtor des Zwerchfells
Bl 47	*hunmen*	Tor der Wanderseele *Hun*
Bl 48	*yanggang*	Hauptpunkt des Yang
Bl 49	*yishe*	Herberge der Intuition
Bl 50	*weicang*	Kornspeicher des Magens
Bl 51	*huangmen*	Tor der Eingeweide
Bl 52	*zhishi*	Raum des Willens
Bl 53	*baohuang*	Blase-Eingeweide
Bl 54	*zhibian*	Ende der Reihenfolge
Bl 55	*heyang*	Vereintes Yang
Bl 56	*chengjin*	Stützung der Sehnen
Bl 57	*chengshan*	Den Berg schultern
Bl 58	*feiyang*	Aufwärts fliegen
Bl 59	*fuyang*	Yang der Ferse
Bl 60	*kunlun*	Kunlun-Gebirge
Bl 61	*pucan*	Unterwürfiger Beobachter
Bl 62	*shenmai*	Das gestreckte Gefäß
Bl 63	*jinmen*	Das goldene Tor
Bl 64	*jinggu*	Hauptstadtknochen
Bl 65	*shugu*	Eingeschnürter Knochen
Bl 66	*zutonggu*	Passierbares Tal am Fuß
Bl 67	*zhiyin*	Das äußerste Yin

Kreuzungspunkte

Gb 7	*qubin*	Der Bogen des Schläfenhaars
Gb 8	*shuaigu*	Durchs Tal führen
Gb 10	*fubai*	Das Weiße an der Oberfläche
Gb 11	*touqiaoyin*	Das entscheidende Yin am Kopf

Gb 12	*wangu*	Vollständiger Knochen
Gb 15	*linqi*	Den Tränen nah
Gb 30	*huantiao*	Ring-Springen
Du 24	*shenting*	Hof des Geistes
Du 20	*baihui*	Hundert Zusammenkünfte
Du 17	*naohu*	Tür zum Gehirn
Du 14	*dazhui*	Großer Wirbel
Du 13	*taodao*	Der modellierende Weg

Organverbindungen

Das Mutterorgan der Bein-*Taiyang*-Leitbahn ist die Blase. Sie ist außerdem mit den Nieren verbunden und weist auch direkte Verbindungen zum Gehirn und zum Herzen auf.

Bein-*Shaoyin*-Nierenleitbahn

Start- und Endpunkte

Die Nierenleitbahn beginnt am Punkt Ni 1 *yongquan* (Emporsprudelnde Quelle) und endet am Punkt Ni 27 *shufu* (*Shu*-Villa). Links und rechts besitzt diese Leitbahn jeweils 27 Akupunkturpunkte. (→ Abb. 2.2-8)

Verlauf

Die Nierenleitbahn entspringt an der Unterseite der kleinen Zehe und zieht dann quer durchs Zentrum der Fußsohle. An der Tuberositas des Kahnbeins tritt sie an die Oberfläche, also am Punkt Ni 2 *rangu* (Brennendes Tal). Von dort zieht sie hinter den Innenknöchel und durchzieht die mediale Fersenregion. Von dort führt sie nach oben, kreuzt am Punkt Mi 6 *sanyinjiao* (Verbindung der drei Yin) die Milzleitbahn, zieht dann durch den zweiköpfigen Wadenmuskel (*M. gastrocnemius*) und dann nach oben zum medialen Aspekt der Kniekehle. Weiter zieht sie an der hinteren Innenseite des Oberschenkels nach oben bis zur Steißbeinspitze, kreuzt dort am Punkt Du 1 *changqiang* (Lang und stark) das Gouverneursgefäß, zieht durch die Wirbelsäule hinauf, um dann in ihr Mutterorgan, die Niere, einzukehren und die Verbindung zu ihrem Partnerorgan Blase herzustellen. Außerdem kreuzt sie auf ihrem Wege das Konzeptionsgefäß an den Punkten Ren 4 *guanyuan* (Das erste Passtor) und Ren 3 *zhongji* (Mittlerer Pol).

Ein Leitbahnast zieht von den Nieren, wobei er die Leber und das Zwerchfell durchzieht, in die Lunge, zieht durch den Hals und verteilt sich in der Zunge.

Ein weiterer Leitbahnast zweigt von der Lunge ab, stellt die Verbindung zum Herzen her und verteilt sich in der Brusthöhle.

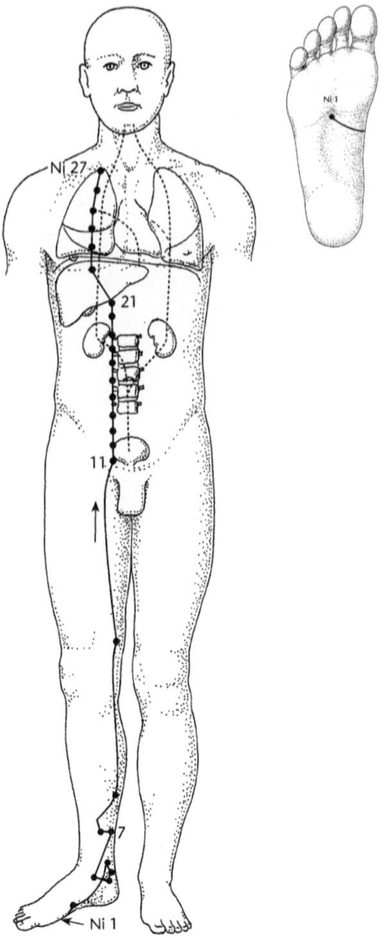

Abb. 2.2-8: Bein-*Shaoyin*-Nierenleitbahn

Akupunkturpunkte

Ni 1	*yongquan*	Emporsprudelnde Quelle
Ni 2	*rangu*	Brennendes Tal
Ni 3	*taixi*	Mächtiger Gebirgsbach
Ni 4	*dazhong*	Große Glocke
Ni 5	*shuiquan*	Wasserquelle
Ni 6	*zhaohai*	Leuchtendes Meer
Ni 7	*fuliu*	Wieder gleiten

Ni 8	*jiaoxin*	Nachrichten austauschen
Ni 9	*zhubin*	Gästehaus
Ni 10	*yingu*	Tal des Yin
Ni 11	*henggu*	Querknochen
Ni 12	*dahe*	Prächtiger Schein
Ni 13	*qixue*	Qi-Höhle
Ni 14	*siman*	Vier voll
Ni 15	*zhongzhu*	Mittlerer Zufluss
Ni 16	*huangshu*	*Shu*-Punkt der Eingeweide
Ni 17	*shangqu*	Hohe Krümmung
Ni 18	*shiguan*	Steinernes Passtor
Ni 19	*yindu*	Große Yin-Stadt
Ni 20	*tonggu*	Passierbares Tal
Ni 21	*youmen*	Finstere Pforte
Ni 22	*bulang*	Wandelgalerie
Ni 23	*shenfeng*	Geist-Siegel
Ni 24	*lingxu*	Erdwall der Seele
Ni 25	*shencang*	Speicher des Geistes
Ni 26	*yuzhong*	Graziöse Mitte
Ni 27	*shufu*	*Shu*-Villa

Kreuzungspunkte

Mi 6	*sanyinjiao*	Verbindung der drei Yin
Du 1	*changqiang*	Lang und stark
Ren 4	*guanyuan*	Das erste Passtor
Ren 3	*zhongji*	Mittlerer Pol

Organverbindungen

Das Mutterorgan der Bein-*Shaoyin*-Leitbahn ist die Niere. Sie ist außerdem mit ihrem Partnerorgan, der Blase verbunden und weist auch direkte Verbindungen zur Leber, zur Lunge und zum Herzen auf.

Arm-*Jueyin*-Perikardleitbahn

Start- und Endpunkte

Die Perikardleitbahn beginnt am Punkt Pe 1 *tianchi* (Himmelsteich) und endet am Punkt Pe 9 *zhongchong* (Mittlerer Durchgang). Links und rechts besitzt diese Leitbahn jeweils 9 Akupunkturpunkte. (→ Abb. 2.2-9)

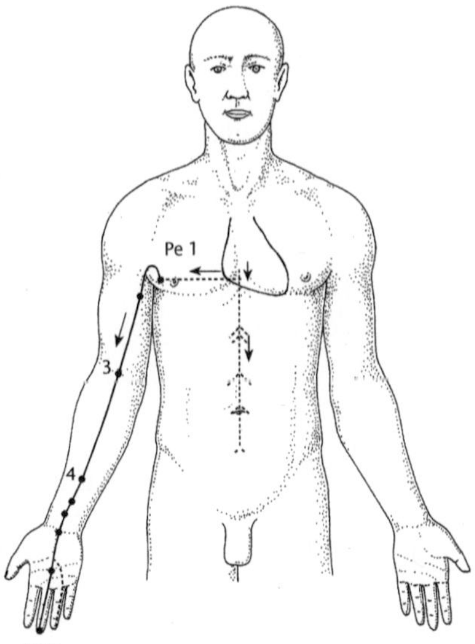

Abb. 2.2-9: Arm-*Jueyin*-Perikardleitbahn

Verlauf

Die Perikardleitbahn entspringt in der Brusthöhle und kehrt dort in ihr Mutterorgan, das Perikard, ein. Dann zieht sie durch das Zwerchfell. Sie steht auf der oberen, mittleren und unteren Ebene mit ihrem Partnerorgan, dem Dreifachen Erwärmer, in Verbindung.

Ein Leitbahnast zieht durch die Brusthöhle und tritt am Punkt Pe 1 *tianchi* (Himmelsteich) drei *cun* unterhalb der Achselfalte an die Oberfläche, zieht dann nach oben in die Achselhöhle und von dort an der Innenseite des Oberarms in der Mitte zwischen der Lungen- und der Herzleitbahn nach distal. Die Leitbahn zieht durch die Mitte der Ellenbeuge und den Unterarm hinab. Zwischen den beiden Sehnen der Mm. palmaris longus und flexor carpi radialis zieht sie zur Mitte der Handgelenksfalte. Dann zieht sie geradewegs durch die Handfläche bis zur Spitze des Mittelfingers, wo sie endet.

Ein weiterer Leitbahnast zweigt in der Handfläche ab und zieht entlang der Kleinfingerseite des Ringfingers bis zu dessen Spitze, wo sie sich mit der Leitbahn des Dreifachen Erwärmers vereinigt.

Akupunkturpunkte

Pe 1	*tianchi*	Himmelsteich
Pe 2	*tianquan*	Himmelsquelle
Pe 3	*quze*	Sumpf in der Beuge
Pe 4	*ximen*	Spaltpforte
Pe 5	*jianshi*	Der Bote im Zwischenraum
Pe 6	*neiguan*	Inneres Passtor
Pe 7	*daling*	Großer Hügel
Pe 8	*laogong*	Palast der Arbeit
Pe 9	*zhongchong*	Mittlerer Durchgang

Organverbindungen

Das Herz gilt als Mutterorgan der Arm-*Jueyin*-Leitbahn. Sie ist außerdem mit ihrem Partnerorgan, dem Dreifachen Erwärmer, verbunden.

Arm-*Shaoyang*-Dreifacher-Erwärmer-Leitbahn

Start- und Endpunkte

Die Leitbahn des Dreifachen Erwärmers beginnt am Punkt 3E 1 *guanchong* (Durchgang am Passtor) und endet am Punkt 3E 23 *sizhukong* (Seide-Bambus-Loch). Links und rechts besitzt diese Leitbahn jeweils 23 Akupunkturpunkte. (→ Abb. 2.2-10)

Verlauf

Die Leitbahn des Dreifachen Erwärmers beginnt an der Spitze des Ringfingers, an dessen Kleinfingerseite, und zieht entlang des Ringfingers und dann zwischen den Mittelhandknochen 4 und 5 nach proximal. Durch den Handrücken zieht sie zur Mitte der dorsalen Handgelenksfalte und von dort weiter zwischen dem Radius und der Elle nach proximal, passiert die Ellenbogenspitze und zieht am äußeren Oberarm zur Schulter hinauf. In der Schulterregion kreuzt die Leitbahn des Dreifachen Erwärmers die Dünndarmleitbahn am Punkt Dü 12 *bingfeng* (Den Wind in den Griff bekommen), das Gouverneursgefäß am Punkt Du 14 *dazhui* (Großer Wirbel) und die Gallenblasenleitbahn am Punkt Gb 21 *jianjing* (Schulterbrunnen). Dann zieht die Leitbahn in die Schlüsselbeingrube und verteilt sich im Areal zwischen den Brüsten und im Brustraum. Das Leitbahn-Qi verteilt sich dort und stellt so die Verbindung mit dem Partnerorgan Perikard her. Schließlich kehrt die Leitbahn auf allen drei Ebenen in ihr Mutterorgan, den Dreifachen Erwärmer ein, wobei sie auch das Zwerchfell durchtritt.

Ein Leitbahnast zweigt in der Mitte der Brust ab und zieht nach oben in die Schlüsselbeingrube, weiter nach oben bis zum Scheitel und auch hinter das

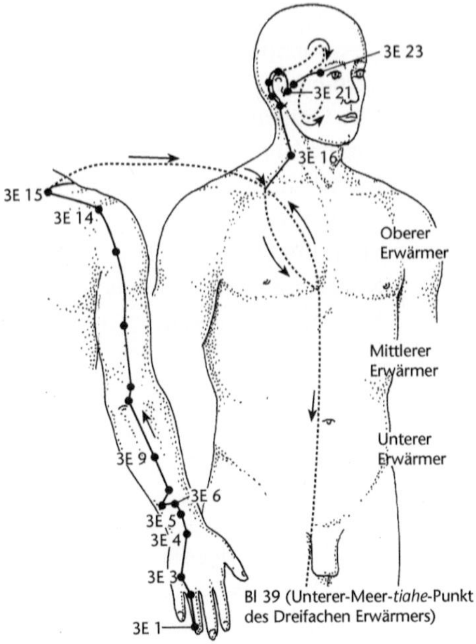

Abb. 2.2-10: Arm-*Shaoyang*-Dreifacher-Erwärmer-Leitbahn

Ohr. Oberhalb des Ohres kreuzt dieser Leitbahnast die Gallenblasenleitbahn an den Punkten Gb 6 *xuanli* (Hängendes Bisschen) und Gb 4 *hanyan* (Des Nickens überdrüssig). Dann zieht die Leitbahn in die Wangenregion bis unter die Augen, wo es am Punkt Dü 18 *quanliao* (Knochenloch der Wange) die Dünndarmleitbahn kreuzt.

Ein weiterer Leitbahnast zieht vom Leitbahnverlauf hinter dem Ohr direkt in das Ohr und tritt vor dem Ohr wieder aus, wo er am Punkt Dü 19 *tinggong* (Palast des Gehörs) wiederum die Dünndarmleitbahn kreuzt. Dann zieht er am Punkt Gb 3 *shangguan* (Oberes Passtor) vorbei und stellt die Verbindung zur Wangenregion her. Schließlich endet die Leitbahn am äußeren Augenwinkel, wo sie sich mit der Leitbahn des Dreifachen Erwärmers vereinigt.

Akupunkturpunkte

3E 1	*guanchong*	Durchgang am Passtor
3E 2	*yemen*	Pforte der Säfte
3E 3	*zhongdu*	Mittlere Insel
3E 4	*yangchi*	Yang-Teich
3E 5	*waiguan*	Äußeres Passtor

3E 6	*zhigou*	Abzweigender Graben
3E 7	*huizong*	Zusammenkunft der Ahnen
3E 8	*sanyangluo*	Verbindung der drei Yang
3E 9	*sibai*	Vier Gräben
3E 10	*tianjing*	Himmelsbrunnen
3E 11	*qinglengyuan*	Klarer und tiefer Wasserschlund
3E 12	*xiaoluo*	Ausgetrocknetes Flussbett
3E 13	*naohui*	Treffpunkt am Oberarm
3E 14	*jianliao*	Knochenloch der Schulter
3E 15	*tianliao*	Knochenloch des Himmels
3E 16	*tianyou*	Öffnung zum Himmel
3E 17	*yifeng*	Windschutzschirm
3E 18	*chimai*	Gefäß der Spasmen
3E 19	*luxi*	Ende des Schädels
3E 20	*jiaosun*	Winkel-Enkel
3E 21	*ermen*	Ohrentor
3E 22	*heliao*	Knochenloch der Harmonie
3E 23	*sizhukong*	Seide-Bambus-Loch

Kreuzungspunkte

Dü 12	*bingfeng*	Den Wind in den Griff bekommen
Dü 18	*quanliao*	Knochenloch der Wange
Dü 19	*tinggong*	Palast des Gehörs
Gb 1	*tongziliao*	Knochenloch der Pupille
Gb 3	*shangguan*	Oberes Passtor
Gb 4	*hanyan*	Des Nickens überdrüssig
Gb 6	*xuanli*	Hängendes Bisschen
Gb 21	*jianjing*	Schulterbrunnen
Du 14	*dazhui*	Großer Wirbel

Organverbindungen

Das Mutterorgan der Arm-*Shaoyang*-Leitbahn ist der Dreifache Erwärmer. Sie ist außerdem mit ihrem Partnerorgan, dem Perikard, verbunden.

Bein-*Shaoyang*-Gallenblasenleitbahn

Start- und Endpunkte

Die Gallenblasenleitbahn beginnt am Punkt Gb 1 *tongziliao* (Knochenloch der Pupille) und endet am Punkt Gb 44 *zuqiaoyin* (Pforten-Yin am Fuß). Links und rechts besitzt diese Leitbahn jeweils 44 Akupunkturpunkte. (→ Abb. 2.2-11)

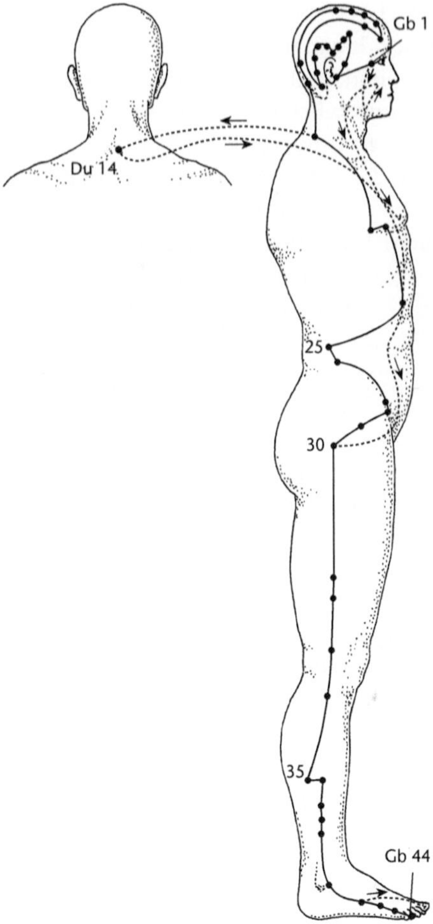

Abb. 2.2-11: Bein-*Shaoyang*-Gallenblasenleitbahn

Verlauf

Die Gallenblasenleitbahn entspringt am äußeren Augenwinkel, zieht in Richtung Ohr und kreuzt am Punkt 3E 22 *heliao* (Knochenloch der Harmonie) die Leitbahn des Dreifachen Erwärmers. Dann zieht sie in die Schläfenregion, wo sie die Magenleitbahn am Punkt Ma 8 *touwei* (Den Kopf zusammenhalten) kreuzt. Dann zieht sie wieder hinter das Ohr, wo sie am Punkt 3E 20 *jiaosun* (Winkel-Enkel) erneut die Leitbahn des Dreifachen Erwärmers kreuzt. Am seitlichen Kopf und Hals zieht die Gallenblasenleitbahn vor der Leitbahn des Dreifachen Erwärmers hinab und triff am Punkt Dü 17 *tianrong* (Antlitz des Himmels) auf die Dünndarmleitbahn. Sie erreicht dann den hinteren oberen Aspekt der Schulter und kehrt wieder um, wobei sie auf die hintere Seite der Leitbahn des Dreifachen Erwärmers wechselt. Am oberen Rücken kreuzt die Gallenblasenleitbahn das Gouverneursgefäß am Punkt Du 14 *dazhui* (Großer Wirbel) und die Dünndarmleitbahn am Punkt Dü 12 *bingfeng* (Den Wind in den Griff bekommen). Schließlich führt sie in die Schlüsselbeingrube.

Ein Leitbahnast kreuzt hinter dem Ohr die Leitbahn des Dreifachen Erwärmers am Punkt 3E 17 *yifeng* (Windschutzschirm), tritt dann ins Ohr ein und kommt vor dem Ohr wieder an die Oberfläche, wo er am Punkt Dü 19 *tinggong* (Palast des Gehörs) die Dünndarmleitbahn und am Punkt Ma 7 *xiaguan* (Unteres Passtor) die Magenleitbahn kreuzt. Schließlich endet dieser Leitbahnast hinter dem äußeren Augenwinkel.

Ein weiterer Leitbahnast zweigt am äußeren Augenwinkel ab und zieht zum Punkt Ma 5 *daying* (Großer Empfang). Nachdem er sich mit der Leitbahn des Dreifachen Erwärmers vereinigt hat, zieht er unters Auge. Von dort aus zieht er über Ma 6 *jiache* (Kieferwagen) zum Hals hinunter und vereinigt sich mit dem oben beschriebenen Leitbahnast in der Schlüsselbeingrube. Dann zieht diese Leitbahn hinunter in die Brusthöhle, wo sie in der Tiefe die Perikardleitbahn am Punkt Pe 1 *tianchi* (Himmelsteich) kreuzt. Dann durchtritt sie das Zwerchfell und stellt die Verbindung zu ihrem Partnerorgan Leber her und kehrt in ihr Mutterorgan, die Gallenblase, ein. An der Innenseite der seitlichen Rippen zieht die Leitbahn hinab und tritt in der Leistenbeuge wieder an die Oberfläche, umkreist die Schamregion und zieht dann zum großen Rollhügel (*Trochanter major*).

Ein weiterer, gerade verlaufender Leitbahnast zieht von der Schlüsselbeingrube nach unten zur Achsel und von dort am seitlichen Brustkorb hinab zum Hypochondrium (Oberbauch). Dort kreuzt er am Punkt Le 13 *zhangmen* (Siegelpforte) die Leberleitbahn und dann an den Punkten Bl 31 *shangliao* (Das obere Kreuzbeinloch) und Bl 34 *xialiao* (Das untere Kreuzbeinloch) die Blasenleitbahn. Von dort zieht die Leitbahn durch das Hüftgelenk, weiter an der Außenseite des Oberschenkels, passiert die Außenseite des Kniegelenks, zieht dann entlang der Vorderkante des Wadenbeins zum vorderen unteren Rand des Außenknöchels, dann über den Fußrücken und zwischen den Mittelfußknochen 4 und 5 bis zur Spitze der vierten Zehe, wo sie an deren lateralem Nagelwinkel endet.

Ein weiterer Leitbahnast zweigt am Fußrücken ab, führt zwischen den Mittelfußknochen 1 und 2 bis zur Spitze der großen Zehe, wo sie sich mit der Leberleitbahn vereinigt.

Akupunkturpunkte

Gb 1	*tongziliao*	Knochenloch der Pupille
Gb 2	*tinghui*	Hörvereinigung
Gb 3	*shangguan*	Oberes Passtor
Gb 4	*hanyan*	Des Nickens überdrüssig
Gb 5	*xuanlu*	Hängender Schädel
Gb 6	*xuanli*	Hängendes Bisschen
Gb 7	*qubin*	Der Bogen des Schläfenhaars
Gb 8	*shuaigu*	Durchs Tal führen
Gb 9	*tianchong*	Durchgang zum Himmel
Gb 10	*fubai*	Das Weiße an der Oberfläche
Gb 11	*touqiaoyin*	Das entscheidende Yin am Kopf
Gb 12	*wangu*	Vollständiger Knochen
Gb 13	*benshen*	Ursprünglicher Geist
Gb 14	*yangbai*	Yang-Weiß
Gb 15	*toulinqi*	Den Tränen nah am Kopf
Gb 16	*muchuang*	Fenster des Auges
Gb 17	*zhengying*	Hauptlager des Heeres
Gb 18	*chengling*	Die Seele in Empfang nehmend
Gb 19	*naokong*	Gehirnöffnung
Gb 20	*fengchi*	Windteich
Gb 21	*jianjing*	Schulterbrunnen
Gb 22	*yuanye*	Abgrund der Achselhöhle
Gb 23	*zhejin*	Fahrrinne und Sehne
Gb 24	*riyue*	Sonne und Mond
Gb 25	*jingmen*	Tor zur Hauptstadt
Gb 26	*daimai*	Gürtelgefäß
Gb 27	*wushu*	Fünfter Angelpunkt
Gb 28	*weidao*	Gesicherter Weg
Gb 29	*juliao*	Wohnloch
Gb 30	*huantiao*	Ring-Springen
Gb 31	*fengshi*	Windmarkt
Gb 32	*zhongdu*	Mittlerer Graben
Gb 33	*xiyangguan*	Yang-Passtor des Knies
Gb 34	*yanglingquan*	Quelle auf der Sonnenseite des Hügels
Gb 35	*yangjiao*	Yang-Kreuzung
Gb 36	*waiqiu*	Äußerer Hügel
Gb 37	*guangming*	Glanz und Licht
Gb 38	*yangfu*	Yang-Unterstützung
Gb 39	*xuanzhong*	Hängende Glocke

Gb 40	*qiuxu*	Hügellandschaft
Gb 41	*zulinqi*	Den Tränen nah am Fuß
Gb 42	*diwuhui*	Der fünfte Versammlungspunkt der Erde
Gb 43	*xiaxi*	Ritterlicher Bach
Gb 44	*zuqiaoyin*	Pforten-Yin am Fuß

Kreuzungspunkte

Ma 8	*touwei*	Den Kopf zusammenhalten
Ma 7	*xiaguan*	Unteres Passtor
3E 17	*yifeng*	Windschutzschirm
3E 20	*jiaosun*	Winkel-Enkel
3E 22	*heliao*	Knochenloch der Harmonie
Dü 19	*tinggong*	Palast des Gehörs
Dü 12	*bingfeng*	Den Wind in den Griff bekommen
Du 14	*dazhui*	Großer Wirbel
Le 13	*zhangmen*	Siegelpforte
Bl 31	*shangliao*	Das obere Kreuzbeinloch
Bl 34	*xialiao*	Das untere Kreuzbeinloch
Pe 1	*tianchi*	Himmelsteich
Dü 17	*tianrong*	Antlitz des Himmels

Organverbindungen

Das Mutterorgan der Bein-*Shaoyang*-Leitbahn ist die Gallenblase. Sie ist außerdem mit ihrem Partnerorgan, der Leber, verbunden.

Bein-*Jueyin*-Leberleitbahn

Start- und Endpunkte

Die Leberleitbahn beginnt am Punkt Le 1 *dadun* (Großes Bronzegefäß) und endet am Punkt Le 14 *qimen* (Zykluspforte). Links und rechts besitzt diese Leitbahn jeweils 14 Akupunkturpunkte. (→ Abb. 2.2-12)

Verlauf

Die Leberleitbahn beginnt an der großen Zehe, zieht über den Fußrücken zur Region 1 *cun* vor dem Innenknöchel, kreuzt dann am Punkt Mi 6 *sanyinjiao* (Verbindung der drei Yin) die Milzleitbahn. An der Innenkante der Tibea zieht sie vor der Milzleitbahn nach oben und kreuzt dann die Milzleitbahn in der Höhe von 8 *cun* über dem Innenknöchel, um dann hinter der Milzleitbahn weiter nach oben zu ziehen. So erreicht sie den inneren Rand des Knies und zieht anschließend weiter entlang der Innenseite des Oberschenkels nach oben,

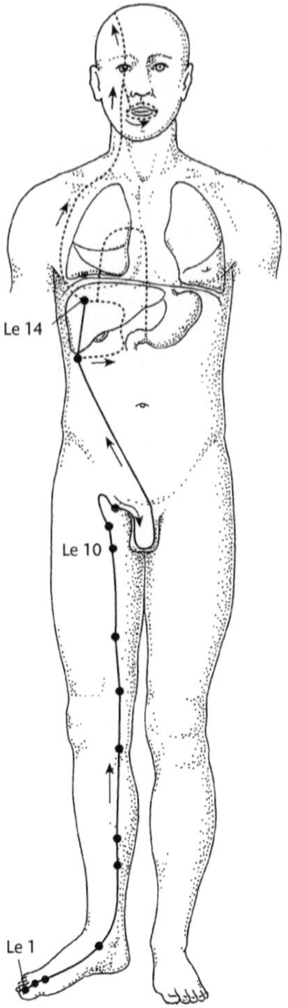

Abb. 2.2-12: Bein-*Jueyin*-Leberleitbahn

wobei sie an den Punkten Mi 12 *chongmen* (Tor des Durchströmens) und Mi 13 *fushe* (Herberge der Hohlorgane) die Milzleitbahn kreuzt. Dann verteilt sich die Leberleitbahn in der Schamregion und umkreist die Genitalien, bis sie im Unterbauch ankommt, wo sie an den Punkten Ren 2 *qugu* (Gekrümmter Knochen), Ren 3 *zhongji* (Mittlerer Pol) und Ren 4 *guanyuan* (Das erste Passtor) das Konzeptionsgefäß kreuzt. Dann verläuft die Leitbahn innerlich zum Magen, kehrt in ihr Mutterorgan Leber ein und stellt die Verbindung zu ihrem

Partnerorgan Gallenblase her. Weiter zieht die Leitbahn nach oben durchs Zwerchfell und ihr Leitbahn-Qi verteilt sich in den Flanken. Dann zieht die Leberleitbahn hinter der Luftröhre den Hals hinauf in den Rachen. Daraufhin verbindet sich die Leberleitbahn mit dem Augensystem. Schließlich zieht sie hinauf zur Stirn und zum Scheitel, wo sie sich mit dem Gouverneursgefäß trifft.
Ein Leitbahnast zieht von der Region hinter dem Auge in die Wangen und umkreist innerlich die Lippen.
Ein weiterer Leitbahnast zweigt an der Leber ab, durchtritt das Zwerchfell und verteilt sich in der Lunge.

Akupunkturpunkte

Le 1	*dadun*	Großes Bronzegefäß
Le 2	*xingjian*	Zwischenraum des Gehens
Le 3	*taichong*	Großer Durchgang
Le 4	*zhongfeng*	Mittleres Lehen
Le 5	*ligou*	Holzwurmkanal
Le 6	*zhongdu*	Zentrale Großstadt
Le 7	*xiguan*	Passtor des Knies
Le 8	*ququan*	Quelle an der Krümmung
Le 9	*yinbao*	Yin-Blase / Yin-Uterus
Le 10	*zuwuli*	Fünf Dörfer am Bein
Le 11	*yinlian*	Yin-Ecke
Le 12	*jimai*	Drängender Puls
Le 13	*zhangmen*	Siegelpforte
Le 14	*qimen*	Zykluspforte

Kreuzungspunkte

Mi 6	*sanyinjiao*	Verbindung der drei Yin
Mi 12	*chongmen*	Tor des Durchströmens
Mi 13	*fushe*	Herberge der Hohlorgane
Ren 2	*qugu*	Gekrümmter Knochen
Ren 3	*zhongji*	Mittlerer Pol
Ren 4	*guanyuan*	Das erste Passtor

Organverbindungen

Das Mutterorgan der Bein-*Jueyin*-Leitbahn ist die Leber. Sie ist außerdem mit ihrem Partnerorgan, der Gallenblase, verbunden und weist auch direkte Verbindungen zur Lunge, zum Magen und zur Niere auf.

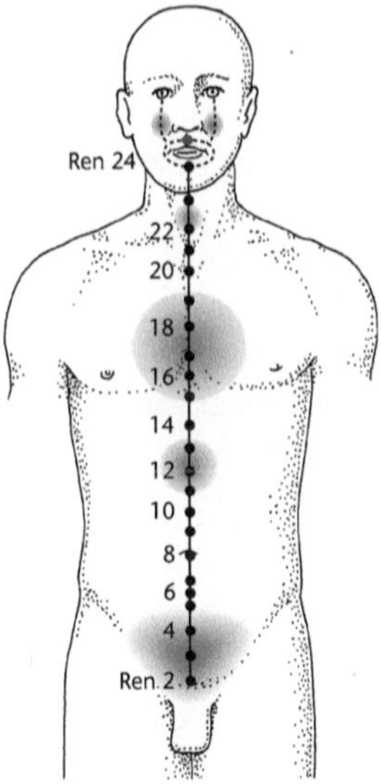

Abb. 2.2-13: Konzeptionsgefäß *(Ren-Mai)*

Konzeptionsgefäß *(Ren-Mai)*

Start- und Endpunkte

Das Konzeptionsgefäß beginnt am Punkt Ren 1 *huiyin* (Zusammenkunft des Yin) und endet am Punkt Ren 24 *chengjiang* (Flüssigkeit aufnehmend). Das Konzeptionsgefäß ist eine unpaare Leitbahn und besitzt 14 einzelne Akupunkturpunkte. (→ Abb. 2.2-13)

Verlauf

Das Konzeptionsgefäß entspringt im Unterbauch unterhalb des Punktes Ren 3 *zhongji* (Mittlerer Pol). Auf der vorderen Körpermittellinie zieht es dann über Bauch und Brust nach oben bis zum Hals. Dann zieht es zu den Wangen, durchzieht das Gesicht und tritt schließlich in die Augen ein.
Vom Uterus aus zieht der innere Ast des Konzeptionsgefäßes durch die Wirbelsäule nach oben und zirkuliert durch den Rücken.

Akupunkturpunkte

Ren 1	*huiyin*	Zusammenkunft des Yin
Ren 2	*qugu*	Gekrümmter Knochen
Ren 3	*zhongji*	Mittlerer Pol

Ren 4	*guanyuan*	Das erste Passtor
Ren 5	*shimen*	Steinernes Tor
Ren 6	*qihai*	Meer des Qi
Ren 7	*yinjiao*	Verbindungspunkt des Yin
Ren 8	*shenque*	Palast des Geistes
Ren 9	*shuifen*	Die geteilten Wasser
Ren 10	*xiawan*	Untere Magengrube
Ren 11	*jianli*	Ein Dorf aufbauen
Ren 12	*zhongwan*	Mittlere Magengrube
Ren 13	*shangwan*	Obere Magengrube
Ren 14	*juque*	Großer Wachturm
Ren 15	*jiuwei*	Taubenschwanz
Ren 16	*zhongting*	Mittlere Vorhalle
Ren 17	*tanzhong*	Brustmitte
Ren 18	*yutang*	Jadehalle
Ren 19	*zigong*	Purpurner Palast
Ren 20	*huagai*	Wunderschöner Baldachin
Ren 21	*xuanji*	Die Armillarsphäre
Ren 22	*tiantu*	Himmelsschornstein
Ren 23	*lianquan*	Quelle in der Ecke
Ren 24	*chengjiang*	Flüssigkeit aufnehmend

Kreuzungspunkte

Ma 1	*chengqi*	Die Tränen aufnehmend
Du 28	*yinjiao*	Kreuzungspunkt auf dem Zahnfleisch

Gouverneursgefäß *(Du-Mai)*

Start- und Endpunkte

Das Gouverneursgefäß, auch Lenkergefäß genannt, beginnt am Punkt Du 1 *changqiang* (Lang und stark) und endet am Punkt Du 28 *yinjiao* (Kreuzungspunkt auf dem Zahnfleisch). Das Gouverneursgefäß ist eine unpaare Leitbahn und besitzt 28 einzelne Akupunkturpunkte. (→ Abb. 2.2-14)

Verlauf

Das Gouverneursgefäß entspringt im Unterbauch und tritt dann in der Dammregion an die Oberfläche. Von dort zieht es nach hinten und dann auf der hinteren Körpermittellinie durch die Wirbelsäule über Lenden, Rücken und Brust nach oben. Im Nacken am Punkt Du 16 fengfu (Windvilla) tritt ein innerer Leitbahnast ins Gehirn ein, während der äußere Leitbahnast weiter nach oben

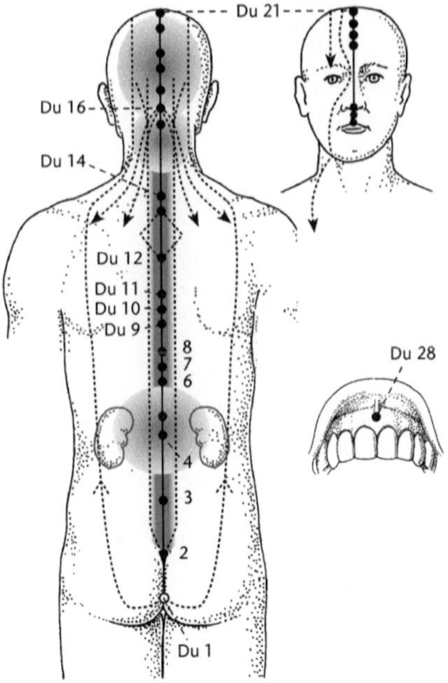

Abb. 2.2-14: Gouverneursgefäß *(Du-Mai)*

zum Scheitel verläuft, dann über die Stirn hinab zur Nase und übers Philtrum zur Innenseite der Oberlippe, wo es am Zahnfleisch des Oberkiefers endet.

Akupunkturpunkte

Du 1	*changqiang*	Lang und stark
Du 2	*yaoshu*	*Shu*-Punkt der Lenden
Du 3	*yaoyangguan*	Yang-Passtor der Lenden
Du 4	*mingmen*	Lebenstor
Du 5	*xuanshu*	Pendelnder Angelpunkt
Du 6	*jizhong*	Mitte des Rückgrats
Du 7	*zhongshu*	Mittlerer Angelpunkt
Du 8	*jinsuo*	Sehnenkontraktion
Du 9	*zhiyang*	Äußerstes Yang
Du 10	*lingtai*	Terrasse der Seele
Du 11	*shendao*	Weg des Geistes
Du 12	*shenzhu*	Körpersäule
Du 13	*taodao*	Der modellierende Weg
Du 14	*dazhui*	Großer Wirbel

Du 15	*yamen*	Pforte der Stummheit
Du 16	*fengfu*	Windvilla
Du 17	*naohu*	Tür zum Gehirn
Du 18	*qiangjian*	Starrer Raum
Du 19	*houding*	Hinterer Scheitel
Du 20	*baihui*	Hundert Zusammenkünfte
Du 21	*qianding*	Vorderer Scheitel
Du 22	*xinhui*	Treffpunkt an der Fontanelle
Du 23	*shangxing*	Oberer Stern
Du 24	*shenting*	Hof des Geistes
Du 25	*suliao*	Weißes Knochenloch
Du 26	*shuigou*	Wassergraben, auch: *renzhong* Mitte des Menschen
Du 27	*duiduan*	Das eine Ende des Austausches
Du 28	*yinjiao*	Kreuzungspunkt auf dem Zahnfleisch

Kreuzungspunkte

Bl 12	*fengmen*	Windpforte
Ren 1	*huiyin*	Zusammenkunft des Yin

2.3 Diagnostik durch Betrachten

Bei der Diagnostik durch Betrachten wird die Vitalität, die Hautfarbe, die Gestalt und die Haltung des Patienten beurteilt sowie die Farbe, Konsistenz oder andere Charakteristika seiner Ausscheidungen, um den Krankheitsprozess besser zu verstehen. Von der jahrtausendelangen Erfahrung in der Chinesischen Medizin ist bekannt, dass die äußerlich sichtbaren körperlichen Merkmale Rückschluss auf den Zustand der inneren Organe erlauben. Aufgrund dieser engen Beziehung von inneren und äußeren Strukturen besitzt die Diagnostik durch Betrachten einen sehr hohen Stellenwert bei der Erkennung pathologischer Veränderungen des Organismus.

2.3.1 Geist und Vitalität

Der Geist *(shen)* ist der äußerliche Ausdruck der Lebenskraft eines Menschen, was auch die Vitalität und das Bewusstsein umfasst. Der Geist *(shen)*, dessen materielle Grundlage die Essenz *(jing)* darstellt, manifestiert sich sowohl in Bewegung als auch in Ruhe in den verschiedensten Lebensaktivitäten, wie beispielsweise im Gesichtsausdruck, in Kraft, Klarheit und Ton der Stimme, in der Atmung usw. Die Beurteilung des Geistes besitzt große Bedeutung für die Einschätzung der Schwere und der Prognose einer Erkrankung.

Vorhandensein von Geist *(shen)*
In der Chinesischen Medizin sagt man, dass ein Patient „*shen* hat", wenn seine Augen teilnahmsvoll erscheinen und sie den schwer in Worte zu fassenden Lebensfunken besitzen, wenn seine Stimme klar ist und seine Bewegungen koordiniert sind. Dies besagt, dass sein reguläres Qi *(zheng qi)* noch nicht geschädigt ist und die inneren Organe noch adäquat funktionieren. In diesem Fall ist die Erkrankung relativ leicht und einfach zu heilen.

Verlust des Geistes *(shen)*
Man sagt, dass ein Patient „*shen* verloren hat", wenn im Verlauf einer Erkrankung seine Augen an Glanz verlieren und dunkel oder trüb werden, wenn er apathisch ist, sehr langsam und schwerfällig reagiert und seine Atmung sehr flach ist. Dies besagt, dass sein reguläres Qi *(zheng qi)* bereits geschädigt ist. In diesem Fall ist die Erkrankung vergleichsweise schwer und die Prognose nicht gut.

Falscher Geist *(shen)*
Dieses Phänomen lässt sich oft bei Patienten beobachten, deren Essenz schwer geschwächt ist. Von „falschem Geist" bzw. „falschem *shen*" spricht man, wenn ein Patient schon längere Zeit Zeichen von „verlorenem *shen*" gezeigt hat und plötzlich wieder *shen* zu haben scheint. Typischerweise ist ein Patient während seiner schweren Erkrankung sehr schweigsam, spricht mit leiser, schwacher Stimme, unterbricht seinen Redefluss immer wieder usw. Doch dann redet er plötzlich unaufhörlich mit voller und klarer Stimme. Oder ein Patient, dessen Gesicht zuvor dunkel oder trüb erschien, bekommt plötzlich rosige Wangen. Derartige Zeichen sind Ausdruck einer extremen Leere und deuten darauf hin, das sich Yin und Yang voneinander trennen. Der Volksmund bezeichnet dies als „kurzes Aufleben vor dem Tod" (im Chinesischen wörtlich: „Zurückkehren des Glanzes"). Dies zeigt eine Verschlimmerung des Krankheitsprozesses an und die Patienten sollten besonders viel Aufmerksamkeit erhalten.

2.3.2 Farbliche Veränderungen

Bei der Beurteilung der farblichen Veränderungen betrachtet man vor allem, aber nicht nur, das Gesicht. Beurteilt wird hauptsächlich die Farbe und der Glanz der Haut. Der Glanz und die Feuchtigkeit der Gesichtshaut ist die äußere Manifestation der inneren Organe. Die normale Gesichtsfarbe ist rosig und leicht feucht glänzend. Wenn der Erkrankte trotz allem eine frische, feuchtglänzende Gesichtshaut hat, kann man davon ausgehen, dass seine Erkrankung von leichter Natur ist, dass Qi und Blut noch nicht geschwächt sind und die Prognose gut ist. Wenn die Gesichtshaut aber dunkel, trüb und trocken erscheint, bedeutet dies, dass die Erkrankung sehr schwer ist, dass die Essenz bereits Schaden genommen hat und die Prognose schlecht ist.

Weiß

Die weiße Farbe zeigt Leere-Kälte-Muster und Muster aufgrund von Blutverlusten an. Eine Weißfärbung des Gesichts kann man bei allen Erkrankungen beobachten, die mit Yang-Qi-Leere, kraftloser Blutbewegung, Erschöpfung des Qi, Verlust von Blut oder Qi- und Blut-Mangel einhergehen. Wenn das Gesicht bei akuten Erkrankungen plötzlich weiß wird, bedeutet dies meist, dass das Yang-Qi dabei ist, den Körper zu verlassen, Yin-Kälte zu Stagnation und Erstarrung führt und die Leitbahnen sich zusammenziehen. Bei sehr heftigen Bauchschmerzen oder bei Schüttelfrost kann auch eine Weißfärbung des Gesichts beobachtet werden.

Gelb

Die gelbe Farbe zeigt Leere-Muster und Feuchtigkeits-Muster an. Eine Gelbfärbung des Gesichts trifft man oft im Rahmen von Milz-Leere-Mustern an, wenn sich pathologische Feuchtigkeit im Körper ansammelt. Bei beeinträchtigter Transport- und Transformationsfunktion der Milz kann Wasser und Feuchtigkeit nicht transformiert werden und Qi und Blut sind geschwächt. Daher wird die Haut mangelhaft ernährt und färbt sich gelb.
Wenn das Gesicht, die Augen und der ganze Körper gelb sind, bezeichnet man dies als Gelbsucht bzw. Ikterus. In der Chinesischen Medizin unterscheidet man grundsätzlich zwei Arten der Gelbsucht: Zeigt der Patient ein helles, leuchtendes, frisch wirkendes Gelb, so nennt man diese Erkrankung „Yang-Gelbsucht", was ein Feuchtigkeit-Hitze-Muster darstellt. Zeigt der Patient hingegen ein dunkles, trübes, alt wirkendes Gelb, so nennt man diese Erkrankung „Yin-Gelbsucht", was ein Feuchtigkeit-Kälte-Muster darstellt.

Rot

Die rote Farbe zeigt Hitze-Muster an. Starke Hitze bedingt eine Fülle von Blut in den Leitbahnen und Netzgefäßen, wodurch sich das Gesicht rot färbt. Wenn das ganze Gesicht rot ist, spricht dies für Fülle-Hitze-Muster und Yang-Übermaß in den Speicher- und Durchgangsorganen. Rötungen in der Jochbeinregion, die im Tagesverlauf auch in ihrer Intensität schwanken, sind zumeist Ausdruck von Leere-Hitze-Mustern mit Yin-Mangel und Überaktivität des Yang.

Grün und Blau

Der Farbbegriff qing kann im Chinesischen eine sehr breite Skala von unterschiedlichen Farbtönen bezeichnen. Die Farbnuancen reichen vom Grün frischer Blätter über das Blau des Himmels oder das Blau der See bis hin zu Schwarz. Im Kontext der Chinesischen Medizin bezeichnet qing erstens die der Wandlungsphase Holz zugeordnete Farbe Grün, aber in der klinischen Praxis vor allem zyanotische, bläuliche bzw. livide Farbtöne. Die zyanotische bzw. bläuliche Farbe zeigt Kälte-Muster, schmerzhafte Erkrankungen, und Blut-Stase-Muster an. Sie zeigt an, dass Kälte zu einer Stagnation des Qi bis hin zur Erstarrung geführt hat. Hierdurch werden die Leitbahnen blockiert, was die zyanotische Färbung bedingt. Die zyanotische bzw. bläuliche Farbe zeigt Kontraktion bzw. ein Zusammenziehen an. Wenn Fülle-Kälte in den Leitbahnen verweilt, ziehen sich die Leitbahnen zusammen und das Qi und Blut in ihnen fließt nicht mehr reibungslos. Infolgedessen kommt es zu Qi-Stagnation und Blut-Stase. In diesen Fällen wird man eher eine dunkle bläuliche Farbe beobachten können.

Eine zyanotische Verfärbung der Lippen, der perioralen Region, der Nasenbeinregion und der Fläche zwischen den Augenbrauen ist ein Warnsymptom für Krampfanfälle, insbesondere für kindliche Konvulsionen.

Schwarz

Der Farbbegriff „Schwarz" muss nicht ganz wörtlich genommen werden. Er bezeichnet eine dunkle Gesichtsfarbe, die eine Skala von unterschiedlich intensiven Grau- und Brauntönen umfassen kann. Eine schwärzliche Färbung zeigt Nieren-Leere, Wasser-Schleim-Muster oder Blut-Stase-Muster an. Die schwärzliche Farbe ist zumeist durch Nieren-Yang-Leere bedingt, wodurch es zu einem Übermaß an Yin-Kälte und Flüssigkeiten im Körper kommt.

In Fällen von Yang-Leere und innerlicher Kälte verkrampfen sich die Leitbahnen und Gefäße, wodurch der Blutfluss ins Stocken gerät. Dies führt zu einer Schwärzung des Gesichts. Schwarz umrandete Augen kann man unter anderem bei Wasser-Schleim-Erkrankungen sehen, wenn Flüssigkeiten aufgrund von Nieren-Schwäche aufsteigen.

Auch chronische Erkrankungen mit einer Erschöpfung der Nieren-Essenz gehen häufig mit einer Schwarzfärbung der Gesichtshaut einher, die oft auch trocken oder verbrannt erscheint.

2.3.3 Gestalt und Haltung

Hierbei werden die mit einer Erkrankung einhergehenden Veränderungen der äußeren Form und Erscheinung des Patienten beurteilt, also ob der Patient schwach oder kräftig, dick oder dünn ist.

Betrachten des Körpers

Bei der Betrachtung des Körpers beurteilt man den körperlichen Zustand des Patienten, also ob er schwach oder kräftig, dick oder dünn ist. Der Ernährungszustand des äußerlich sichtbaren Körpers steht in engem Zusammenhang mit der Funktion der inneren Organe. Sind die inneren Organe kräftig, so ist es auch der Körper; sind die inneren Organe geschwächt, so erscheint auch der Körper schwach.

Ist der Patient fettleibig mit blasser Haut und weichen Muskeln, ist der Körper zwar in Fülle, das Qi aber geschwächt. Dies ist zumeist Ausdruck eines Yang-Qi-Mangels.

Ein magerer Körper mit schwacher Brustmuskulatur und trockener, schlecht ernährter Haut ist dagegen oft Ausdruck eines Yin- und Blut-Mangels.

Bewegungsmuster und Haltung

Verschiedene Erkrankungen gehen mit unterschiedlichen Bewegungsmustern und Verhaltensweisen einher. Die Grundlagentheorie der Chinesischen Medizin sagt: „Yang ist für Bewegung verantwortlich und Yin für Ruhe." Davon kann man ableiten, dass Patienten mit starkem Bewegungsdrang an Yang-Mustern leiden, während Patienten, die sich besonders ruhig verhalten und sich wenig bewegen, an Yin-Mustern erkrankt sind.

Wenn der Patient auf seinem Krankenbett seine Glieder ausstreckt und den Kopf in den Nacken streckt, unruhig, reizbar und durstig ist, viel redet und extravertiert ist, es vorzieht, dünn bekleidet zu sein oder sich gar die Sachen vom Leibe reißt, dann handelt es sich um ein Fülle-Hitze- bzw. Yang-Muster.

Wenn sich ein Patient auf seinem Krankenbett zusammenzieht, sich in einer Embryonalhaltung zusammenkauert, sehr ruhig und introvertiert ist, kaum redet und nach zusätzlichen Decken verlangt, dann handelt es sich um ein Leere-, Kälte- bzw. Yin-Muster.

Auch bei Husten, Asthma, Bronchitis und Kurzatmigkeit kann man an der

Haltung ablesen, um was für ein Muster es sich handelt. Sitzt der Patient mit Husten und Luftnot aufrecht mit in den Nacken geworfenem Kopf, dann weist dies auf ein Schleim-Fülle-Muster der Lunge hin. Lässt ein Patient hingegen den Kopf hängen, ist er kurzatmig und redet kaum, kann aus Kraftlosigkeit nicht genug atmen, dann spricht dies für ein Lungen-Leere-Muster oder das Muster „die Niere nimmt das Qi nicht auf".

Unwillkürliches Zucken der Augenlider, Lippen, Hände oder Füße sieht man im Rahmen von akuten Hitze-Erkrankungen. Diese sind als Warnsymptom für Krämpfe aufgrund von sich innerlich bewegendem Wind zu werten. Krämpfe der Gliedmaßen sieht man im Rahmen von Wind-Erkrankungen, wie beispielsweise bei Epilepsie oder Tetanus. Akute kindliche Konvulsionen, Kieferklemme, Steifheit des Nackens und Rückens oder Opisthotonus sind Formen der Tetanie. Die Kraftlosigkeit und Erschlaffung der Gliedmaßen mit dem Unvermögen Dinge zu halten und Behinderungen des Gehvermögens nennt man Atrophie.

3 Grundlagen der Fußmassage

3.1 Anatomie des Fußes

3.1.1 Knochen

Der menschliche Fuß besitzt 26 Knochen. Diese umfassen die Fußwurzelknochen (Tarsus), die Mittelfußknochen (Metatarsus) und die Zehen bzw. Phalangen (Digiti pedis).
Die **Fußwurzelknochen** (Tarsus) bestehen aus zwei Reihen, der proximalen und der distalen Reihe, die insgesamt sieben Knochen umfassen. Die proximale Reihe besteht aus dem Fersenbein (Calcaneus), dem Sprungbein (Talus) und dem Kahnbein (Os naviculare). Die distale Reihe besteht, von innen nach außen aufgezählt, aus den drei Keilbeinen (Ossa cuneiformia) und dem Würfelbein (Os cuboideum). Die Fußwurzelknochen sind vergleichsweise große und robuste Knochen; sie liegen in der hinteren Hälfte des Fußes.
Die **Mittelfußknochen** (Metatarsus) bestehen aus fünf Knochen; sie liegen zwischen den Fußwurzelknochen und den Zehen. Sie sind von innen nach außen nummeriert und werden erster, zweiter, dritter, vierter und fünfter Mittelfußknochen genannt (Ossa metatarsalia I bis V). Sie bilden die vordere Hälfte der Fußsohle. Jeder Mittelfußknochen wird in drei Abschnitte unterteilt: das distal gelegene Köpfchen (Caput), den Körper bzw. das Mittelstück (Corpus) und die proximal gelegene Basis. Der fünfte Mittelfußknochen besitzt an seiner äußeren Basis einen Vorsprung, die Tuberositas ossis metatarsalis V.
Die **Zehenknochen** (Ossa digitorum pedis) werden von 14 Knochen pro Fuß gebildet. Die große Zehe besitzt nur zwei Glieder, ein Grundglied und ein Endglied. Alle anderen Zehen besitzen drei Glieder, ein Grundglied (Phalanx proximalis), ein Mittelglied (Phalanx media) und ein Endglied bzw. Zehenglied (Phalanx distalis). (→ Abb. 3.1-1 a, b, c, d)

3.1.2 Gelenke

Der Fuß hat relativ viele Knochen, so besitzt er auch ganze 33 Gelenke, die seine Knochen miteinander verbinden.
Das distale Ende der Tibia, der Innenknöchel, der Außenknöchel und das Sprungbein bilden gemeinsam das **obere Sprunggelenk** (Articulatio talocruralis). Das untere Sprunggelenk (Articulatio talocalcaneonavicularis und Articulatio subtalaris) wird von den Gelenken zwischen Sprung- und Fersenbein

einerseits sowie Sprung- und Kahnbein andererseits gebildet. Das obere und das untere Sprunggelenk bilden zusammen das Fußgelenk.

Die **Mittelfußknochen** bilden zusammen mit den Grundgliedern der Zehen die Metatarsophalangealgelenke bzw. die Zehengrundgelenke. Der erste Mittelfußknochen bildet mit dem proximalen Ende des Grundgliedes der großen Zehe das erste Metatarsophalangealgelenk bzw. das Großzehengrundgelenk. Die einzelnen Glieder der Zehen werden durch die Interphalangealgelenke verbunden. An der großen Zehe existiert nur ein solches Interphalangealgelenk. Die Zehen II bis V besitzen jeweils zwei Interphalangealgelenke, ein proximales zwischen dem Grundglied und dem Mittelglied und ein distales zwischen dem Mittelglied und dem Endglied. Das proximale Interphalangealgelenk wird auch als das erste Interphalangealgelenk bezeichnet, das distale als das zweite Interphalangealgelenk.

Jedes dieser Gelenke besitzt zur Erhöhung der Stabilität auch jeweils eine **Gelenkkapsel** und **Bänder.**

3.1.3 Muskeln

Die Musklen des Fußes lassen sich in die Muskulatur des Fußrückens und die der Fußsohle unterteilen.

Die Muskeln des **Fußrückens** sind vergleichsweise schwach und zart. Dort gibt es kleinere Muskeln, die für das Strecken der großen Zehe und für das Strecken der zweiten bis vierten Zehe verantwortlich sind.

Verteilung und Funktionen der Muskulatur der **Fußsohle** entsprechen weitgehend denen der Handmuskulatur, nur gibt es dort keinen dem Daumengegensteller (Musculus opponens pollicis) vergleichbaren Muskel. Man unterteilt die Muskeln der Fußsohle in eine innere, eine äußere und eine mittlere Gruppe (→ Abb. 3.1-2 a, b, c). Die innere Muskelgruppe besteht aus dem Abzieher der großen Zehe (Musculus abductor hallucis), dem kurzen Großzehenbeuger (Musculus flexor hallucis brevis) und dem Großzehenanzieher (*Musculus adductor hallucis*). Die äußere Muskelgruppe besteht aus dem Abzieher der kleinen Zehe (Musculus abductor digiti minimi pedis) und dem kurzen Kleinzehenbeuger (Musculus flexor digiti minimi brevis pedis). Die mittlere Muskelgruppe besteht aus dem kurzen Zehenbeuger (Musculus flexor digitorum brevis), dem Sohlenviereckmuskel (Musculus quadratus plantae), den spulwurmförmigen Fußmuskeln (Musculi lumbricales pedis) und den Zwischenknochenmuskeln des Fußes (Musculi interossei plantares).

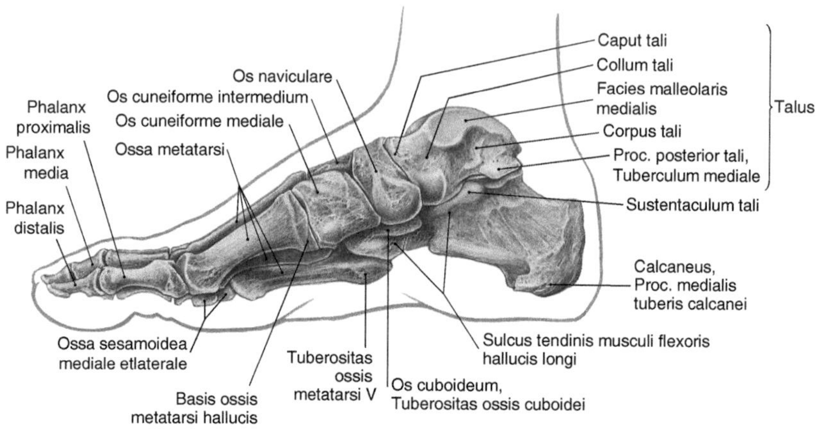

Abb. 3.1-1 a: Fußskelett, Ossa pedis von medial

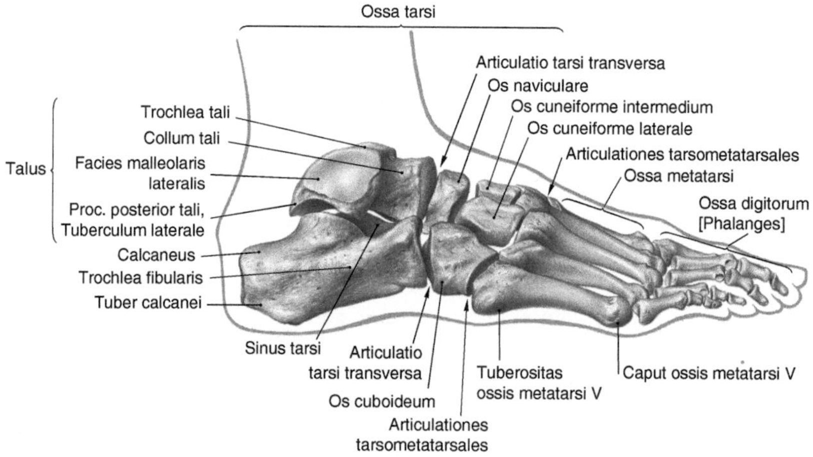

Abb. 3.1-1 b: Fußskelett, Ossa pedis von lateral

Abb. 3.1-1 c: Fußskelett, Ossa pedis von proximal

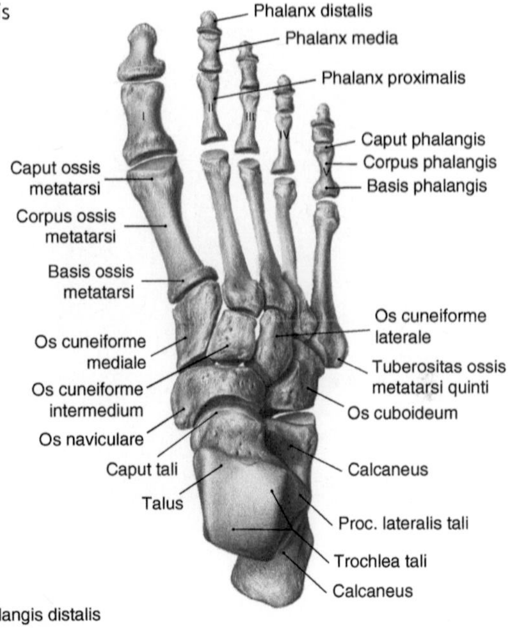

I Hallux [Digitus primus]
II Digitus secundus
III Digitus tertius
IV Digitus quartus
V Digitus minimus [quintus]

3

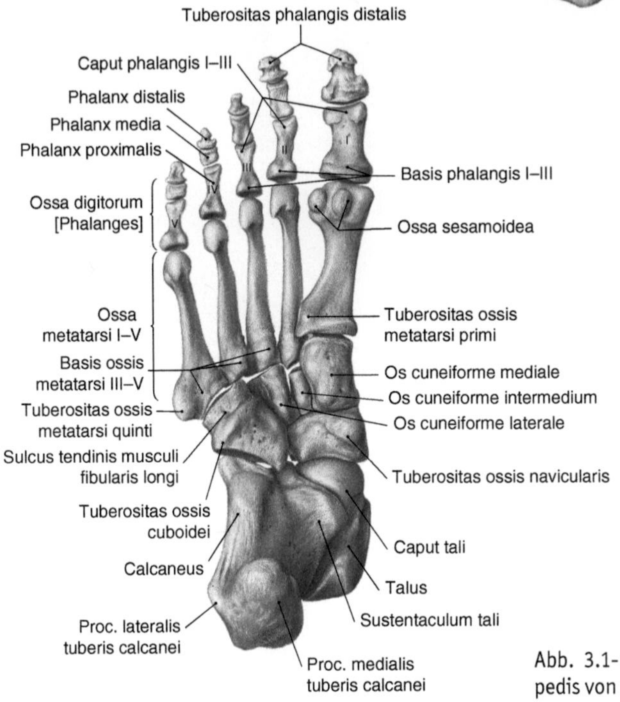

Abb. 3.1-1 d: Fußskelett, Ossa pedis von plantar

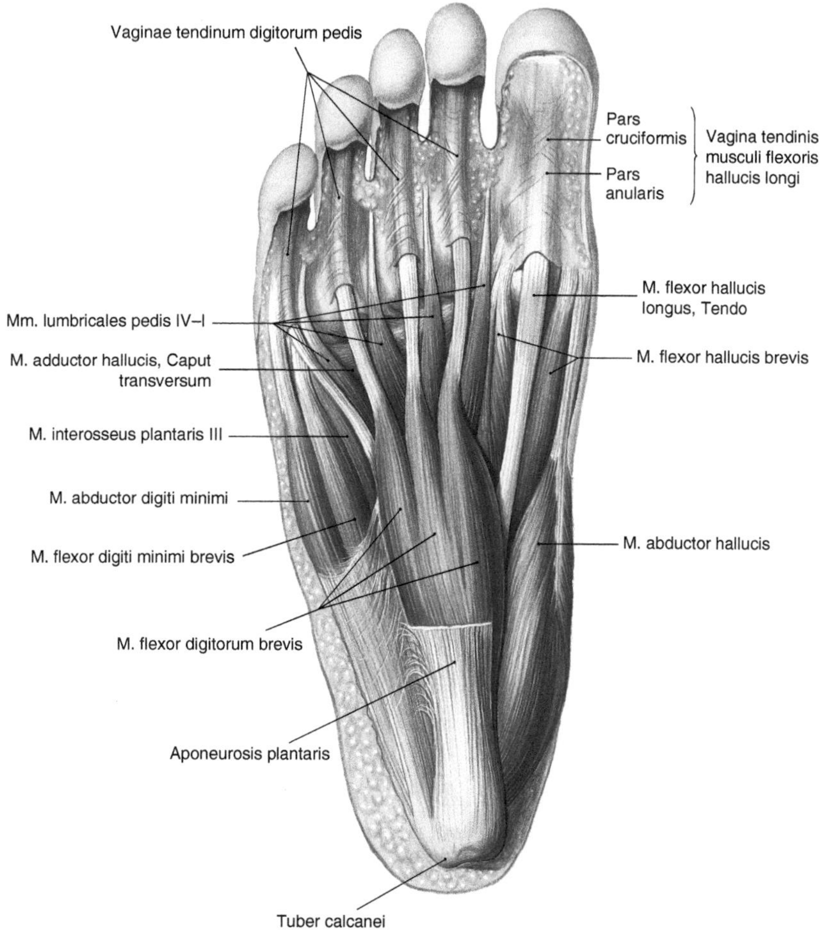

Abb. 3.1-2 a: Muskeln der Fußsohle nach Abtragung der Plantaraponeurose

3.1.4 Nerven

Die Nerven des Fußes sind Abzweigungen des Tibialisnerven (Nervus tibialis) und des gemeinsamen Wadenbeinnerven (Nervus fibularis communis = Nervus peronaeus communis). Der Wadenbeinnerv (N. tibialis) verläuft in der Kniekehle gemeinsam mit der Kniekehlenarterie (Arteria poplitea) und der Kniekehlenvene (Vena poplitea). Im Unterschenkel durchzieht der Tibialisnerv (N. tibialis) gemeinsam mit der hinteren Schienbeinarterie (Arteria tibia-

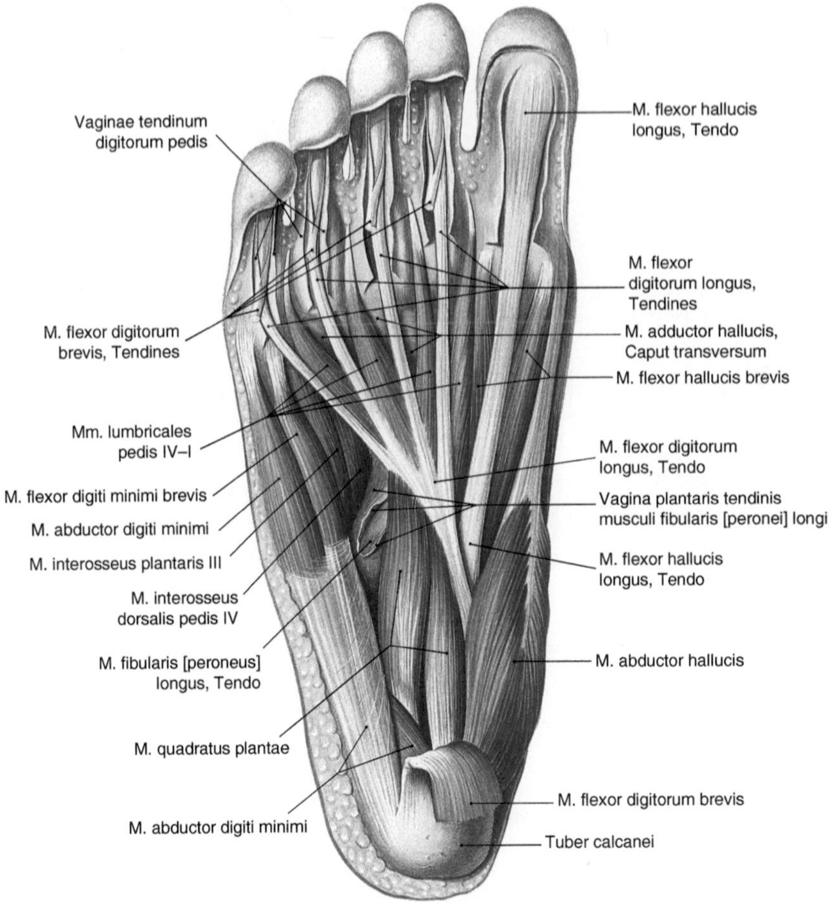

Abb. 3.1-2 b: Muskeln der Fußsohle; mittlere Schicht nach weitgehender Abtragung des M. flexor digitorum brevis

lis posterior) in der Tiefe den Schollenmuskel (Musculus soleus) und führt nach unten in die Fußregion. Nachdem er den Innenknöchel (Malleolus internus) an seiner hinteren Seite passiert hat, teilt er sich in einen inneren Ast, den inneren Fußsohlennerv (Nervus plantaris medialis) und in einen äußeren Ast, den äußerer Fußsohlennerv (Nervus plantaris lateralis) auf. Beide Nervenäste dringen schließlich auch in die Fußsohle vor und versorgen dort die Muskeln sowie die Haut der Fußsohle.

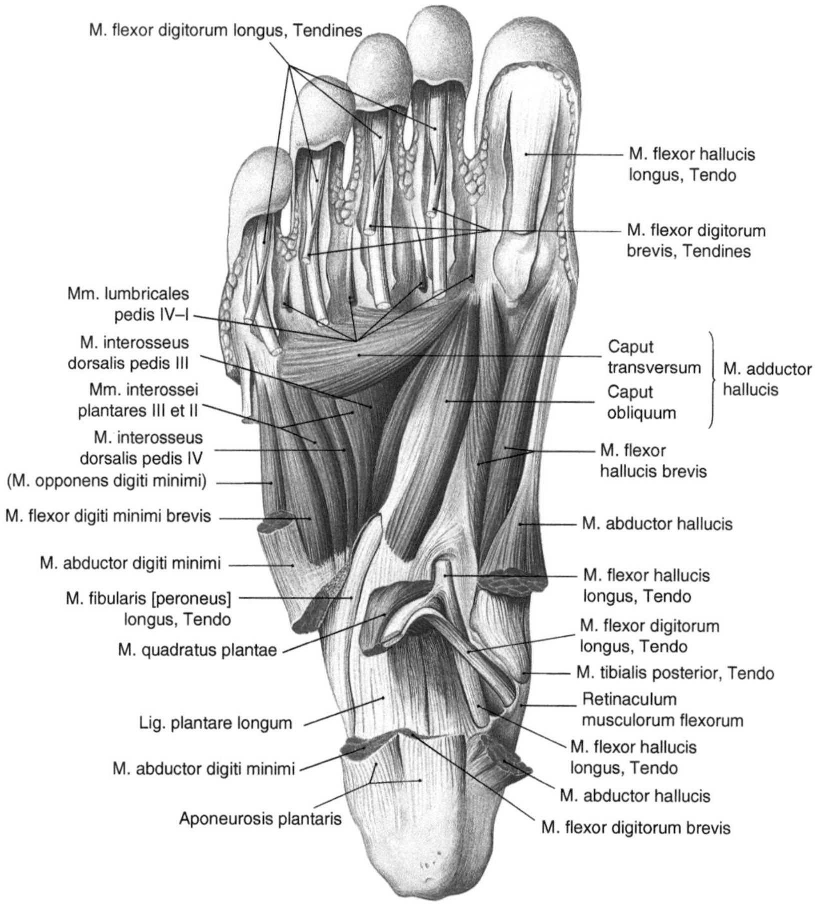

Abb. 3.1-2 c: Muskeln der Fußsohle; tiefe Schicht

Eine verletzungsbedingte Funktionsstörung des Schienbeinnerven (Tibialislähmung) führt zur Behinderung oder zum Ausfall der Beugung, Supination und Adduktion im Sprunggelenk und aller Zehenbewegungen.

Der Wadenbeinnerv (N. peronaeus) versorgt die Haut des Fußrückens. Bei einer Schädigung dieses Nerven (Peronäuslähmung) kommt es zu einer Fuß- und Zehenheberschwäche. Sensibilitätsstörungen äußern sich vor allem am Fußrücken und an der Dorsalseite der Zehen. (→ Abb. 3.1-3 a, b).

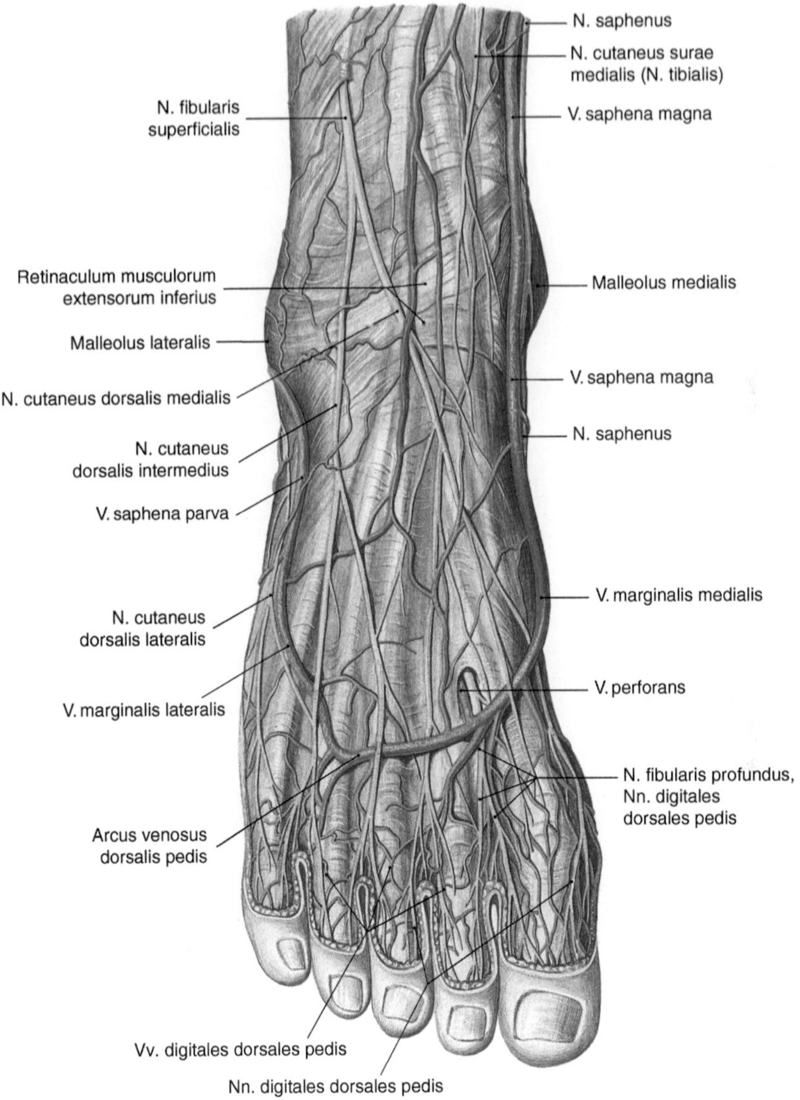

Abb. 3.1-3 a: Nerven und Venen des Fußrückens, Dorsum pedis

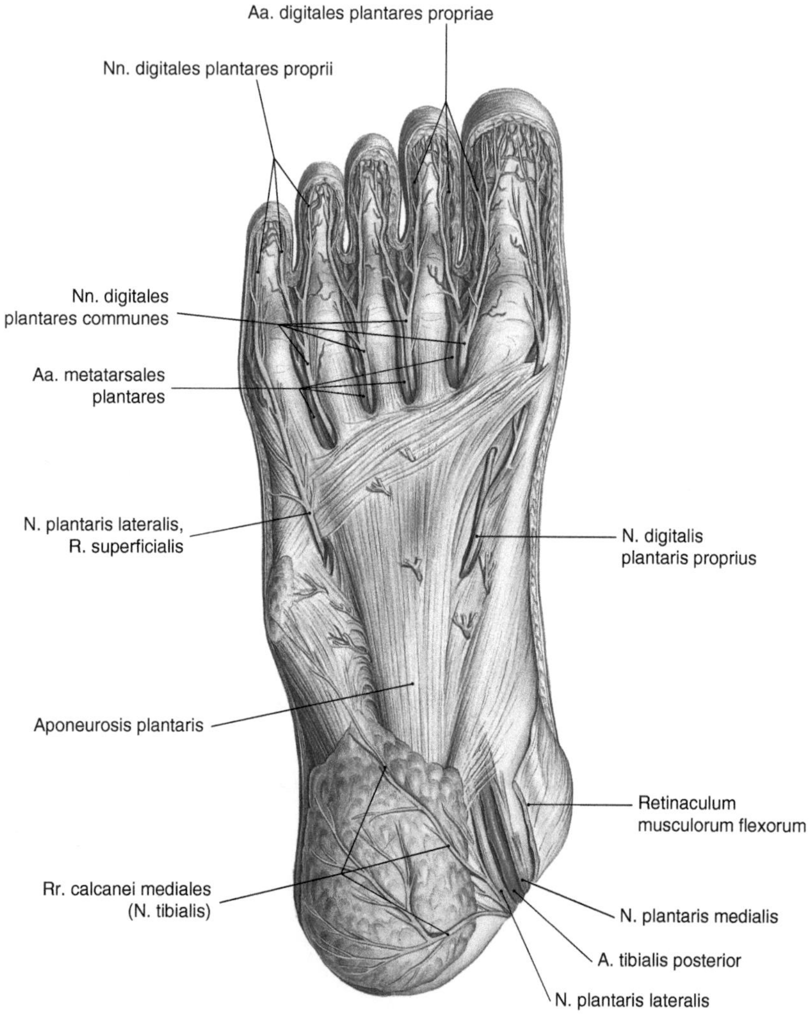

Abb. 3.1-3 b: Nerven und Arterien der Fußsohle

3.1.5 Blutgefäße

Die Blutgefäße des Fußes umfassen die Arterien und die Venen des Fußes.

Arterien

Die Arterien des Fußes umfassen die innere Fußsohlenarterie (A. plantaris medialis), die äußere Fußsohlenarterie (A. plantaris lateralis) und die Fußrückenarterie (A. dorsalis pedis). → Abb. 3.1-4 a, b.

Die **innere Fußsohlenarterie** (A. plantaris medialis) ist ein relativ kleines Zweiggefäß der hinteren Schienbeinarterie (A. tibialis posterior). Sie verläuft zwischen dem Abzieher der großen Zehe (M. abductor hallucis) und dem kurzen Zehenbeuger (M. flexor digitorum brevis). In ihrem Verlauf verzweigt sich diese Arterie und versorgt die Innenseite der Fußsohle.

Die **äußere Fußsohlenarterie** (A. plantaris lateralis) ist etwas größer als die innere Fußsohlenarterie. Zuerst verläuft sie schräg nach vorn und nach außen; zwischen dem kurzen Zehenbeuger (M. flexor digitorum brevis) und dem Sohlenviereckmuskel (M. quadratus plantae) zieht sie weiter nach vorn. In der Region unterhalb des fünften Mittelfußknochens biegt sie nach innen ab, wo sie sich am ersten Mittelfußknochen mit der Fußrückenarterie (A. dorsalis pedis) zum Arterienbogen des Fußes (Arcus plantaris) vereinigt. Vom Arterienbogen des Fußes zweigen dann mehrere kleinere metatarsale Arterien ab, die schließlich auch die Zehen versorgen. Die äußere Fußsohlenarterie (A. plantaris lateralis) verzweigt sich in ihrem Verlauf mehrfach bis hin zur Außenseite der Fußsohle.

Die **Fußrückenarterie** (A. dorsalis pedis) stellt eine Verlängerung der vorderen Schienbeinarterie (A. tibialis anterior) dar. Sie verläuft zwischen dem langen Großzehenstrecker (M. extensor hallucis longus) und der Sehne des langen Zehenstreckers (M. extensor digitorum longus) nach vorn. Am ersten Mittelfußknochen teilt sich die Fußrückenarterie dann in einen tiefen, zur Fußsohle ziehenden Ast und in die dorsale Mittelfußarterie (A. metatarsalis dorsalis) auf. Der tiefe Ast zieht durch die Furche des ersten Mittelfußknochens zur Fußsohle, wo er sich mit der äußeren Fußsohlenarterie (A. plantaris lateralis) zum Arterienbogen des Fußes (Arcus plantaris) vereinigt. Die dorsale Mittelfußarterie (A. metatarsalis dorsalis) verzweigt sich dann in kleinere Äste und versorgt die dorsale Metatarsalregion. Die Fußrückenarterien (A. dorsalis pedis) ernähren in ihrem verzweigten Verlauf die Fußwurzelknochen (Tarsus) und den Fußrücken. Die Fußrückenarterie (A. dorsalis pedis) verläuft vergleichsweise tief. An der Sehne des langen Großzehenstreckers kann man ihr Pulsieren spüren.

[Anmerkung des Übersetzers: Die Fußrückenarterie ist eine klassische Pulstaststelle der Chinesischen Medizin, die beispielsweise Zhang Zhongjing

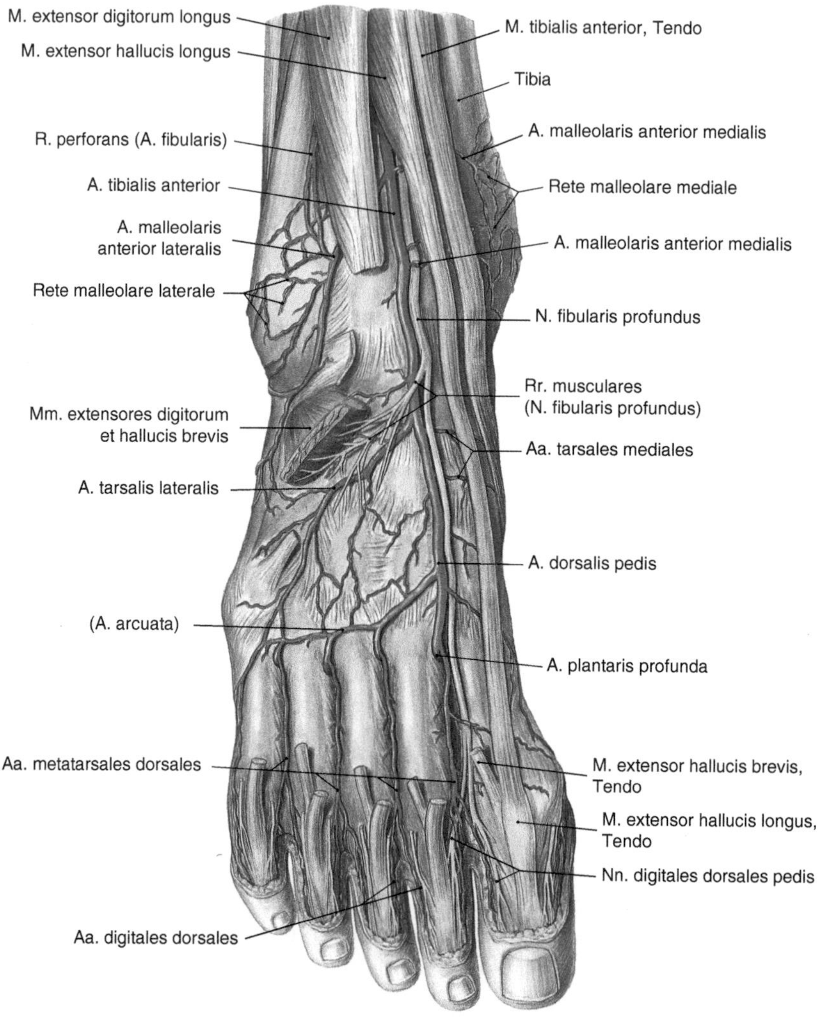

Abb. 3.1-4 a: Arterien und Nerven des Fußrückens, Dorsum pedis

mehrfach in seiner Abhandlung über Kälte-Schädigung (219 n. Chr.) erwähnt hat. Da sie auf der Magenleitbahn liegt, lässt sich an ihr der Zustand von Milz und Magen besonders gut diagnostisch bewerten. Diese als Yang-Puls des Spanns *(fu yang mai)* bezeichnete Pulstaststelle liegt in der Region zwischen den Akupunkten Ma 41 *jiexi* (Befreiter Bach) und Ma 42 *chongyang* (Durchströmendes Yang).]

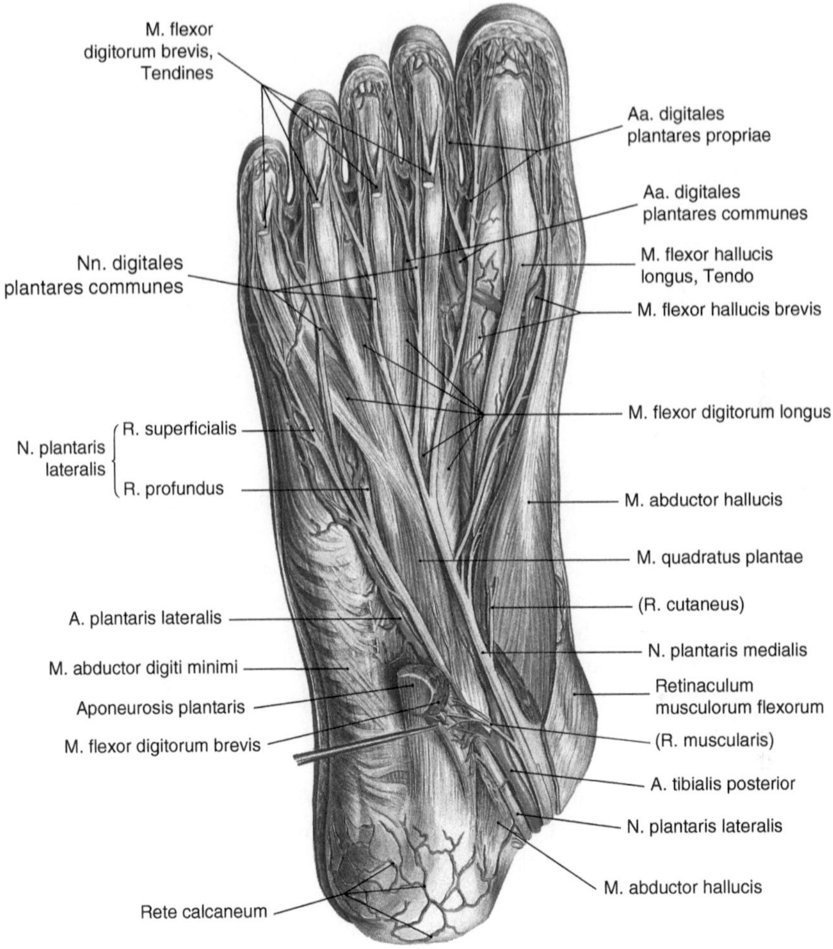

Abb. 3.1-4 b: Arterie und Nerven der Fußsohle, Planta; tiefe Schicht

Venen

Die Venen des Fußes gehören zu den Venen der unteren Extremität. Man unterscheidet oberflächliche und tiefe Gefäße.

Die oberflächlichen Venen der unteren Extremität entspringen hautsächlich der Vena saphena parva (kleine verborgene Vene) und der Vena saphena magna (große verborgene Vene) des Venenbogens des Fußrückens (Arcus venosus dorsalis pedis). Der Venenbogen des Fußrückens (Arcus venosus

dorsalis pedis) entsteht aus dem Zusammenfluss der Fußrückenvenen (Venae dorsalis pedis) und befindet sich auf der dorsalen Seite der Mittelfußknochen.
Die tiefen Venen des Fußes verlaufen gemeinam mit ihren gleichnamigen Arterien. Unterhalb des Unterschenkels wird jede Arterie von zwei Venen begleitet.

3.2 Leitbahnen und Akupunkturpunkte des Fußes

3.2.1 Leitbahnen

Sowohl die drei Yang- als auch die drei Yin-Beinleitbahnen ziehen durch die Füße. Die drei Yin-Beinleitbahnen beginnen an den Füßen und die drei Yang-Beinleitbahnen enden dort.
Die Magenleitbahn endet an der äußeren Seite der zweiten Zehe. Leitbahnäste der Magenleitbahn ziehen auch zur mittleren und zur großen Zehe.
Die Blasenleitbahn zieht an der Außenseite des Fußes an der Grenze von rotem und weißem Fleisch und endet am äußeren Nagelwinkel der kleinen Zehe.
Die Gallenblasenleitbahn verläuft über den seitlichen Fußrücken und endet am äußeren Nagelwinkel der vierten Zehe. Ein Leitbahnast der Gallenblasenleitbahn zieht zur großen Zehe.
Die drei **Yin-Beinleitbahnen** setzen jeweils den Verlauf der **Yang-Leitbahnen** fort, mit denen sie in einer Innen- und Außenbeziehung stehen. Diese Verbindung wird durch kleine Leitbahnäste hergestellt. Die drei Yin-Beinleitbahnen beginnen dann jeweils an der Innenseite der großen Zehe (Milzleitbahn), an der Außenseite der großen Zehe (Leberleitbahn) und an der Fußsohle (Nierenleitbahn). Sie verlaufen dann auf der Innenseite des Fußes an der Grenze von rotem und weißem Fleisch (Milzleitbahn), auf dem Fußrücken (Leberleitbahn) und über die Fußsohle (Nierenleitbahn).
Im Kapitel 45 der Wesentlichen Fragen (Suwen) heißt es: *„Das Yang-Qi entspringt an der Außenseite der fünf Zehen. Das Yin-Qi entspringt an der Innenseite der fünf Zehen."* Dies ist ein Hinweis auf die innige Beziehung des Fußes mit den Yin- und Yang-Leitbahnen des ganzen Körpers. Auf den Füßen sind zahlreiche Akupunkte verteilt. Mittels dieser Punkte kann man Erkrankungen entfernter Körperregionen, wie des Kopfes, des Gesichts, der Sinnesorgane, der inneren Organen oder des Körperstamms behandeln und auch entgleiste Körperfunktionen wieder ins Lot bringen.

3.2.2 Leitbahnpunkte

Akupunkturpunkte der Bein-*Yangming*-Magenleitbahn (5 Punkte)

Ma 41 *jiexi* (Befreiter Bach)
Lokalisation: Auf dem Fußrücken, in der Mitte der Fußgelenksfalte zwischen den Sehnen des M. extensor hallucis longus und des M. extensor digitorum longus. (→ Abb. 3.2-1)

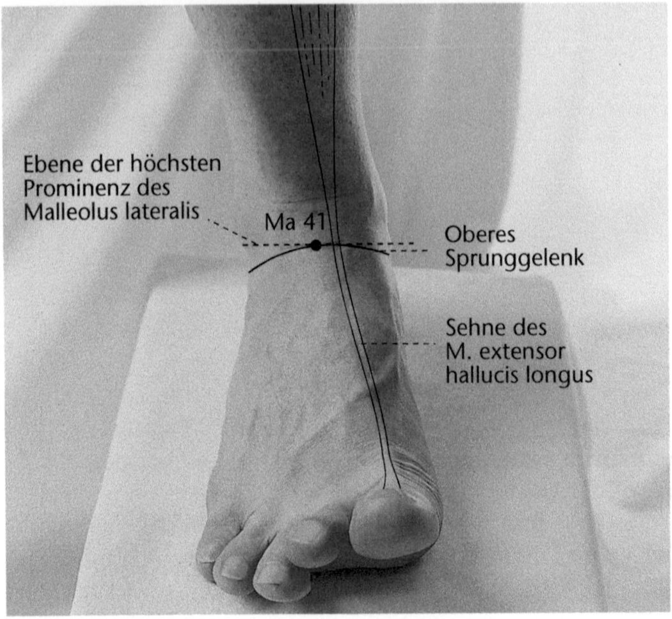

Abb. 3.2-1: Ma 41

Funktion: Klärt den Magen (Magen-Hitze) und führt gegenläufiges Qi herab, beruhigt den Geist und lindert Schrecken.
Indikation: Kopfschmerzen, Schwindel, Rückzug und Raserei (entspricht weitgehend manisch-depressiven Störungen), abdominelle Blähung, Obstipation, Atrophien oder schmerzhafte Blockaden der unteren Gliedmaßen.

Ma 42 *chongyang* (Durchströmendes Yang)
Lokalisation: Am höchsten Punkt des Fußrückens, zwischen den Sehnen des M. extensor hallucis longus und des M. extensor digitorum longus. Der Puls der Arteria dorsalis pedis ist an dieser Stelle tastbar. (→ Abb. 3.2-2)

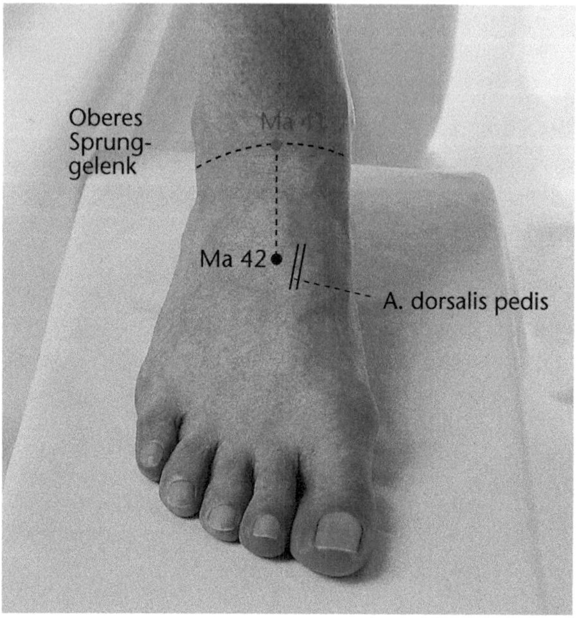

Abb. 3.2-2: Ma 42

Funktion: Harmonisiert den Magen und stärkt die Milz, beruhigt den Geist und lindert Schrecken.
Indikation: Deviation von Mund und Auge, Gesichtsödeme, Rötung und Schmerzhaftigkeit, Rückzug und Raserei (entspricht weitgehend manisch-depressiven Störungen), Magenschmerzen, Atrophie und Kraftlosigkeit der unteren Gliedmaßen.

Ma 43 *xiangu* (Eingebrochenes Tal)
Lokalisation: In der distal gelegenen Vertiefung zwischen dem 2. und 3. Fußmittelknochen (Os metatarsale II und III). (→ Abb. 3.2-3)
Funktion: Reguliert und harmonisiert Magen und Darm, stärkt die Milz und leitet Wasser aus.
Indikation: Ödeme, Geichtsödeme, gerötete, geschwollene und schmerzhafte Augen, Borborygmus, Bauchschmerzen, Hitze-Erkrankungen, Schwellungen und Schmerzen des Fußrückens.

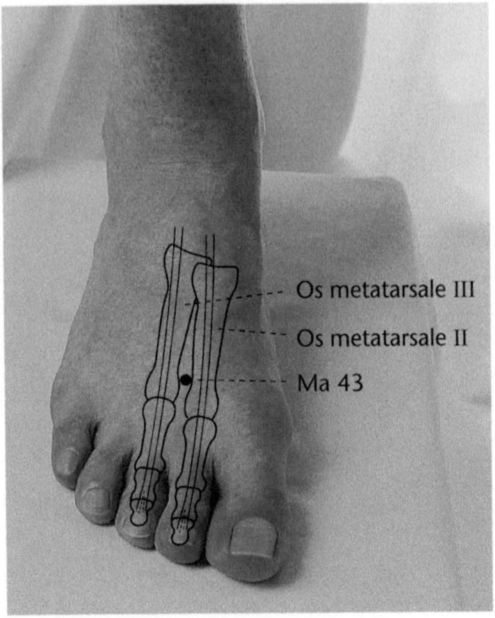

Abb. 3.2-3: Ma 43

Ma 44 *neiting* (Innere Vorhalle)
Lokalisation: Am Fußrücken, zwischen der 2. und 3. Zehe, distal der Zehengrundgelenke, an der Grenze von weißem und rotem Fleisch. (→ Abb. 3.2-4)
Funktion: Harmonisiert den Magen und stärkt die Milz, klärt das Herz (Herz-Hitze) und beruhigt den Geist.
Indikation: Rötung und Schmerzhaftigkeit, Halsschwellung und Halsschmerzen, Deviation des Mundes, Magenschmerzen, saures Erbrechen, abdominelle Blähung, Diarrhö, Dysenterie, Obstipation, Hitze-Erkrankungen, Schwellungen und Schmerzen des Fußrückens.

Ma 45 *lidui* (Unterdrückte Heiterkeit)
Lokalisation: An der fibularen Seite der 2. Zehe, 0,1 *cun* neben dem Nagelwinkel. (→ Abb. 3.2-5)
Funktion: Klärt Hitze und wandelt Feuchtigkeit, reguliert den Magen und beruhigt den Geist.
Indikation: Laufende Nase, Nasenbluten, Rötung und Schmerzhaftigkeit, Halsschwellung und Halsschmerzen, abdominelle Blähung, Hitze-Erkrankungen, traumgestörter Schlaf, Rückzug und Raserei.

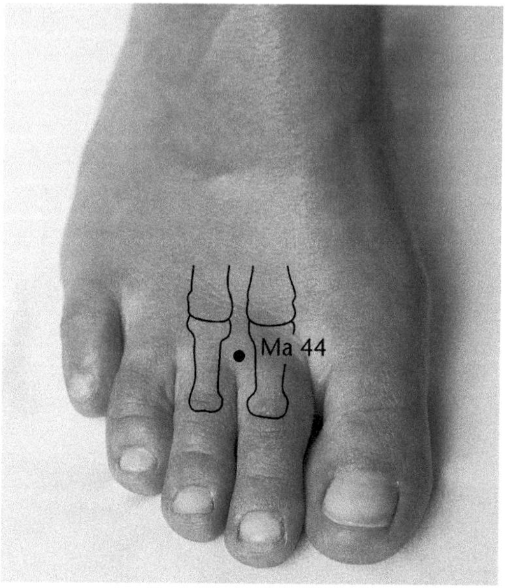

Abb. 3.2-4: Ma 44

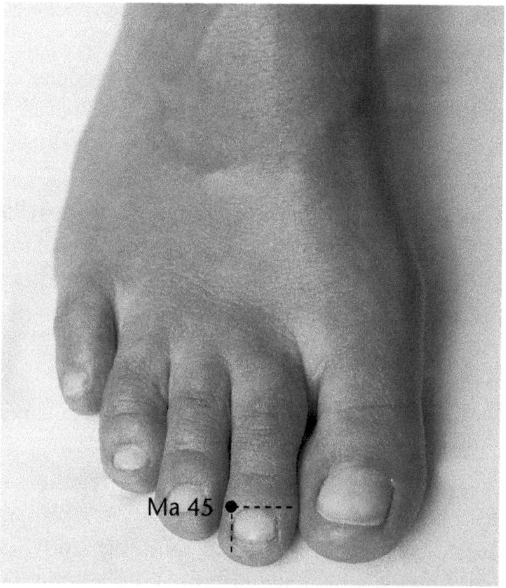

Abb. 3.2-5: Ma 45

Akupunkturpunkte der Bein-*Taiyang*-Blasenleitbahn (8 Punkte)

Bl 60 *kunlun* (Kunlun-Gebirge)
Lokalisation: Hinter dem Außenknöchel, in der Mitte zwischen der Spitze des Außenknöchels und der Achillessehne. (→ Abb. 3.2-6)

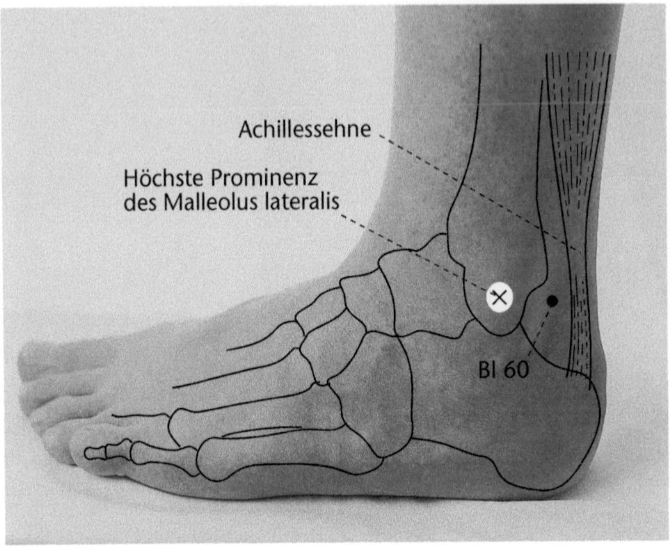

Abb. 3.2-6: Bl 60

Funktion: Klärt Hitze, stoppt Malaria, beruhigt Krämpfe, stillt Schmerzen.
Indikation: Kopfschmerzen, Nackensteifigkeit, Schwindel, Vertigo, Nasenbluten, Epilepsie, schwierige Geburt, Lendenschmerzen, Kreuzbeinschmerzen, Schwellungen und Schmerzen der Ferse.

Bl 61 *pucan* (Unterwürfiger Beobachter)
Lokalisation: An der Außenseite des Fußes, schräg unterhalb des Außenknöchels am seitlichen Fersenbein, 1,5 *cun* senkrecht unter Bl 60, an der Grenze von weißem und rotem Fleisch. (→ Abb. 3.2-7)
Funktion: Harmonisiert den Mittleren Erwärmer, entspannt die Sehnen und beruhigt Krämpfe.
Indikation: Atrophien oder schmerzhafte Blockaden der unteren Gliedmaßen, Fersenschmerzen, Epilepsie.

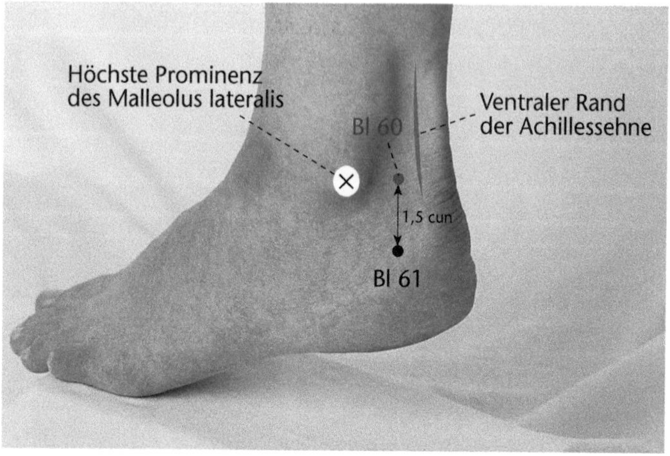

Abb. 3.2-7: Bl 61

Bl 62 *shenmai* (Das gestreckte Gefäß)

Lokalisation: In der Vertiefung am unteren Rand des Außenknöchels. (→ Abb. 3.2-8)

Funktion: Beruhigt Krämpfe, stillt Schmerzen, beruhigt den Geist, beruhigt das Herz.

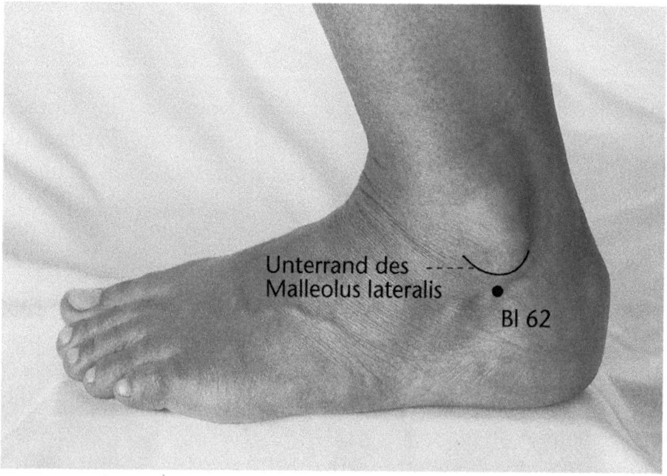

Abb. 3.2-8: Bl 62

Indikation: Kopfschmerzen, Schwindel, Rückzug und Raserei (entspricht weitgehend manisch-depressiven Störungen), Lendenschmerzen, Schmerzen der Beine, Augenrötung, Augenschmerzen, Schlaflosigkeit.

Bl 63 ***jinmen*** **(Das goldene Tor)**
Lokalisation: An der Außenseite des Fußes, senkrecht unterhalb des Vorderrandes des Außenknöchels unter dem Würfelbein (Os cuboideum). (→ Abb. 3.2-9)

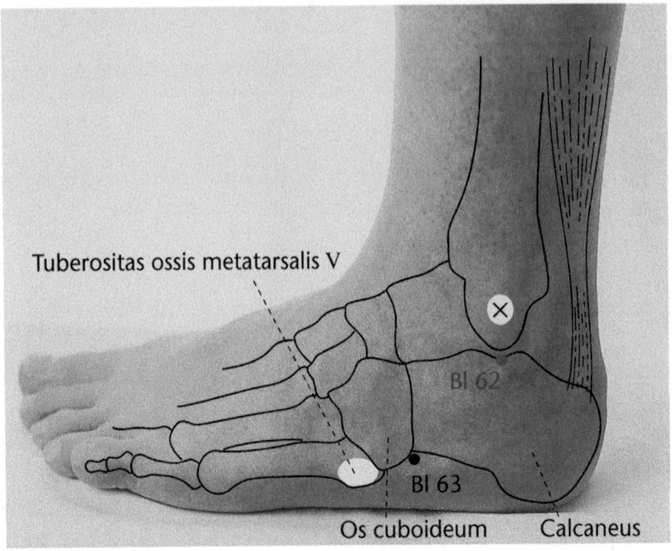

Abb. 3.2-9: Bl 63

Funktion: Beruhigt den Geist, stillt Schmerzen, macht die Leitbahnen und Netzgefäße durchgängig.
Indikation: Kopfschmerzen, Epilepsie, kindliche Konvulsionen, Lendenschmerzen, Atrophien oder schmerzhafte Blockaden der unteren Gliedmaßen, Schmerzen des Außenknöchels.

Bl 64 ***jinggu*** **(Hauptstadtknochen)**
Lokalisation: An der Außenseite des Fußes, unterhalb der Tuberositas des 5. Mittelfußknochens (Tuberositas ossis metatarsalis V), an der Grenze von weißem und rotem Fleisch. (→ Abb. 3.2-10)

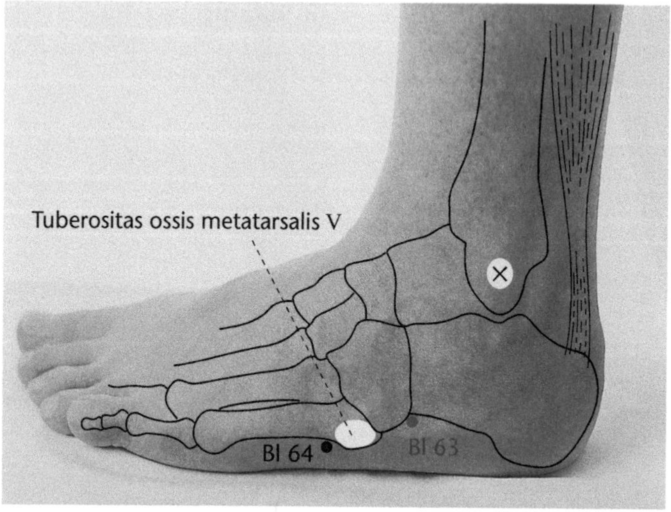

Abb. 3.2-10: Bl 64

Funktion: Entspannt die Sehnen, beruhigt Krämpfe, stillt Schmerzen, klärt die Augen.
Indikation: Kopfschmerzen, Nackensteifigkeit, äußerliche Sehbehinderung, Epilepsie, Lendenschmerzen.

Bl 65 *shugu* (Eingeschnürter Knochen)
Lokalisation: An der Außenseite des Fußes, proximal des Kleinzehengrundgelenks, an der Grenze von weißem und rotem Fleisch. (→ Abb. 3.2-11)
Funktion: Beruhigt den Geist, beruhigt das Herz, klärt Hitze, wirkt abschwellend.
Indikation: Kopfschmerzen, Nackensteifigkeit, Schwindel, Vertigo, Rückzug und Raserei (entspricht weitgehend manisch-depressiven Störungen), Lendenschmerzen, Schmerzen der Beine.

Bl 66 *zutonggu* (Passierbares Tal am Fuß)
Lokalisation: An der Außenseite des Fußes, distal des Kleinzehengrundgelenks, an der Grenze von weißem und rotem Fleisch. (→ Abb. 3.2-12)
Funktion: Beruhigt den Geist, klärt Hitze, stoppt Malaria.
Indikation: Kopfschmerzen, Nackensteifigkeit, Schwindel, Vertigo, Nasenbluten, Rückzug und Raserei (entspricht weitgehend manisch-depressiven Störungen).

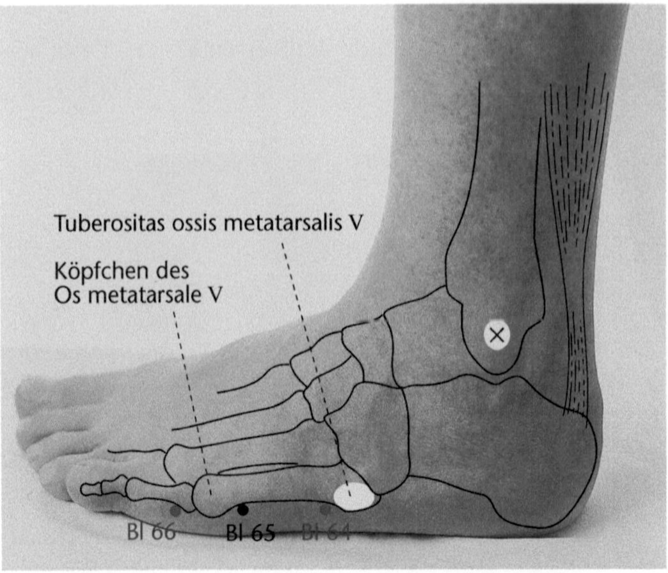

Abb. 3.2-11: Bl 65

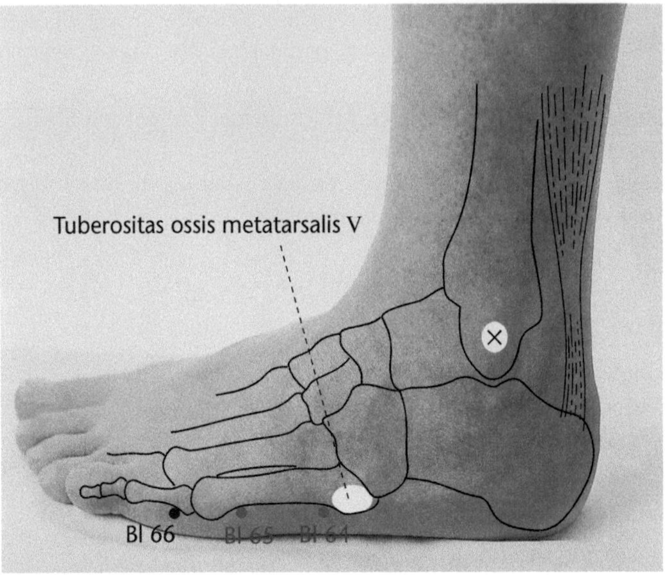

Abb. 3.2-12: Bl 66

Bl 67 *zhiyin* (Das äußerste Yin)
Lokalisation: An der fibularen Seite der kleinen Zehe, 0,1 *cun* neben dem Nagelwinkel. (→ Abb. 3.2-13)

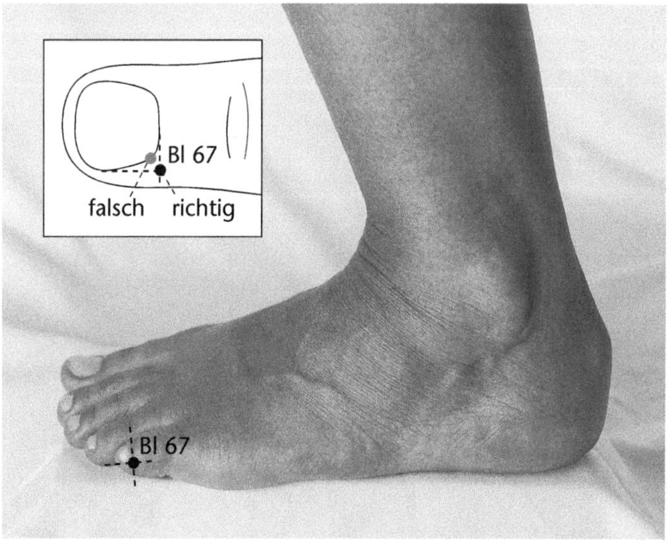

Abb. 3.2-13: Bl 67

Funktion: Macht die Nase frei, lindert Augenleiden, entspannt die Sehnen, dreht den Fetus.
Indikation: Kopfschmerzen, Augenschmerzen, verstopfte Nase, Nasenbluten, Malposition des Feten, schwierige Geburt.

Akupunkturpunkte der Bein-Shaoyang-Gallenblasenleitbahn (6 Punkte)

Gb 35 *yangjiao* (Yang-Kreuzung)
Lokalisation: An der Außenseite des Unterschenkels, 7 *cun* oberhalb der Spitze des Außenknöchels, am Hinterrand der Fibula. (→ Abb. 3.2-14)
Funktion: Beruhigt den Geist, beruhigt das Herz, lockert die Leber, reguliert das Qi.
Indikation: Blähungsgefühl und Schmerzen in Brust und Flanken, Atrophien oder schmerzhafte Blockaden der unteren Gliedmaßen, Rückzug und Raserei (entspricht weitgehend manisch-depressiven Störungen).

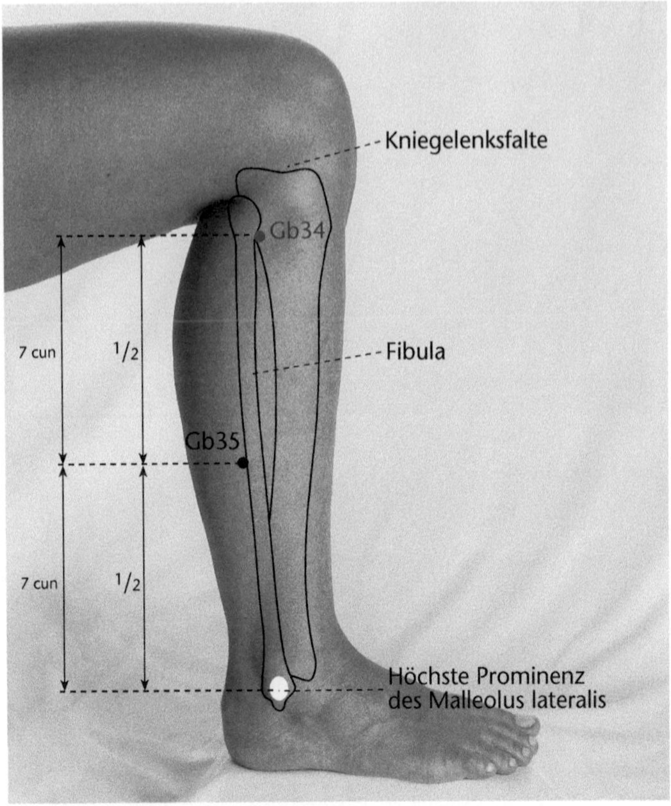

Abb. 3.2-14: Gb 35

Gb 40 *qiuxu* (Hügellandschaft)
Lokalisation: Vor und unterhalb des Außenknöchels in der Vertiefung lateral der Sehnen des M. extensor digitorum longus. (→ Abb. 3.2-15)
Funktion: Stützt das reguläre Qi und vertreibt pathogene Faktoren, lockert die Leber und stärkt die Milz.
Indikation: Blähungsgefühl und Schmerzen in Brust und Flanken, Atrophien oder schmerzhafte Blockaden der unteren Gliedmaßen, Malaria.

Gb 41 *zulinqi* (Den Tränen nah am Fuß)
Lokalisation: Auf der äußeren Seite des Fußrückens, in der Vertiefung distal der Gelenke des 4. und 5. Tarso-Metatarsal-Gelenks, lateral der Sehne des M. extensor digitorum longus V. (→ Abb. 3.2-16)

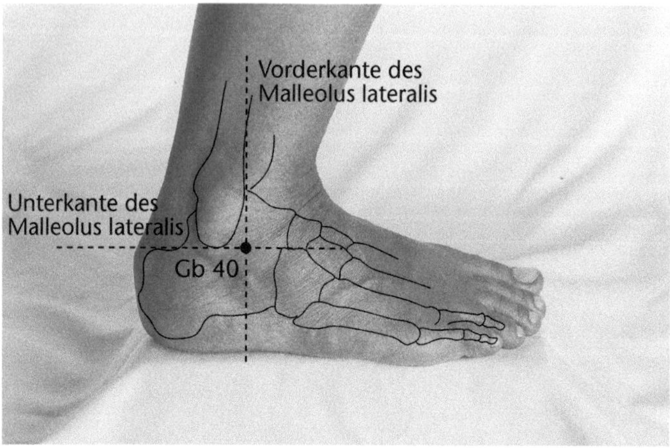

Abb. 3.2-15: Gb 40

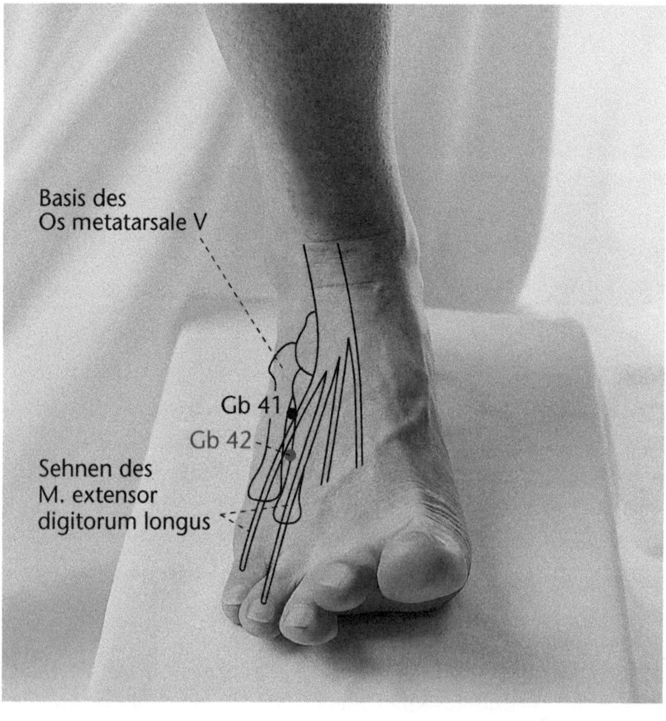

Abb. 3.2-16: Gb 41

Funktion: Beruhigt die Leber und löscht Wind aus, wandelt Schleim, wirkt abschwellend.
Indikation: Gerötete, geschwollene und schmerzhafte Augen, Rippenschmerzen, unregelmäßige Menstruation, Enuresis, Brustabszess, Skrofulose, Malaria, Schmerzen im Bereich der Fußwurzelknochen.

Gb 42 *diwuhui* (Der fünfte Versammlungspunkt der Erde)
Lokalisation: Auf der äußeren Seite des Fußrückens, proximal des Grundgelenks der 4. Zehe, zwischen den Mittelfußknochen 4 und 5, medial der Sehne des M. extensor digitorum longus V. (→ Abb. 3.2-17)

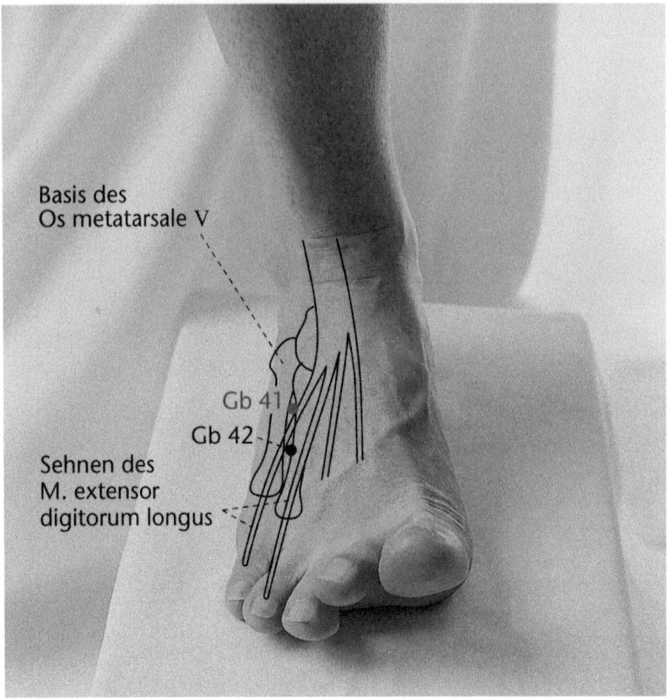

Abb. 3.2-17: Gb 42

Funktion: Zerstreut Wind, klärt Hitze, lockert die Leber, wirkt abschwellend.
Indikation: Kopfschmerzen, gerötete Augen, Tinnitus, Flankenschmerzen, Brustabszess, Blutspucken bei innerlichen Verletzungen, Schwellungen und Schmerzen des Fußrückens.

Gb 43 *xiaxi* (Ritterlicher Bach)
Lokalisation: Auf der äußeren Seite des Fußrückens, distal der Grundgelenke der Zehen 4 und 5, an der Grenze von weißem und rotem Fleisch. (→ Abb. 3.2-18)

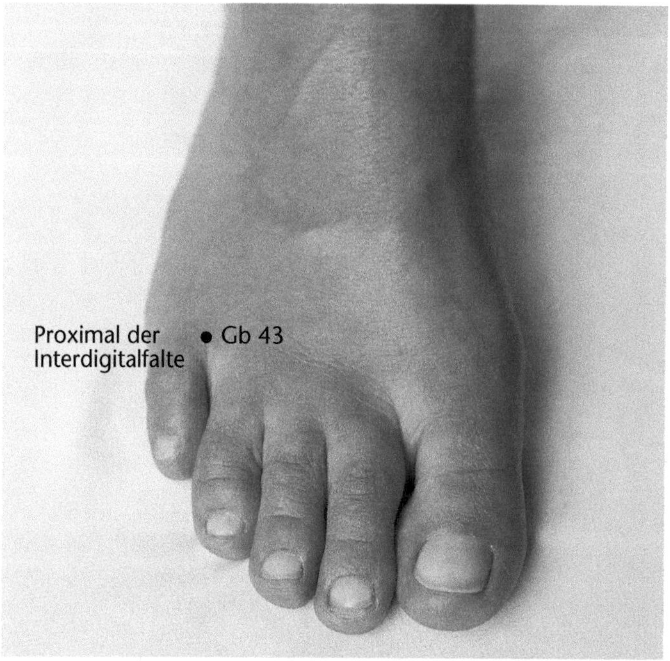

Abb. 3.2-18: Gb 43

Funktion: Beruhigt die Leber und eliminiert Wind, lockert die Leber, beruhigt das Herz.
Indikation: Kopfschmerzen, Schwindel, Vertigo, Tinnitus, Hörsturz, Schwerhörigkeit, Taubheit, gerötete, geschwollene und schmerzhafte Augen, Rippenschmerzen, Hitze-Erkrankungen, Brustabszess.

Gb 44 *zuqiaoyin* (Pforten-Yin am Fuß)
Lokalisation: An der fibularen Seite der vierten Zehe, 0,1 *cun* neben dem Nagelwinkel. (→ Abb. 3.2-19)
Funktion: Beruhigt die Leber und eliminiert Wind, schärft den Gehör- und Gesichtssinn.

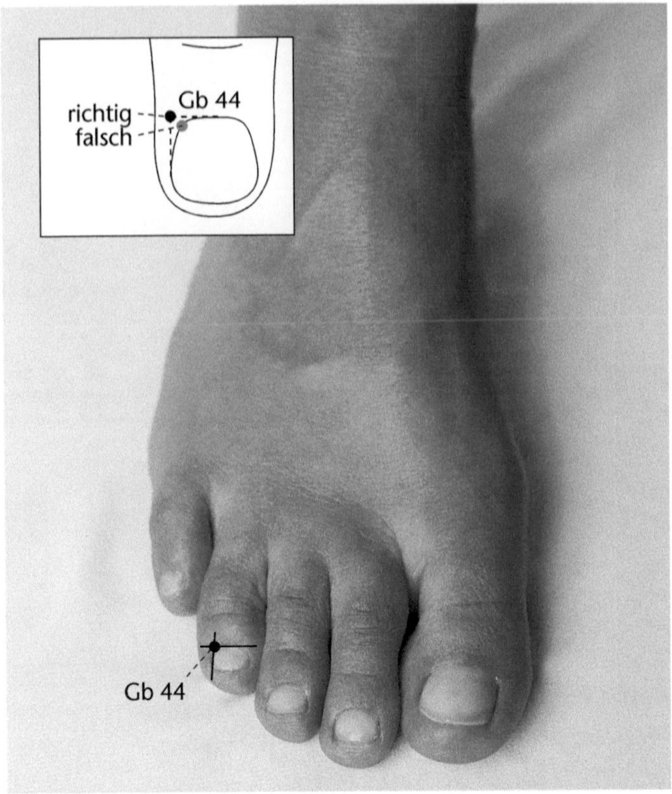

Abb. 3.2-19: Gb 44

Indikation: Kopfschmerzen, gerötete, geschwollene und schmerzhafte Augen, Hörsturz, Schwerhörigkeit, Taubheit, Rippenschmerzen, Halsschwellung und Halsschmerzen, Hitze-Erkrankungen, Flankenschmerzen, Husten durch gegenläufiges Qi, unregelmäßige Menstruation.

Akupunkturpunkte der Bein-*Taiyin*-Milzleitbahn (9 Punkte)

Mi 1 *yinbai* (Verstecktes Weiß)

Lokalisation: An der tibialen Seite der Großen Zehe, 0,1 *cun* neben dem Nagelwinkel. (→ Abb. 3.2-20)
Funktion: Stärkt die Milz, beruhigt den Geist, reguliert die Menstruation, kontrolliert das Blut.

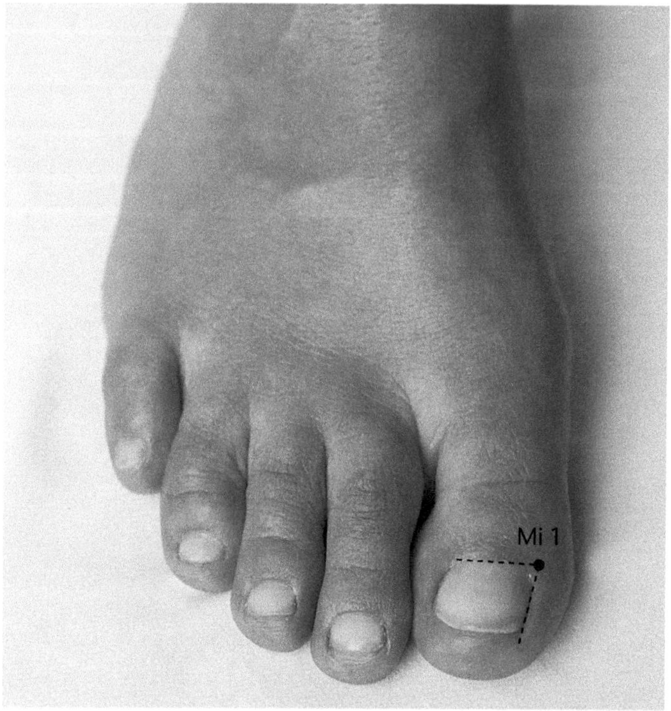

Abb. 3.2-20: Mi 1

Indikation: Abdominelle Blähung, Blut im Stuhl, Blut im Urin, Menorrhagie, unregelmäßige Uterusblutungen, Rückzug und Raserei (entspricht weitgehend manisch-depressiven Störungen), traumgestörter Schlaf, kindliche Konvulsionen.

Mi 2 *dadu* (Große Stadt)

Lokalisation: An der Innenseite des Fußes, in der Vertiefung distal des Großzehengrundgelenks, an der Grenze von weißem und rotem Fleisch. (→ Abb. 3.2-21)

Funktion: Stärkt die Milz, leitet Feuchtigkeit aus, harmonisiert den Magen, beruhigt den Geist.

Indikation: Abdominelle Blähung, Magenschmerzen, Erbrechen, Durchfall, Obstipation, Hitze-Erkrankungen.

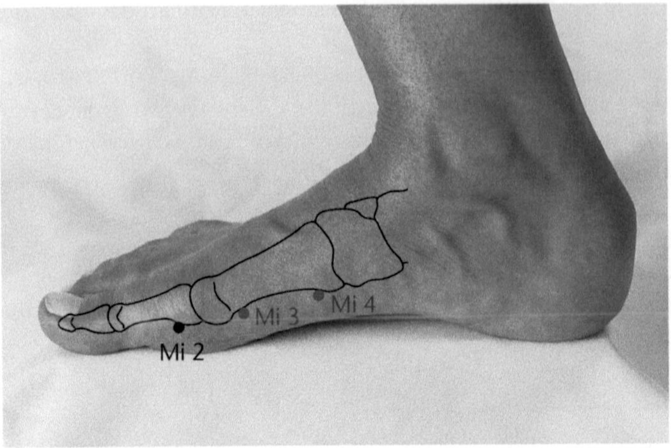

Abb. 3.2-21: Mi 2

Mi 3 *taibai* (Überragendes Weiß)

Lokalisation: An der Innenseite des Fußes, in der Vertiefung proximal des Großzehengrundgelenks, an der Grenze von weißem und rotem Fleisch. (→ Abb. 3.2-22)

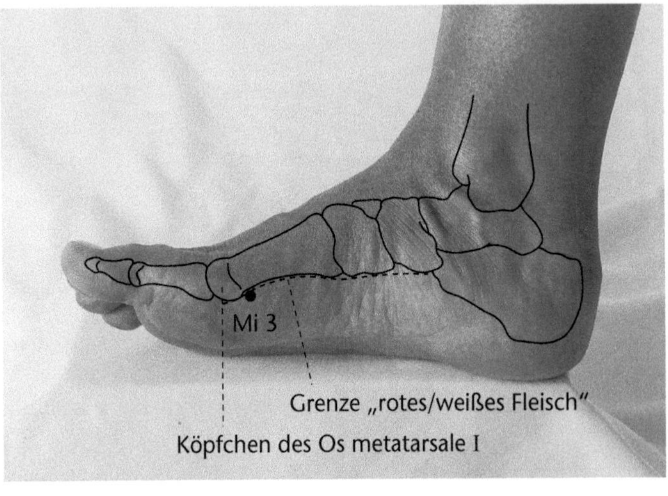

Abb. 3.2-22: Mi 3

Funktion: Stärkt die Milz, wandelt Feuchtigkeit, reguliert das Qi, harmonisiert den Magen.
Indikation: Magenschmerzen, abdominelle Blähung, Borborygmus, Durchfall, Obstipation, blutende Hämorrhoiden, Bein-Qi-Syndrom (Taubheitsgefühl, Parästhesien, Schmerzen, Schwellungen und Schweregefühl der Füße und Beine), Übergewicht und Gelenkschmerzen.

Mi 4 *gongsun* (Gingko-Punkt)
Lokalisation: An der Innenseite des Fußes, in der Vertiefung distal und unterhalb der Basis des 1. Mittelfußknochens, an der Grenze von weißem und rotem Fleisch. (→ Abb. 3.2-23)

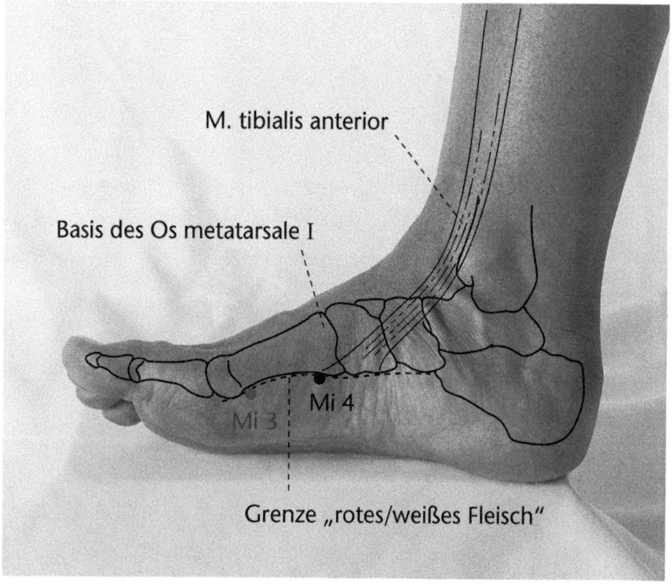

Abb. 3.2-23: Mi 4

Funktion: Stärkt die Milz, wandelt Feuchtigkeit, harmonisiert den Magen, reguliert die Mitte.
Indikation: Magenschmerzen, Erbrechen, Bauchschmerzen, Durchfall, Dysenterie.

Mi 5 *shangqiu* (Hügel der Händler)
Lokalisation: In der Vertiefung vor und unterhalb des Innenknöchels. (→ Abb. 3.2-24)

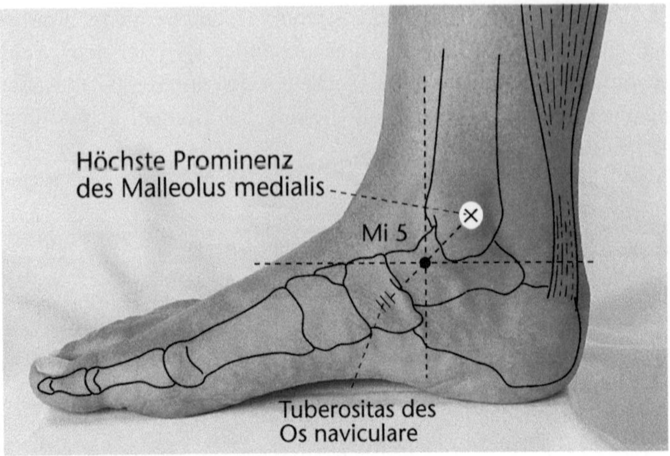

Abb. 3.2-24: Mi 5

Funktion: Stärkt die Milz, wandelt Feuchtigkeit, reguliert Leber und Nieren.
Indikation: Abdominelle Blähung, Durchfall, Obstipation, Ikterus, Schmerzen der Knöchel.

Mi 6 *sanyinjiao* (Verbindung der drei Yin)
Lokalisation: An der Innenseite des Unterschenkels, 3 *cun* oberhalb der Innenknöchelspitze, am Hinterrand der Tibia. (→ Abb. 3.2-25)
Funktion: Stärkt die Milz, leitet Feuchtigkeit aus, führt das Lungen-Qi herab.
Indikation: Borborygmus, Durchfall, unregelmäßige Menstruation, vaginaler Ausfluss, Dauererektion, Impotenz, spontane Samenergüsse, Enuresis, Unfruchtbarkeit, schwierige Geburt, ausbauchendes Qi (Hernien), Schlaflosigkeit, Atrophien oder schmerzhafte Blockaden der unteren Gliedmaßen, Bein-Qi-Syndrom (Taubheitsgefühl, Parästhesien, Schmerzen, Schwellungen und Schweregefühl der Füße und Beine).

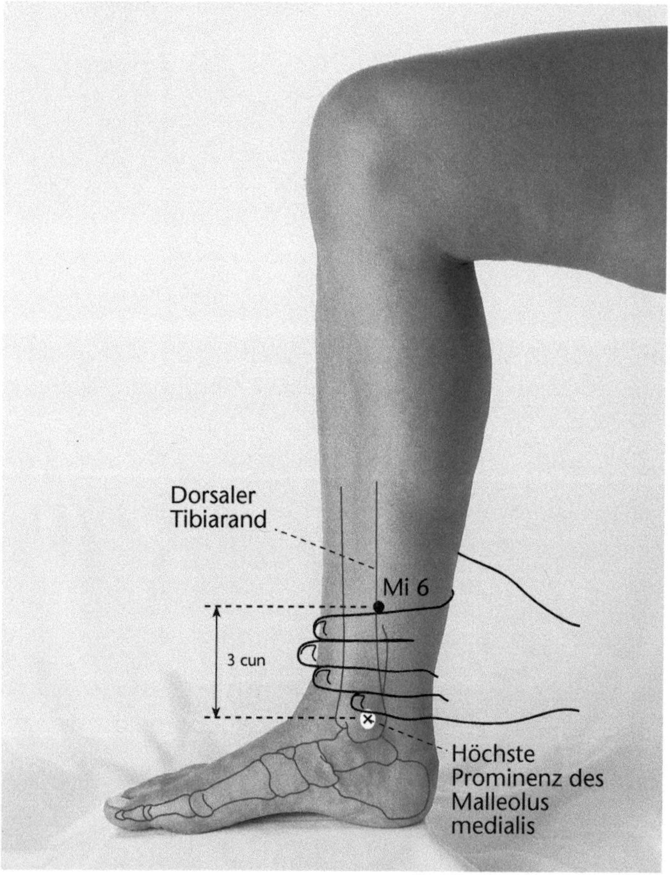

Abb. 3.2-25: Mi 6

Mi 7 *lougu* (Tröpfelndes Tal)

Lokalisation: An der Innenseite des Unterschenkels, auf der Verbindungslinie von der Innenknöchelspitze zum Punkt Mi 9 *yinlingquan* (Quelle auf der Schattenseite des Hügels), 6 *cun* oberhalb der Innenknöchelspitze, hinter der Tibia. (→ Abb. 3.2-26)

Funktion: Stärkt die Milz, wirkt abschwellend, beseitigt Feuchtigkeit, harntreibend.

Indikation: Abdominelle Blähung, Borborygmus, beschwerliches Wasserlassen, spontane Samenergüsse, Atrophien oder schmerzhafte Blockaden der unteren Gliedmaßen.

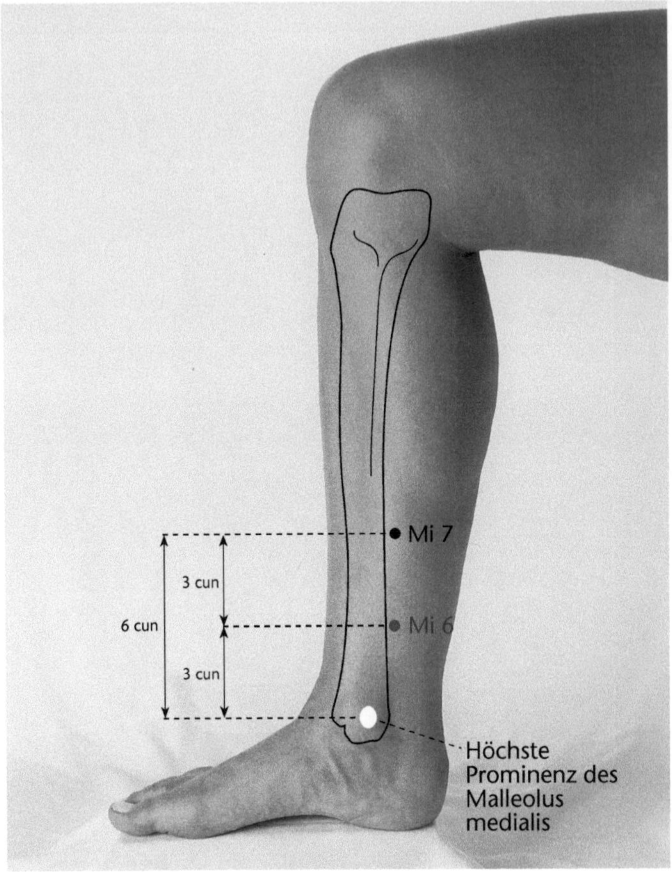

Abb. 3.2-26: Mi 7

Mi 8 *diji* (Mechanismus der Erde)

Lokalisation: An der Innenseite des Unterschenkels, auf der Verbindungslinie von der Innenknöchelspitze zum Punkt Mi 9 *yinlingquan* (Quelle auf der Schattenseite des Hügels), 3 *cun* unterhalb von Mi 9 *yinlingquan* (Quelle auf der Schattenseite des Hügels). (→ Abb. 3.2-27)

Funktion: Stärkt die Milz, beseitigt Feuchtigkeit, reguliert die Menstruation.

Indikation: Bauchschmerzen, Durchfall, Ödeme, unregelmäßige Menstruation, schmerzhafte Menstruation, spontane Samenergüsse.

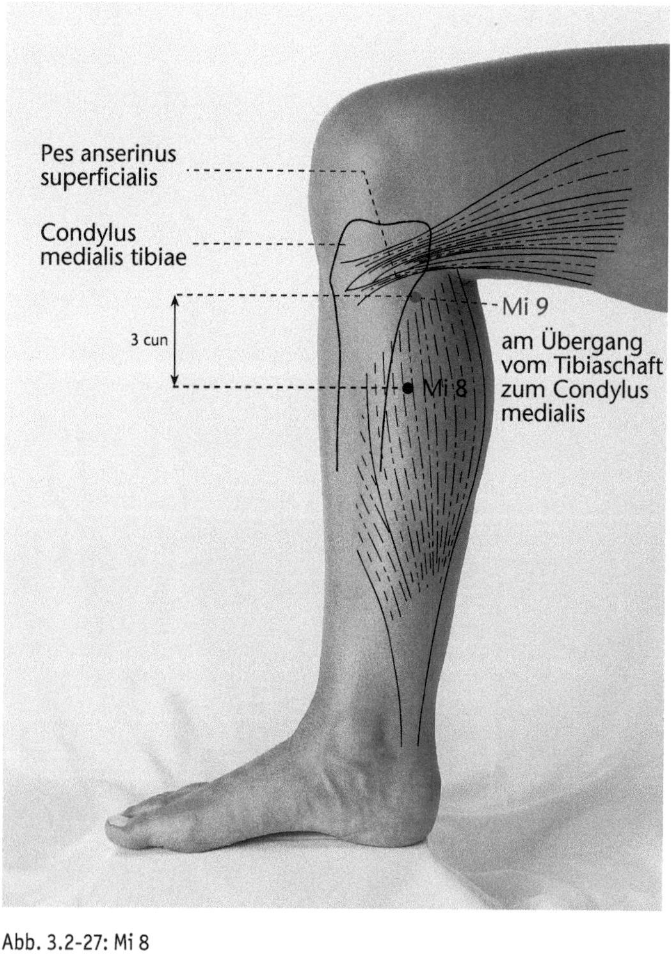

Abb. 3.2-27: Mi 8

Mi 9 *yinlingquan* (Quelle auf der Schattenseite des Hügels)
Lokalisation: An der Innenseite des Unterschenkels, in der Vertiefung am hinteren, unteren Rand des Condylus medialis tibiae. (→ Abb. 3.2-28)
Funktion: Stärkt die Milz, beseitigt Feuchtigkeit, kräftigt die Nieren und festigt die Essenz.
Indikation: Abdominelle Blähung, Durchfall, Ödeme, Ikterus, beschwerliches Wasserlassen, Harninkontinenz, Knieschmerzen.

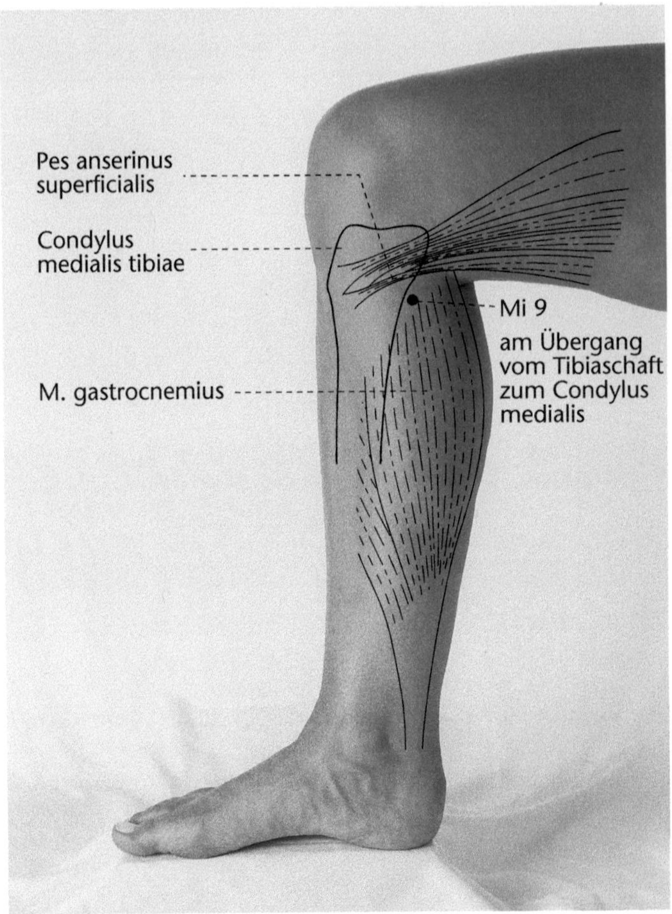

Abb. 3.2-28: Mi 9

Akupunkturpunkte der Bein-*Jueyin*-Leberleitbahn (4 Punkte)

Le 1 *dadun* (Großes Bronzegefäß)
Lokalisation: An der lateralen Seite der Großen Zehe, 0,1 *cun* neben dem Nagelwinkel. (→ Abb. 3.2-29)

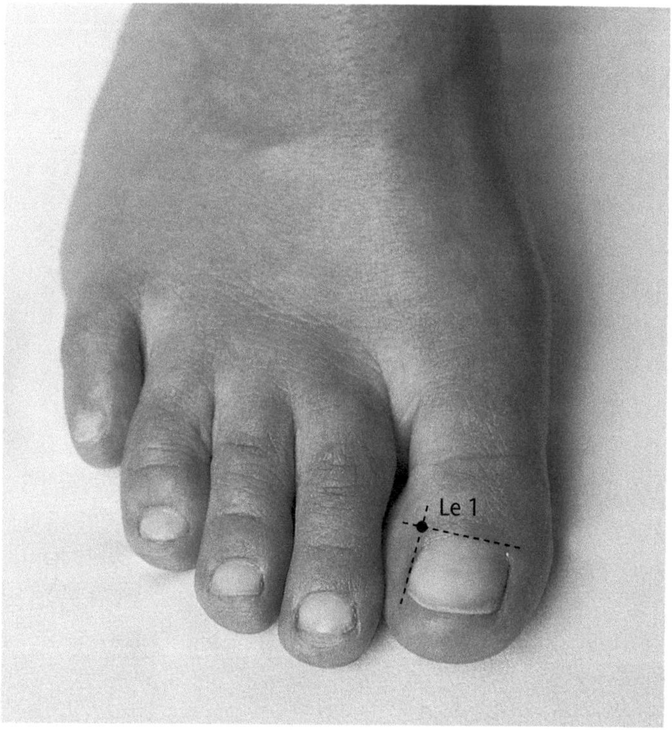

Abb. 3.2-29: Le 1

Funktion: Reguliert die Leber, reguliert das Qi, lindert Schrecken, beruhigt den Geist.
Indikation: Ausbauchendes Qi (Hernien), Enuresis, Amenorrhö, unregelmäßige Uterusblutungen, Dauererektion, Epilepsie.

Le 2 *xingjian* (Zwischenraum des Gehens)
Lokalisation: Zwischen der 1. und 2. Zehe, distal der Zehengrundgelenke, an der Grenze von weißem und rotem Fleisch. (→ Abb. 3.2-30)

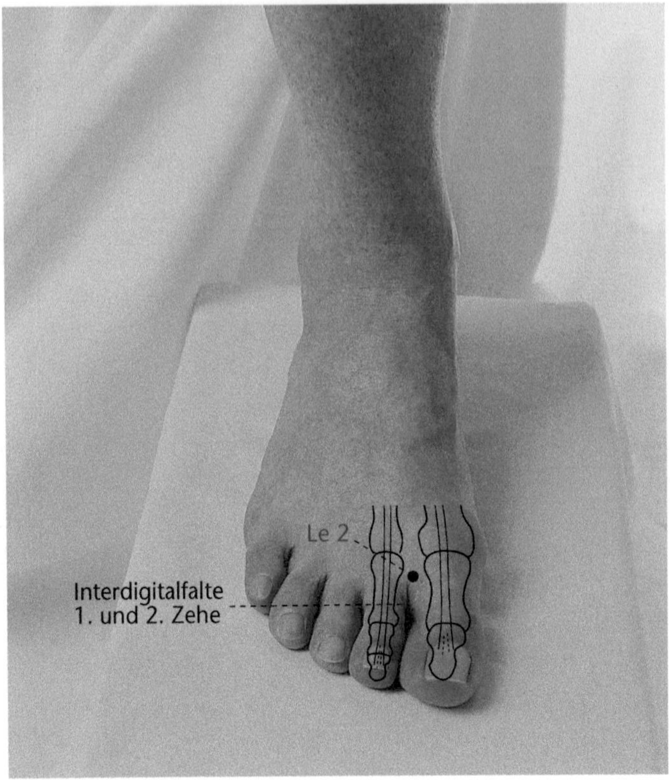

Abb. 3.2-30: Le 2

Funktion: Beruhigt die Leber und löscht Wind aus, beruhigt das Herz, beruhigt den Geist.
Indikation: Kopfschmerzen, Schwindel, Vertigo, gerötete, geschwollene und schmerzhafte Augen, graduelle oder totale Erblindung ohne äußerlich sichtbare Veränderung des Auges (Sehnervenatrophie), Deviation des Mundes, Flankenschmerzen, ausbauchendes Qi (Hernien), beschwerliches Wasserlassen, unregelmäßige Uterusblutungen, unregelmäßige Menstruation, schmerzhafte Menstruation, vaginaler Ausfluss, Epilepsie, Wind-Schlaganfall.

Le 3 *taichong* (Großer Durchgang)
Lokalisation: Auf dem Fußrücken, zwischen den Mittelfußknochen 1 und 2, in der Vertiefung proximal der Zehengrundgelenke. (→ Abb. 3.2-31)

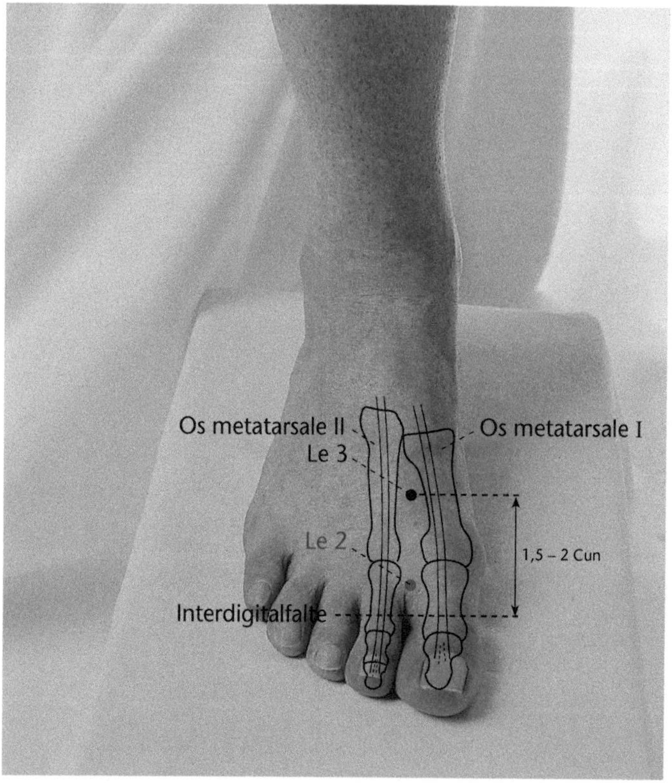

Abb. 3.2-31: Le 3

Funktion: Beruhigt die Leber und löscht Wind aus, stärkt die Milz, wandelt Feuchtigkeit.
Indikation: Kopfschmerzen, Schwindel, Vertigo, gerötete, geschwollene und schmerzhafte Augen, Deviation des Mundes, Flankenschmerzen, Enuresis, ausbauchendes Qi (Hernien), unregelmäßige Uterusblutungen, unregelmäßige Menstruation, schmerzhafte Menstruation, Epilepsie, Erbrechen durch gegenläufiges Qi, kindliche Konvulsionen, Atrophien oder schmerzhafte Blockaden der unteren Gliedmaßen.

Le 4 *zhongfeng* (Mittleres Lehen)
Lokalisation: Auf dem Fußrücken, vor dem Innenknöchel, auf der Verbindungslinie der Punkte Mi 5 *shangqiu* (Hügel der Händler) und Ma 41 *jiexi* (Befreiter Bach), in der Vertiefung medial der Sehne des M. tibialis anterior. (→ Abb. 3.2-32)

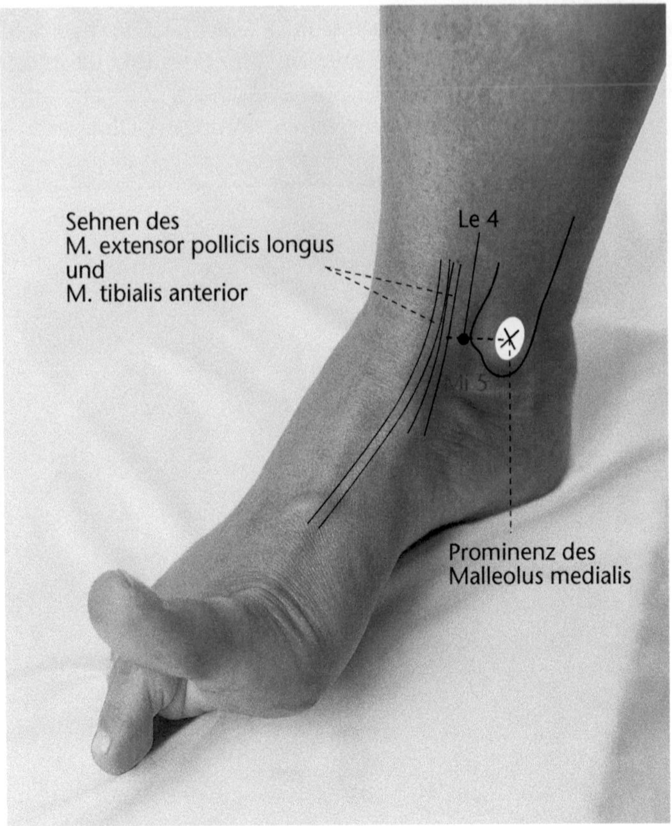

Abb. 3.2-32: Le 4

Funktion: Lockert die Leber und stärkt die Milz, reguliert das Qi und beseitigt ausbauchendes Qi (Hernien).
Indikation: Ausbauchendes Qi (Hernien), Bauchschmerzen, beschwerliches Wasserlassen, spontane Samenergüsse.

Akupunkturpunkte der Bein-*Shaoyin*-Nierenleitbahn (9 Punkte)

Ni 1 *yongquan* (Emporsprudelnde Quelle)
Lokalisation: Auf der Fußsohle, in der Vertiefung am vorderen Fuß, die sich bei Beugung des Fußes im Fußgelenk ergibt, ungefähr an der Grenze vom 1. zum 2. Drittel der Fußsohle. (→ Abb. 3.2-33)
Funktion: Kräftigt die Nieren, reguliert die Harnausscheidung, beruhigt die Leber und löscht Wind aus.
Indikation: Kopfschmerzen, Benommenheit, Schwindel, Vertigo, Schlaflosigkeit, Halsschwellung und Halsschmerzen, Stimmverlust, Obstipation, beschwerliches Wasserlassen, kindliche Konvulsionen, Rückzug und Raserei (entspricht weitgehend manisch-depressiven Störungen), Ohnmacht.

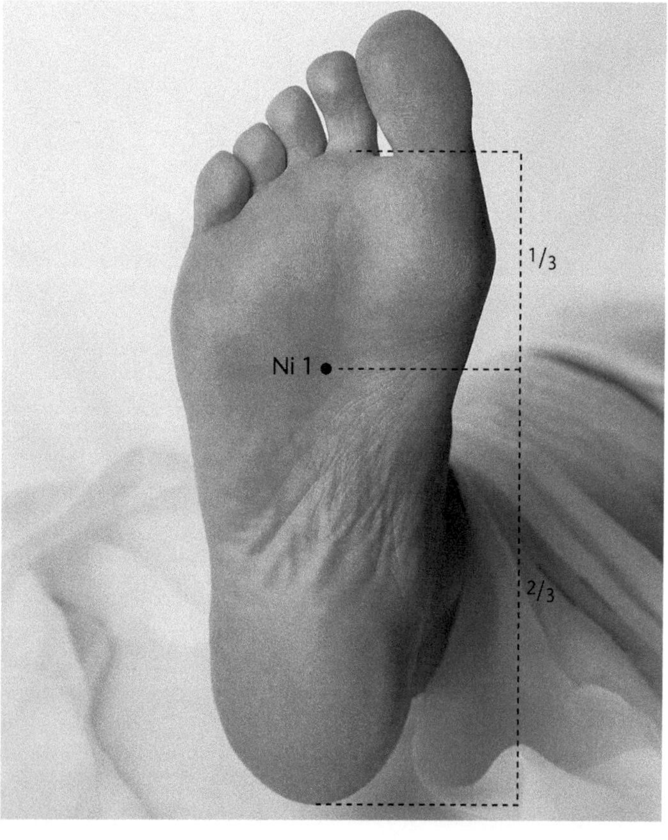

Abb. 3.2-33: Ni 1

Ni 2 *rangu* (Brennendes Tal)
Lokalisation: Am Innenrand des Fußes, unter der Tuberositas des Kahnbeins, an der Grenze von weißem und rotem Fleisch. (→ Abb. 3.2-34)

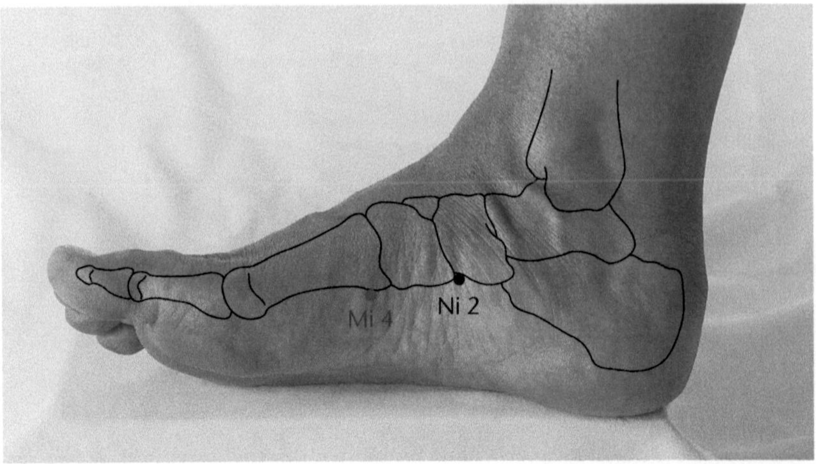

Abb. 3.2-34: Ni 2

Funktion: Kräftigt die Nieren, unterbindet den Verlust von Körperflüssigkeiten, stillt Durchfall und Ausfluss, klärt das Herz (Herz-Hitze).
Indikation: Unregelmäßige Menstruation, vaginaler Ausfluss, spontane Samenergüsse, auszehrender Durst (d. h. diabetische Erkrankungen), Durchfall, Bluthusten, Halsschwellung und Halsschmerzen, beschwerliches Wasserlassen, kindliche Konvulsionen, Tetanus bei Neugeborenen, Kieferklemme.

Ni 3 *taixi* (Mächtiger Gebirgsbach)
Lokalisation: An der Innenseite des Fußes, hinter dem Innenknöchel, in der Vertiefung in der Mitte zwischen der Innenknöchelspitze und der Achillessehne. (→ Abb. 3.2-35)
Funktion: Kräftigt die Nieren, unterstützt die Nieren beim Aufnehmen des Qi, häuft Erde an um Metall hervorzubringen (d. h. supplementiert die Milz, um die Lunge zu kräftigen).
Indikation: Unregelmäßige Menstruation, spontane Samenergüsse, Impotenz, häufiges Wasserlassen, Obstipation, auszehrender Durst (d. h. diabetische Erkrankungen), Bluthusten, Atemnot, Asthma, Halsschwellung und Halsschmerzen, Zahnschmerzen, Lendenschmerzen, Schlaflosigkeit, Tinnitus, Hörsturz, Schwerhörigkeit, Taubheit.

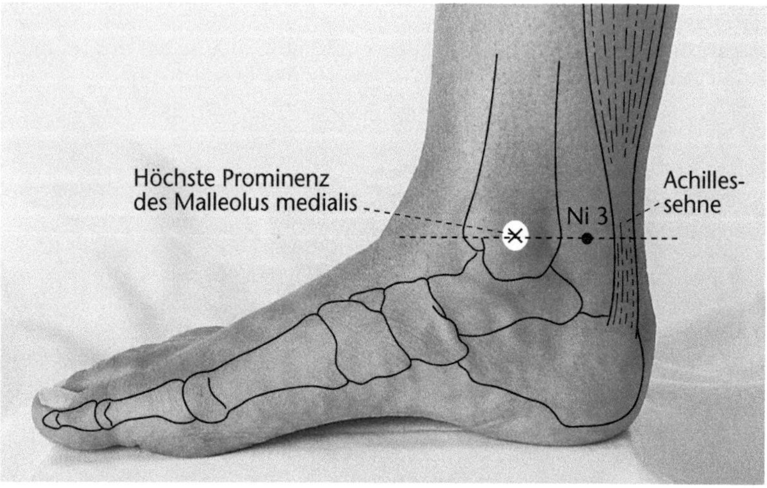

Abb. 3.2-35: Ni 3

Ni 4 *dazhong* (Große Glocke)

Lokalisation: An der Innenseite des Fußes, hinter und unterhalb des Innenknöchels, in der Vertiefung vor dem Ansatz der Achillessehne. (→ Abb. 3.2-36)

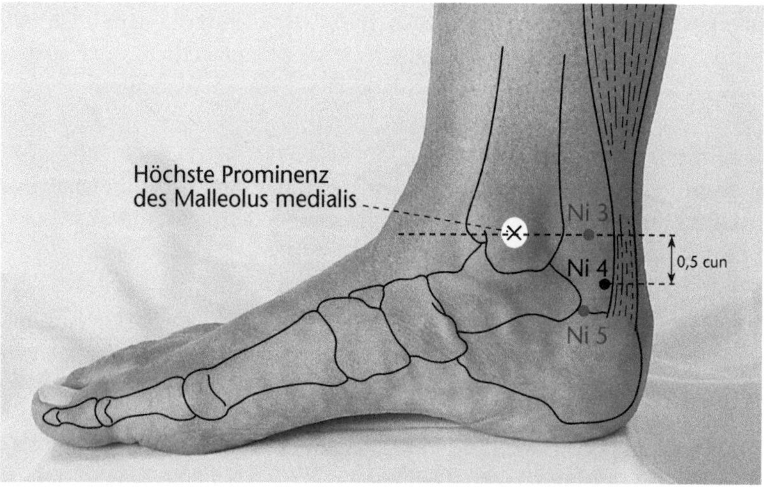

Abb. 3.2-36: Ni 4

Funktion: Kräftigt die Nieren, beruhigt Atemnot, reguliert die Harn- und Stuhlausscheidung.
Indikation: Tröpfelndes Wasserlassen und Harnverhaltung, Enuresis, Obstipation, Bluthusten, Atemnot, Asthma, Demenz, Fersenschmerzen.

Ni 5 *shuiquan* (Wasserquelle)
Lokalisation: An der Innenseite des Fußes, hinter und unterhalb des Innenknöchels, 1 *cun* senkrecht unter Ni 3 *taixi* (Mächtiger Gebirgsbach). (→ Abb. 3.2-37)

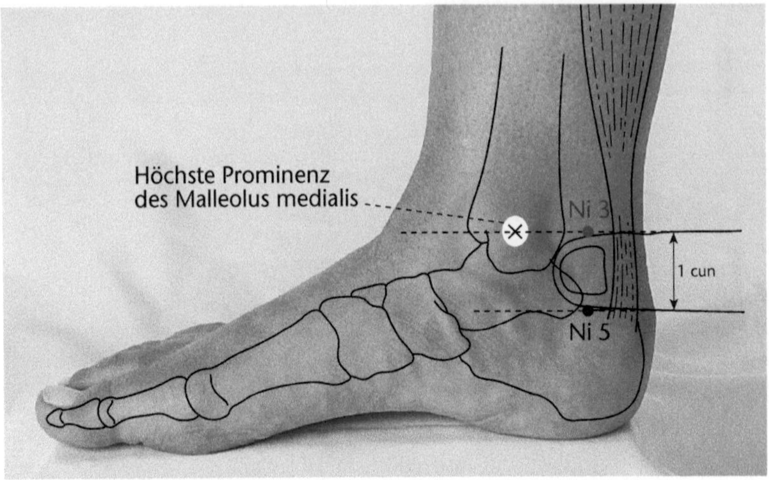

Abb. 3.2-37: Ni 5

Funktion: Kräftigt die Nieren, klärt Hitze, belebt Blut, fördert die Menstruation.
Indikation: Unregelmäßige Menstruation, schmerzhafte Menstruation, Amenorrhö, Dauererektion, beschwerliches Wasserlassen.

Ni 6 *zhaohai* (Leuchtendes Meer)
Lokalisation: An der Innenseite des Fußes, in der Vertiefung direkt unterhalb der Innenknöchelspitze. (→ Abb. 3.2-38)
Funktion: Reguliert das Yin, beruhigt den Geist, reguliert die Harn- und Stuhlausscheidung.
Indikation: Unregelmäßige Menstruation, vaginaler Ausfluss, Dauererektion, häufiges Wasserlassen, tröpfelndes Wasserlassen und Harnverhaltung, Obstipation, Halstrockenheit und Halsschmerzen, Epilepsie, Schlaflosigkeit.

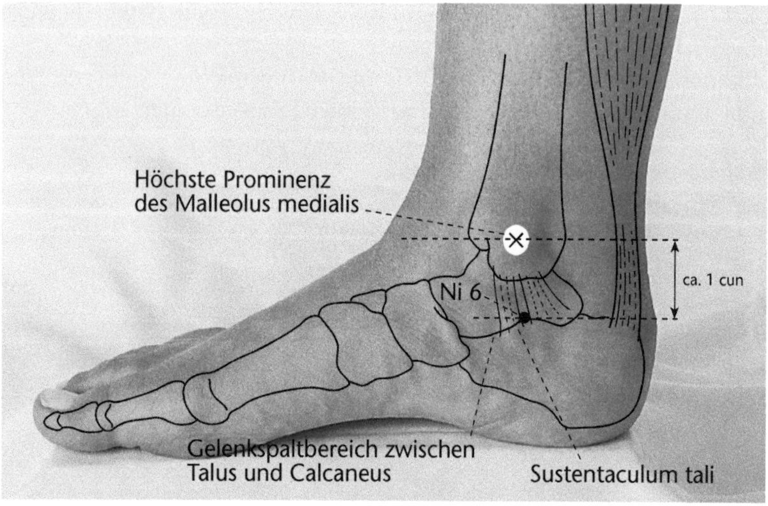

Abb. 3.2-38: Ni 6

Ni 7 *fuliu* (Wieder gleiten)

Lokalisation: An der Innenseite des Unterschenkels, 2 *cun* oberhalb von Ni 3 *taixi* (Mächtiger Gebirgsbach), am Vorderrand der Achillessehne. (→ Abb. 3.2-39)

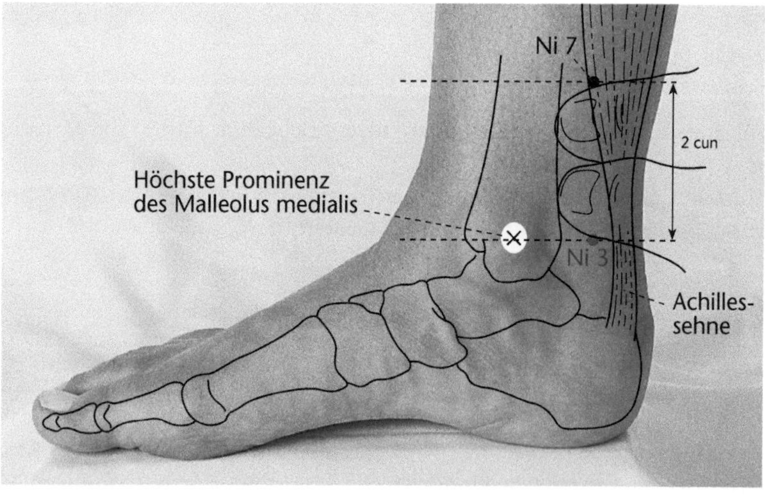

Abb. 3.2-39: Ni 7

Funktion: Supplementiert die Nieren, mehrt das Yin, reguliert die Wasserwege.
Indikation: Ödeme, abdominelle Blähung, Durchfall, Nachtschweiß; Hitze-Erkrankungen, bei denen der Schweiß nicht austritt; Atrophien oder schmerzhafte Blockaden der unteren Gliedmaßen.

Ni 8 *jiaoxin* (Nachrichten austauschen)

Lokalisation: An der Innenseite des Unterschenkels, 2 *cun* senkrecht oberhalb von Ni 3 *taixi* (Mächtiger Gebirgsbach), 0,5 *cun* vor Ni 7 *fuliu* (Wieder gleiten), hinter der Tibia. (→ Abb. 3.2-40)
Funktion: Kräftigt die Nieren, reguliert die Menstruation, reguliert die Harn- und Stuhlausscheidung.
Indikation: Unregelmäßige Menstruation, unregelmäßige Uterusblutungen, Dauererektion, ausbauchendes Qi (Hernien), Durchfall, Obstipation.

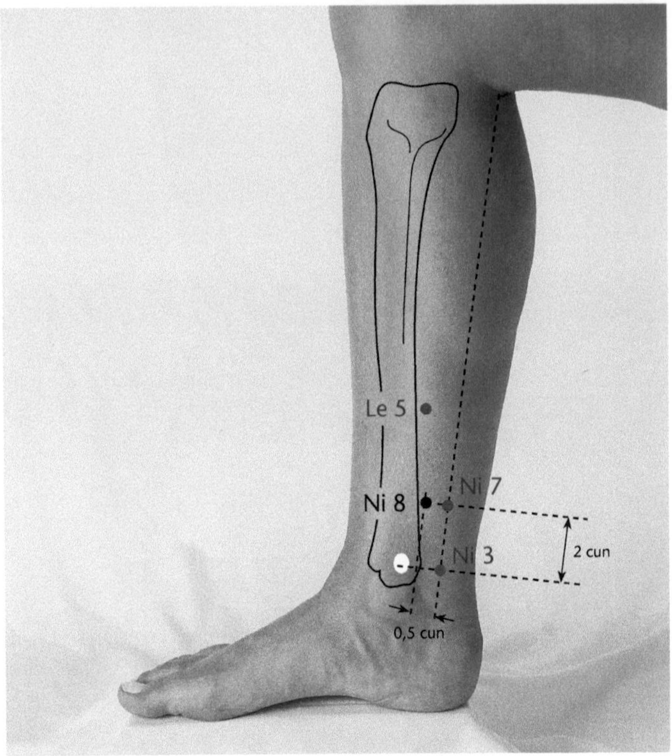

Abb. 3.2-40: Ni 8

Ni 9 *zhubin* (Gästehaus)
Lokalisation: An der Innenseite des Unterschenkels, auf der Verbindungslinie von Ni 3 *taixi* (Mächtiger Gebirgsbach) und Ni 10 *yingu* (Tal des Yin), 5 *cun* oberhalb von Ni 3 *taixi* (Mächtiger Gebirgsbach), am inneren, unteren Rand des zweiköpfigen Wadenmuskels (M. gastrocnemius). (→ Abb. 3.2-41)

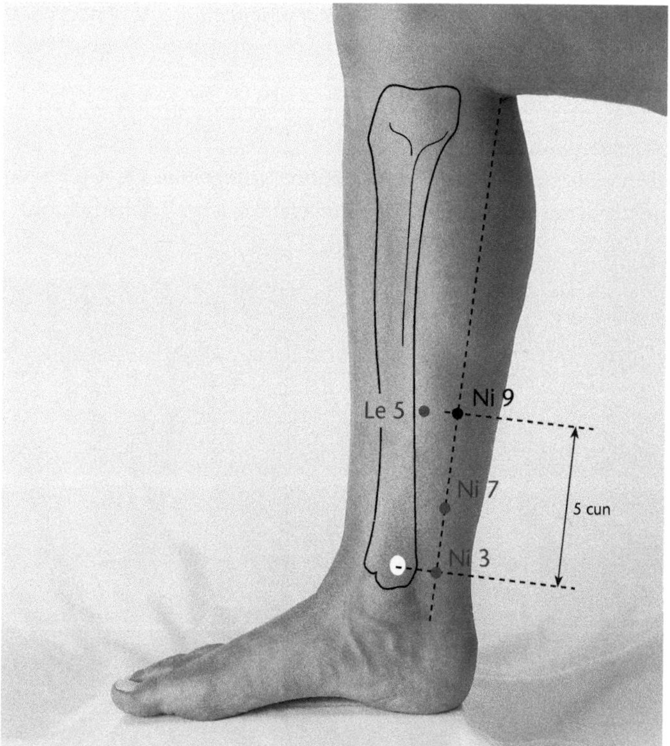

Abb. 3.2-41: Ni 9

Funktion: Kräftigt die Nieren, beruhigt den Geist, reguliert das Qi, stillt Schmerzen.
Indikation: Rückzug und Raserei, ausbauchendes Qi (Hernien), Erbrechen, Unterschenkelschmerzen.

3.2.3 Extrapunkte (5 Punkte)

Innenknöchelspitze (*nei huai jian*)
Lokalisation: Auf der Spitze des Innenknöchels. (→ Abb. 3.2-42)

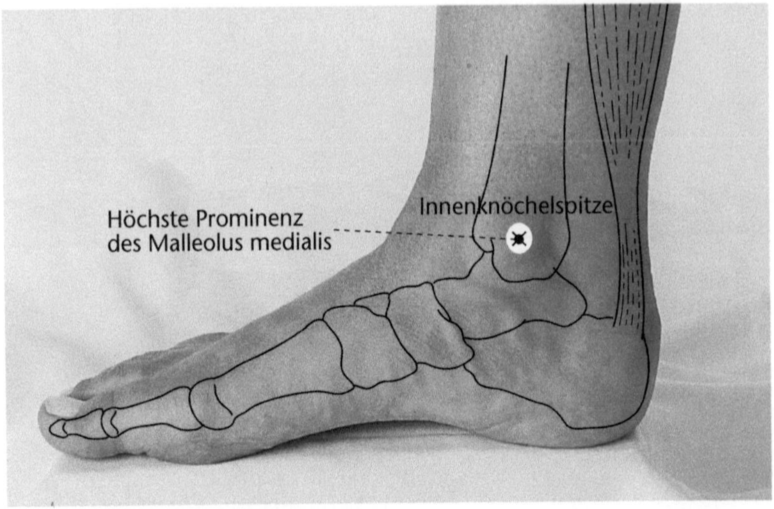

Abb. 3.2-42: Innenknöchelspitze

Indikation: Oberkieferzahnschmerzen, schmerzhafte Hals-Blockade, Halsschwellung, Tonsillitis.

Außenknöchelspitze (*wai huai jian*)
Lokalisation: Auf der Spitze des Außenknöchels. (→ Abb. 3.2-43)
Indikation: Zahnschmerzen, schmerzhafte Hals-Blockade, Halsschwellung, Mundgeschwüre.

Acht Winde (*bafeng*)
Lokalisation: Zwischen den Zehen, an der Grenze von weißem und rotem Fleisch, vier Punkte auf jeder Seite, insgesamt acht. (→ Abb. 3.2-44)
Indikation: Kopfschmerzen, Zahnschmerzen, abwechselnd Fieber und Frösteln, Rötung und Schwellung des Fußrückens, Taubheitsgefühl oder Parästhesien der Zehen, Bein-Qi-Syndrom (Taubheitsgefühl, Parästhesien, Schmerzen, Schwellungen und Schweregefühl der Füße und Beine), schmerzhafte Menstruation.

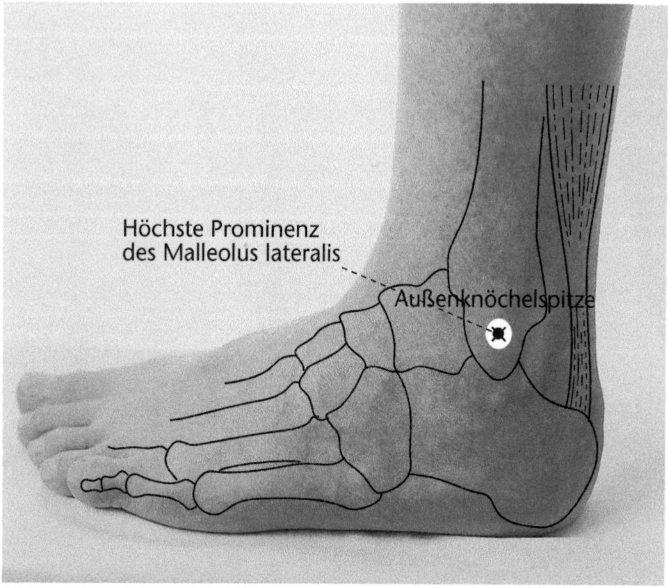

Abb. 3.2-43: Außenknöchelspitze

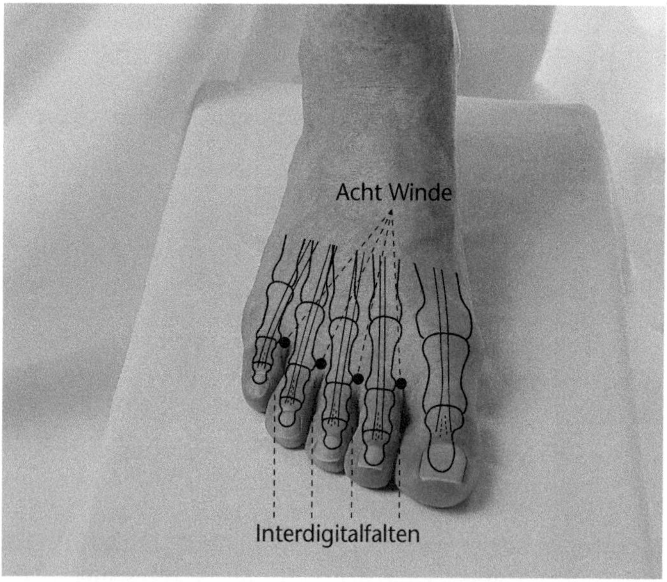

Abb. 3.2-44: Acht Winde

Einsames Yin (*duyin*)

Lokalisation: Auf der Unterseite der 2. Zehe, über dem Gelenkspalt zwischen dem Endglied und dem mittleren Glied der 2. Zehe, direkt unterhalb der Zehenbeere. (→ Abb. 3.2-45)

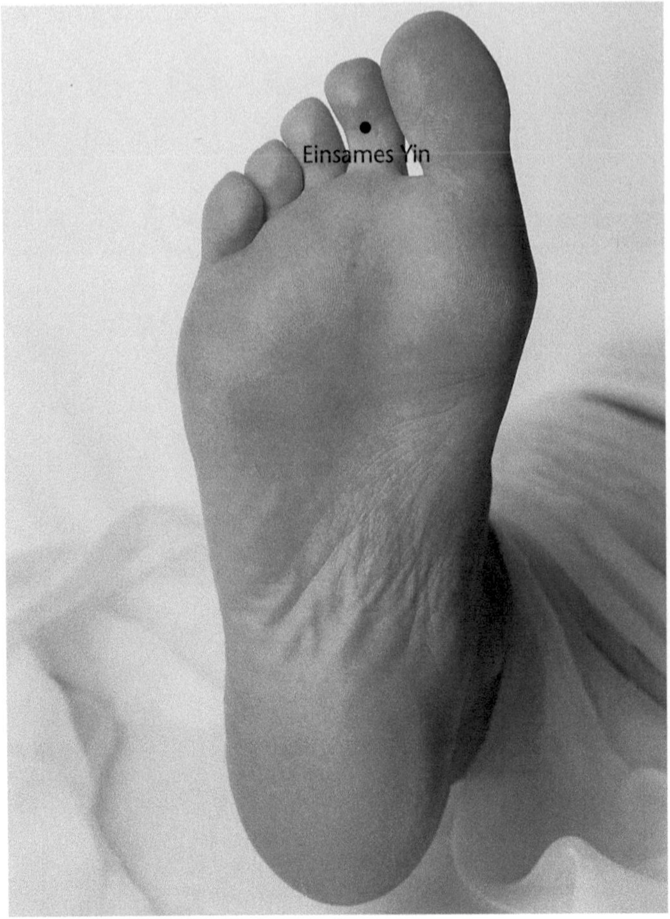

Abb. 3.2-45: Einsames Yin

Indikation: Schmerzen in der Brust, Erbrechen, Erbrechen von kalter und saurer Flüssigkeit, ausbauchendes Qi (Hernien), schwierige Geburt, Retention der Plazenta, Retention des abgestorbenen Feten, unregelmäßige Menstruation.

Asthma-Punkte (*qichuan*)
Lokalisation: An den Spitzen der zehn Zehen jeweil ein Punkt, 0,1 *cun* vom freien Ende der Zehennägel entfernt, insgesamt 10 Punke. (→ Abb. 3.2-46)

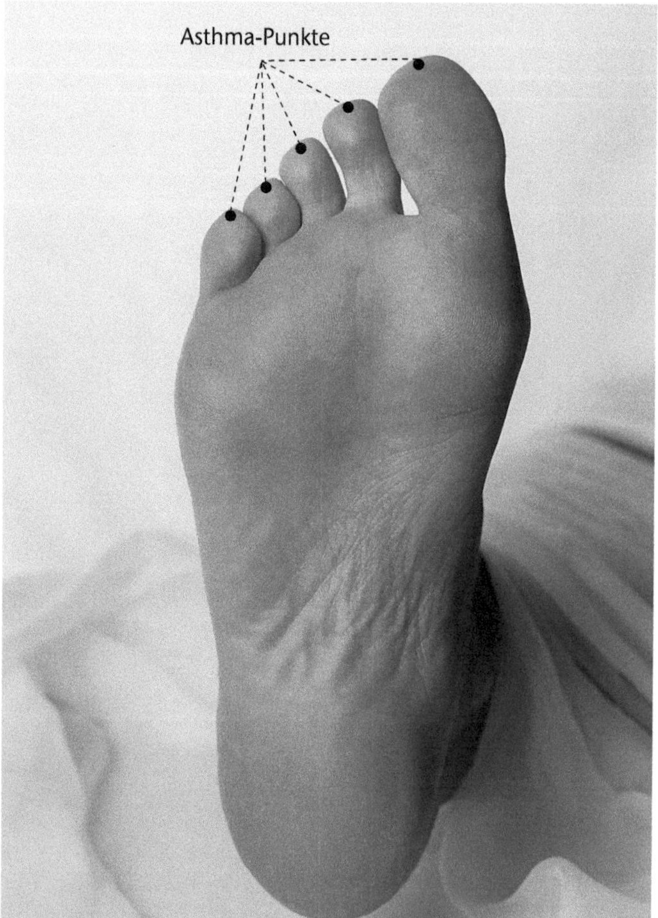

Abb. 3.2-46: Asthma-Punkte

Indikation: Schlaganfall, plötzliche heftige Bauchschmerzen, Bein-Qi-Syndrom (Taubheitsgefühl, Parästhesien, Schmerzen, Schwellungen und Schweregefühl der Füße und Beine), schmerzhafte Blockaden der Füße (rheumatische Beschwerden am Fuß) mit dem Unvermögen zu stehen.

3.3 Überblick über die Lage der Reflexzonen am Fuß

Reflexe sind eine für das Nervensystem typische und grundlegende Reaktionsweise. Die Reflexe sind ein vom Zentralnervensystem koordinierter Rückkopplungsmechanismus zwischen der inneren und der äußeren Umgebung. In der Oberfläche der Füße befinden sich zahlreiche Rezeptoren. Werden diese Rezeptoren bei der Fußmassage gereizt, entsteht dadurch in den Rezeptoren ein neuronaler Impuls, der zum Zentralnervensystem weitergeleitet wird. Im Zentralnervensystem erfolgt darauf eine Reaktion, die als Impuls über Nervenbahnen an Effektoren, also an Erfolgsorgane bzw. Erfolgsmuskeln, weitergeleitet wird. Als Folge darauf kommt es zu muskulären Bewegungen oder funktionellen Aktivitäten der Organe und Gewebe des Organismus.
Unter Reflexzonen versteht man in einem definierten Bereich gelegene Areale, die mit inneren Organen oder Gewebestrukturen in enger Beziehung stehen.

Das genaue Wissen um die Lage der Reflexzonen ist der Schlüssel zum erfolgreichen Erlernen der Fußmassage.

Am Fuß gibt es annähernd hundert Reflexzonen, die sich teilweise auch überlappen. Die Grenzen zwischen den Reflexzonen sind nicht absolut. Diese Grenzen sind eher vager, veränderlicher, relativer Natur. Niemand kann die Grenze einer Reflexzone exakt festlegen. Daher sollte man die Vorstellung meiden, die Grenzen zwischen den Reflexzonen seien so klar definiert wie Ländergrenzen auf einer Landkarte. Reflexzonen haben im Allgemeinen ein Zentrum und einen oder mehrere Punkte, die besonders empfindlich sind. Letztere nennen wir „die empfindlichen Punkte". Normalerweise bestimmt das Zentrum im Wesentlichen die Lage einer Reflexzone. Die Stärke der Reizung der empfindlichen Punkte hat einen sehr großen Einfluss auf die Wirksamkeit der Fußmassage. Bei den Reflexzonen handelt es sich praktisch immer um dreidimensionale Gebilde. Auch die empfindlichen Punkte sind dreidimensional innerhalb dieser Zone angeordnete Punkte. Bei der Fußmassage ist es notwendig, verschiedene Arten von Massagetechniken an den Reflexzonen und empfindlichen Punkten anzuwenden, um einen effektiven Reiz-Rückkopplungsmechanismus auszulösen. Nur so wird die Behandlung Erfolg haben. Doch auch wenn man bei der Reflexzonenmassage über die Grenzen der Zonen hinausgeht, wird dies die Wirkung der Behandlung nicht in allzu großem Maße beeinträchtigen.

3.3.1 Grundregeln der Verteilung der Reflexzonen

Wer die therapeutische Fußmassage erlernen möchte, muss sich zuallererst die Namen der Reflexzonen und die ihnen entsprechenden Areale einprägen. Bezüglich der Verteilung der Reflexzonen am Fuß gibt es bestimmte Regeln. Wenn man diese Grundregeln verinnerlicht hat, ist es einfach, sich die Lage der Reflexzonen am Fuß einzuprägen.

Hält man beide Füße nebeneinander, kann man darin einen aufrecht sitzenden Menschen erkennen. Dabei stellen die nebeneinander liegenden großen Zehen den Kopf des Menschen dar. Die obere Hälfte der Fußsohle entspricht dem Thorax und den darin liegenden Organen, namentlich Herz und Lunge. Die Mitte der Fußsohle entspricht dem Abdomen mit den darin liegenden Organen Magen, Darm, Pankreas, Nieren usw. Auf dem rechten Fuß bilden sich Leber und Gallenblase ab, auf dem linken Herz und Milz. Die Fersenregion entspricht dem Beckenraum, worin sich die Fortpflanzungsorgane befinden, bei Frauen der Uterus und die Ovarien, bei Männern die Prostata und die Hoden. Weiterhin findet man dort die Reflexzonen der Blase, der Harnwege, des Anus usw. Das von der Innenseite der Füße gebildete Längsgewölbe stellt die Wirbelsäulenzone dar. Von oben nach unten bilden sich dort die Halswirbelsäule,

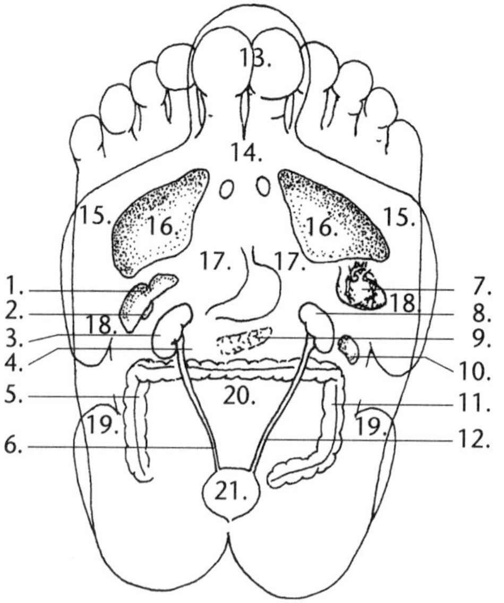

1. Gallenblase
2. Leber
3. Niere
4. Duodenum
5. Dünndarm
6. Harnleiter
7. Herz
8. Niere
9. Pankreas
10. Milz
11. Dünndarm
12. Harnleiter
13. Kopf
14. Schilddrüse
15. Schulter
16. Lunge
17. Nebenniere
18. Ellenbogen
19. Knie
20. Dickdarm
21. Blase

Abb. 3.3-1 a: Beide Füße nebeneinandergestellt entspricht einer Miniatur des menschlichen Körpers

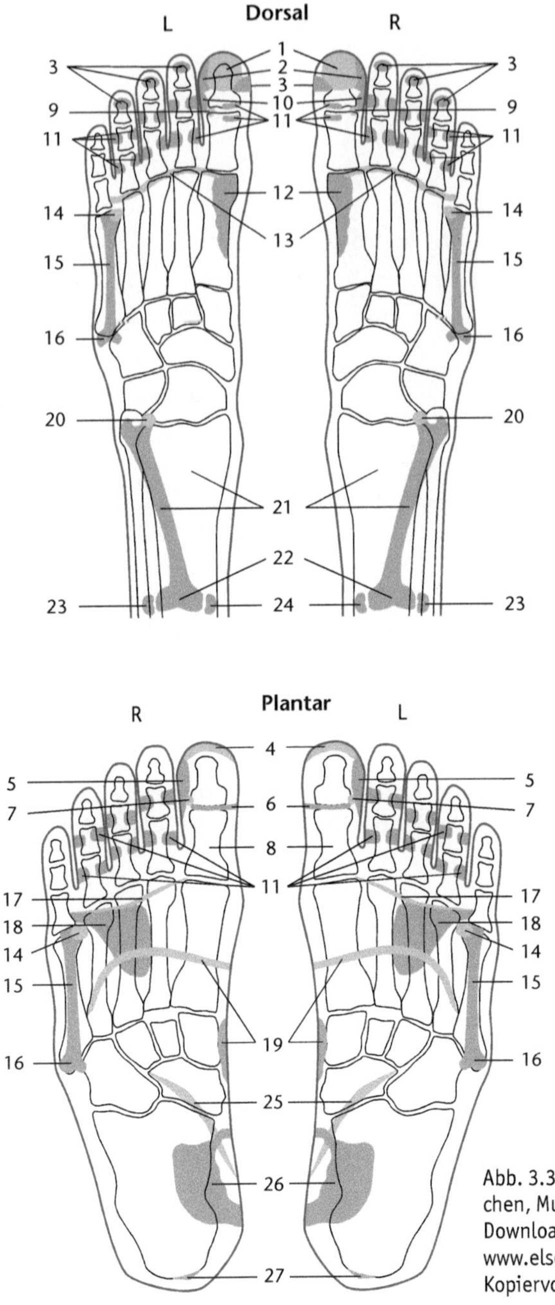

1. Stirn
2. Schläfe
3. Stirnhöhlen
4. Schädeldach
5. Seitliches Haupt
6. Schädelbasis
7. Processus mastoideus
8. Nackenmuskulatur
9. Kiefergelenk
10. Kopf und Hals außen
11. Zähne
12. Sternum
13. Klavikula
14. Schultergelenk
15. Oberarm
16. Ellengoben
17. Thoraxrand
18. Schulterblatt
19. Zwerchfell
20. Hüftkopf
21. Oberschenkel
22. Patellarbereich
23. Knie lateral
24. Knie medial
25. Kreuzbein lateral mit ISG
26. Kleines Becken
27. Sitzbeinhöcker

Abb. 3.3-1 b: Fußreflexzonen der Knochen, Muskeln und Gewebe
Download unter
www.elsevier.de/fussmassage
Kopiervorlage s. S. 308 ff

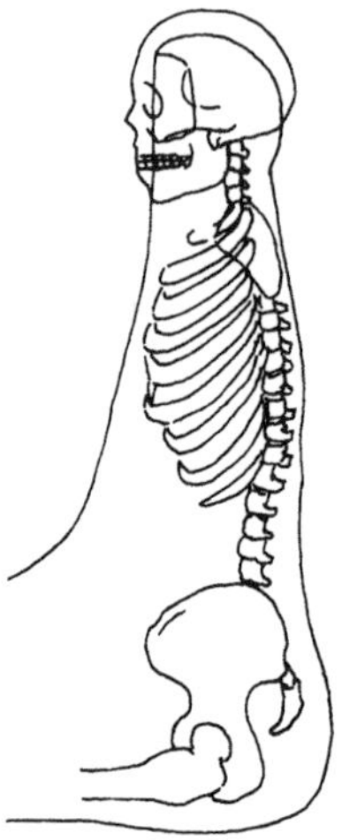

Abb. 3.3-2: Die Seitenansicht des Fußes entspricht dem Seitenprofil eines sitzenden Menschen

die Brustwirbelsäule, die Lendenwirbelsäule, das Kreuzbein und das Steißbein ab. (→ Abb. 3.3-1 a, b)
Betrachtet man einen Fuß von der Seite, so entspricht seine Gestalt dem Seitenprofil eines sitzenden Menschen. An der plantaren Seite der großen Zehen spiegelt sich der Hinterkopf wieder. Das Großzehengrundglied entspricht der Halsregion. Nach unten folgen die Abschnitte der Brust, der Lenden, des Kreuzbeins, des Gesäßes usw. Das Sprunggelenk entspricht schließlich dem Hüftgelenk. (→ Abb. 3.3-2)

3.3.2 Entsprechung der oberen und unteren Gliedmaßen

Das Verständnis der Beziehungen bestimmter Abschnitte der oberen und unteren Gliedmaßen zueinander ist von großer Bedeutung bei der Anwendung der therapeutischen Fußmassage. Denn wenn eine bestimmte Körperregion durch einen Unfall verletzt worden ist oder wenn das Massieren eines Körperteils aufgrund von Wunden, Geschwüren oder größeren Narben nicht möglich ist, können stattdessen entsprechende Körperregionen massiert werden. Entsprechungen dieser Art, die man sich in der Praxis besonders häufig zu Nutze macht, sind die Entsprechung von Händen und Füßen bzw. Armen und Beinen. Hierbei steht jeder Finger mit seiner entsprechenden Zehe in Ver-

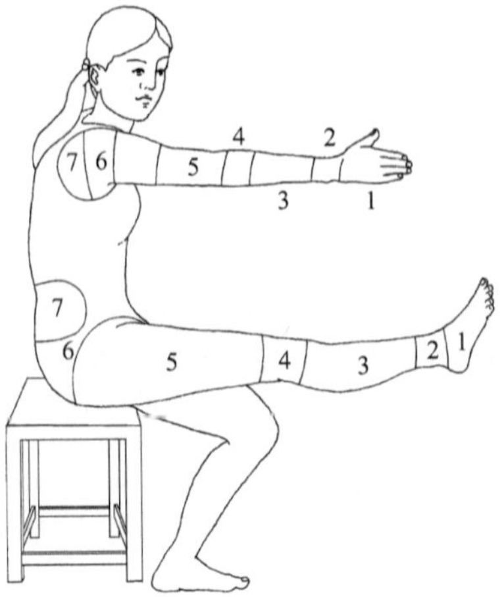

Abb. 3.3-3: Entsprechung der oberen zur unteren Körperhälfte

bindung, die Handfläche mit der Fußsohle sowie der Handrücken mit dem Fußrücken. Das Handgelenk entspricht dem Sprunggelenk, der Unterarm dem Unterschenkel, der Oberarm dem Oberschenkel sowie die Schulter der Hüfte (→ Abb. 3.3-3).

3.4 Geeignete Reizstärke bei der therapeutischen Fußmassage

Die geeignete Reizstärke ist ein wichtiger Faktor, der zur Effektivität der therapeutischen Fußmassage beiträgt. Dabei sind folgende Punkte zu beachten:

Individuelle Empfindlichkeit

Es gibt enorme interindividuelle Unterschiede bei der Schmerzempfindlichkeit. Kleinkinder, Jugendliche, Frauen, ältere und geschwächte Menschen sind im Allgemeinen schmerzempfindlicher. Daher eignen sich leichte Manipulationen bei der Behandlung dieser Personengruppen. Doch verlangen ältere Menschen, die sich wiederholt massieren lasen, oft nach etwas kräftigeren

Manipulationen. Bei vergleichsweise unempfindlichen Menschen sollte man kräftigere Manipulationen anwenden.

Stärke der Manipulation

Wendet man bei der Massage vergleichsweise viel Kraft an, ist der Reiz, den der Behandelte empfängt naturgemäß relativ groß. Bei der Massage muss man stets auf die individuellen und zonenspezifischen Reaktionen des Behandelten achten und sofort mit einer Anpassung der Manipulationsstärke darauf reagieren. Bei der therapeutischen Fußmassage ist man üblicherweise bemüht, eine leicht schmerzhafte, mit einem dumpfen Druck- und Spannungsgefühl einhergehende Empfindung hervorzurufen, die der Patient aber gerade noch ertragen kann. Die Arbeit kurz unter dieser Schmerzgrenze stellt den therapeutischen Erfolg sicher.

Dauer der Anwendung

Bleibt die Manipulationsstärke während der Massage konstant, hat auch die Dauer der Anwendung eine relativ große Bedeutung für die zu erzielende Reizstärke. Bei einer kurzen Anwendung ist auch die Reizstärke gering. Entsprechend der individuellen Erfordernisse sollte die Anwendungszeit an bestimmten Zonen etwas ausgedehnt werden, um die Reizstärke zu maximieren. Doch die Verlängerung der Anwendungszeit muss in einem angemessenen Rahmen bleiben. Manipuliert man eine Stelle zu lang, kann sich der gegenteilige Effekt einer Reizminderung einstellen.

Anzahl der Wiederholungen der Manipulationen

Bleiben Manipulationsstärke und Zeitfaktor während der Massage konstant, kommt der Anzahl der Wiederholungen der Manipulationen eine wichtige Bedeutung zu. Je öfter die Manipulationen wiederholt werden, desto größer ist die Reizstärke und umgekehrt.

Frequenz der Manipulationen

Ist die Zeit zwischen den einzelnen Manipulationen gering, ist die Behandlungsfrequenz höher und die Reizstärke größer. Eine hohe Frequenz der Manipulationen bei der Massage führt zu einer stärkeren Erregung des Zentralnervensystems und vermag daher eine stärkere funktionelle Reaktion hervorzurufen, wodurch die Effektivität der Behandlung gesteigert wird.

Während der Fußmassage muss man diese fünf Faktoren stets berücksichtigen und sie sich flexibel zu Nutze machen, um in jeder Situation die optimale Reizstärke zu wählen und dadurch zufriedenstellende Behandlungsergebnisse zu erzielen.

3.5 Reihenfolge, Richtung und Dauer der therapeutischen Fußmassage

Reihenfolge

Die Fußmassage bedarf einer geordneten Vorgehensweise, einer vernünftigen Abfolge von Anwendungen. Dadurch kann zum einen verhindert werden, dass man Reflexzonen vergisst; zum anderen können Unterschiede zwischen den einzelnen Zonen genauer wahrgenommen und die für einen bestimmten Patienten besonders wichtigen Hauptzonen herausgefunden werden. Wenn gelegentlich eine Zone aus Versehen übersprungen oder die allgemein übliche Reihenfolge nicht eingehalten wird, beeinträchtigt dies den Behandlungserfolg kaum.
In der allgemein üblichen Vorgehensweise wird erst der linke, dann der rechte Fuß massiert. Man beginnt mit der Fußsohle, massiert dann die Fußinnenseite, dann die Fußaußenseite und zum Schluss den Fußrücken.

Massagerichtung

Bei der Fußmassage sollte man möglichst von distal nach proximal vorgehen. Damit fördert man die physiologische Rückflussrichtung des Blutes und der Lymphe.

Zeitspanne der Massage

Jede Reflexzone sollte im Durchschnitt 10 – 30 Sekunden lang manipuliert werden, wobei man mit geringer Stärke beginnt und die angewandte Kraft langsam steigert. So werden nach und nach alle Reflexzonen des Fußes behandelt. An jedem Fuß vollzieht man drei bis fünf solcher Zyklen, was etwa 15 – 25 Minuten pro Fuß beansprucht.

3.6 Diagnostik am Fuß

Die Fußdiagnostik ist eine von mehreren Diagnosemethoden der Chinesischen Medizin. Dabei kann man sich den Fuß als Embryo bzw. eine Miniatur des ganzen Körpers vorstellen, in dem sich alle Organe und Gewebestrukturen abbilden. Weist ein bestimmtes Organ pathologische Veränderungen auf, so wird es in der entsprechenden Reflexzone zu abnormen Phänomenen kommen, die man bei der Diagnostik berücksichtigen sollte. Bei der Fußdiagnostik unterscheidet man die schmerzhafte Diagnostik von der schmerzlosen Diagnostik.

3.6.1 Diagnostik anhand der Schmerzreaktion („schmerzhafte Diagnostik")

Stellt man an einer bestimmten Reflexzone eine abnorme Druckschmerzhaftigkeit fest, kann man dies als Hinweis darauf verstehen, dass das entsprechende Organ pathologisch verändert ist. Doch dabei sollten folgende Punkte berücksichtigt werden:

Untersuchung der schmerzhaften Zone

Zuerst untersucht man die Reflexzone des Herzens am linken Fuß. Diese Zone stellt das sichere Portal bei der Diagnostik anhand der Schmerzreaktion dar. Bei der Untersuchung dieser Zone geht man in drei Schritten vor:

Diagnostik mit geringem Druck

Bei dieser Diagnosetechnik massiert man die Reflexzone des Herzens mit der Daumenbeere drei Mal schiebend mit ansteigender Intensität von distal nach proximal, anfangs mit leichtem Druck, dann mit mittlerem und schließlich mit etwas stärkerem Druck. Ein gesunder Mensch wird dabei keinen nennenswerten Schmerz verspüren.
Eine schmerzhafte Reaktion spricht für eine Erkrankung des Herzens.

Diagnostik mit mittlerem Druck

Hierbei benutzt man die Methode des drückenden Schabens, wobei man mit der vorderen Fläche des im proximalen Fingergelenk abgewinkelten Zeigefingers (Fingerhaltung → Abb. 3.7-2, s. S. 131) von distal nach proximal drei Mal drückend schabt. Auch hierbei steigert man die angewandte Kraft bei

jeder Wiederholung. Insgesamt sollte die angewandte Kraft bei dieser Technik etwas stärker sein als bei der schiebenden Daumentechnik.
Ein gesunder Mensch wird dabei keinen nennenswerten Schmerz verspüren. Eine schmerzhafte Reaktion spricht für eine leichte Erkrankung oder funktionelle Störung des Herzens.

Diagnostik mit starkem Druck
Hierbei benutzt man die Gelenkspitze des im proximalen Fingergelenk abgewinkelten Zeigefingers und manipuliert die Reflexzone des Herzens durch punktuelles Stoßen. Auch hierbei steigert man die angewandte Kraft bei jeder Wiederholung. Insgesamt sollte die angewandte Kraft bei dieser Technik stärker sein als bei der oben beschrieben Technik des drückenden Schabens.
Wenn beide oben genannten Methoden zu keiner schmerzhaften Reaktion geführt haben, sondern nur die Methode mit starkem Druck, haben diese Zonen keine diagnostische Relevanz.

Festlegen der durchschnittlich anwendbaren Kraft

Die anzuwendende Kraft ist für jeden Menschen verschieden. Bevor die Diagnostik anhand der Schmerzreaktion durchgeführt wird, muss die durchschnittlich anwendbare Kraft festgestellt werden. Normalerweise wird die Schmerzempfindlichkeit der drei Reflexzonen Nebenniere, Solarplexus und Niere als Richtwert genommen. Erst wird an der Reflexzone der Nebenniere ganz leichter Druck angewendet, der nicht im Geringsten schmerzt. Beim zweiten Mal wird etwas kräftiger gedrückt, bis die Stelle anspricht. Beim dritten Mal wird so kräftig gedrückt, dass der Behandelte jenen gerade noch angenehmen, dumpfen Schmerz empfindet. Daraufhin wird diese Techniken auch an den Reflexzonen des Solarplexus und der Niere angewendet, um deren Empfindlichkeit auszutesten. Das Mittel der an diesen drei Reflexzonen angewandten Kraft nimmt man dann als Maß für die bei der Diagnostik anhand der Schmerzreaktion durchschnittlich anwendbaren Kraft für diesen Menschen. Bei der Untersuchung muss diese ermittelte Kraft ständig angepasst werden, um die Unterschiede in der Empfindlichkeit jeder Reflexzone einschätzen zu können.

Beurteilung der Schmerzhaftigkeit der Reflexzonen

Bei der Diagnosestellung macht man sich stets ein Gesamtbild aus den vom Patienten geäußerten Beschwerden, aus den durch Betrachten gewonnen Erkenntnissen und aus der Schmerzempfindlichkeit der Reflexzonen. Bei der

Diagnostik anhand der Schmerzreaktion muss man die einzelnen Reflexzonen nach ihrer Empfindlichkeit differenzieren und sich einprägen, welche Zonen bei einem Patienten besonders schmerzempfindlich und welche unempfindlich sind. An den besonders schmerzempfindlichen und an den üblicherweise unempfindlichen Reflexzonen sollte nicht stark gedrückt werden. In diesen Fällen sollten anderer Mittel, wie z. B. die Anamnese zur Diagnosestellung herangezogen werden.
Bei der Beurteilung der Schmerzhaftigkeit der Reflexzonen, muss vor allem auf den Gesichtsausdruck, die Gesichtsfarbe und auf spontane Bewegungen des Patienten geachtet werden; man darf sich nicht ausschließlich darauf verlassen, dass der Patient selbst seine Schmerzen äußert, da dies zu einer falschen Diagnose führen kann.

3.6.2 Diagnostik anhand anderer Phänomene („schmerzlose Diagnostik")

Bei Patienten mit dicker, harter Haut an den Fußsohlen und bei Patienten, die starke Medikamente eingenommen bzw. Alkohol oder Drogen konsumiert haben, kann die Empfindlichkeit der Füße deutlich reduziert sein. Kinder und viele Frauen, aber auch manche Männer, zeichnen sich häufig durch eine übersteigerte Schmerzreaktion aus. Bei diesen Personengruppen sollte nicht die Diagnostik anhand der Schmerzreaktion, sondern die „schmerzlose Diagnostik" angewendet werden.
Bei der „schmerzlosen Diagnostik" betrachtet man zuerst die Gestalt und die Haut des Fußes. Bei der leichten Massage des Fußes erspüren erfahrene Masseure oft körnige, seilartige oder klumpenförmige Strukturen, haben das Gefühl als ob Lufteinschlüsse unter der Haut lägen oder registrieren andere abnorme Phänomene. Diese Befunde werden zu den weiteren anamnestischen Informationen in Beziehung gesetzt.
Sowohl bei der „schmerzhaften" als auch bei der „schmerzlosen" Diagnostik kommt es in hohem Maße auf die Erfahrung des Masseurs und auf die spezifische Situation des Untersuchten an. Zu bedenken ist dabei grundsätzlich, dass diese Untersuchungsmethoden kein absolut sicheres Ergebnis liefern können. Man kann damit lediglich auf die Wahrscheinlichkeit der Affektion eines bestimmten Organs schließen, aber niemals definitiv sagen, dass ein bestimmtes Organ erkrankt ist. Wenn man auf verdächtige Phänomene stößt, sollte der Patienten nicht durch voreilige Schlüsse verunsichert oder durch bestimmte Diagnosen beängstigt werden. Stattdessen sollte der Patient zur weiteren diagnostischen Abklärung an einen entsprechenden Arzt überwiesen werden.

[Anmerkung des Übersetzers: In vielen Fällen weisen Befunde am Fuß lediglich auf funktionelle Störungen der jeweiligen Organe hin und nicht auf bereits existente organische Erkrankungen. Hierbei kommt der Diagnostik am Fuß aufgrund ihrer hohen Sensibilität eine nicht zu unterschätzende Bedeutung bei der Früherkennung von Gesundheitsstörungen zu.]

3.7 Massagetechniken

→ Anhang, Massagetechniken, S. 294 ff.

Mit Fußmassage im weiteren Sinne meint man die Massage der Region unterhalb der Knie. Im engeren Sinne versteht man darunter die Massage des Fußes an sich bis hin zu den Knöcheln. Bei der Fußmassage wendet man hautsächlich an den Reflexzonen des Fußes bestimmte Massagetechniken an, um dadurch die Funktion der verschiedenen Organe des menschlichen Organismus zu regulieren.

Es gibt eine Vielzahl von Massagetechniken. Am Fuß werden vor allem die folgenden Techniken angewendet:

- Drücken *(an)*
- Verstärktes Drücken *(ya)*
- Kneifen *(qian)*
- Klopfen *(kou)*
- Schaben *(gua)*
- Kneten *(rou)*.

Darüber hinaus behandelt man die am Fuß gelegenen Akupunkturpunkte durch punktuelles Drücken *(dian-an)*, die Achillessehne durch Drücken und kreisendes Reiben *(an-mo)*; man behandelt den ganzen Fuß mittels Greifen und Kneifen *(na-nie)*, das Zentrum der Fußsohle durch Quirlen bzw. beidhändiges Hin- und Herreiben *(cuo)* oder die Wadenmuskulatur durch Kneten und Kneifen *(rou-nie)* usw.

Bei der Reflexzonenmassage am Fuß benutzt man im Allgemeinen die Hand, oder manchmal auch unterstützende Instrumente wie Massagestifte oder Massagegriffel, und wendet je nach Reflexzone eine bestimmte Technik an. Die Anwendung unterschiedlicher Massagetechniken ist notwendig, um an den jeweiligen Reflexzonen adäquate Stimulationen vorzunehmen und somit die Grundlage für einen positiven Behandlungseffekt zu legen.

3.7.1 Grundlagen der Massagetechniken

Um den gewünschten Behandlungseffekt zu erzielen, sollten die Massagetechniken kraftvoll, gleichmäßig, ausgewogen, harmonisch und gründlich sein. Im Folgenden werden die grundlegenden Charakteristika dieser Massagetechniken, auch Manipulationen genannt, vorgestellt.

Lage der Reflexzonen

Die Lokalisation der Reflexzonen muss exakt beherrscht werden.

Stärke der Manipulationen

Aufgrund der unterschiedlichen Lage der einzelnen Reflexzonen und der unterschiedlichen anatomischen Gegebenheiten der einzelnen Fußregionen bedarf es je nach Region unterschiedlich starker Stimulation. Anzustreben ist, dass der Behandelte einen gerade noch als angenehm empfundenen, dumpfen Schmerz oder ein Druck- bzw. Spannungsgefühl wahrnimmt. Bei zu geringer Kraftanwendung kann der gewünschte Behandlungseffekt nicht erzielt werden, manipuliert man zu stark, kann es zu Verletzungen des Fußgewebes kommen. Der Masseur muss entsprechend der individuellen Besonderheiten des Patienten und je nach Reflexzone unterschiedlich viel Kraft anwenden.

Gleichmäßigkeit der angewandten Kraft

Jede Reflexzone sollte drei bis fünf Mal manipuliert werden, wobei man leicht beginnt und dann bei jeder Wiederholung mehr Kraft anwendet. Es ist aber auch möglich, die Kraftanwendung bei jeder Wiederholung einheitlich zu halten. Während der Anwendung der Massagetechniken muss mit konstanter Kraft gearbeitet werden. Ein ständiger Wechsel zwischen leichter und kräftiger Massage ist nicht zielführend.

Richtiger Rhythmus

Die Massagebewegungen sollten in einem bestimmten Rhythmus erfolgen, um an der massierten Reflexzone einen regelrechten Reiz zu setzen. Auch für den Masseur ist der rhythmische Wechsel von Kraftanwendung und Entspannung weniger ermüdend.

Lage des Patienten und Positionierung der Füße

Der Behandelte sollte entweder bequem sitzen oder liegen, damit sein ganzer Körper möglichst entspannt ist. Die Füße des Behandelten können entweder auf den Knien des ihm gegenüber sitzenden Therapeuten liegen oder auf einem Hocker oder am Bettrand. Dem Patienten sollte es jederzeit möglich sein, seine Füße bei Bedarf zu bewegen oder auch die Beine zwischendurch im Kniegelenk zu beugen. Dem Masseur ermöglicht dies eine klare Sicht auf den Fuß, wodurch er die Reflexzonen am Fuß deutlich ausmachen kann. Der Masseur sollte in einer bequemen Sitzposition Platz nehmen, so dass er während der Massage genügend Bewegungsfreiheit hat. Er sollte dem Patienten gerade gegenüber sitzen, so dass er sich nicht verdrehen muss, was sonst leicht zu einer Fehlbelastung der Lenden und somit zu Lendenschmerzen führen kann. Die Massagetechniken sollen geschmeidig und unverkrampft ausgeführt werden. Dies bewahrt auch die Finger des Masseurs vor Zerrungen oder anderen Verletzungen.

Nach der Massage kann der Behandelte ein Fußbad in einem Dekokt von blutbelebenden und Stase wandelnden chinesischen Kräutern machen. Beispielsweise kann man dafür die folgende Rezeptur benutzen:

Fußbad

- Angelicae sinensis Radix (*dang gui*) 10 g
- Drynariae Rhizoma (*gu sui bu*) 10 g
- Carthami Flos (*hong hua*) 10 g
- Chaenomelis Fructus (*mu gua*) 10 g
- Sappan Lignum (*su mu*) 10 g
- Rehmanniae Radix (*sheng di huang*) 10 g
- Lycopi Herba (*ze lan*) 10 g
- Asari Herba (*xi xin*) 6 g
- Zingiberis Rhizoma recens (*sheng jiang*) 6 g

[Anmerkung des Übersetzers: Meiner Erfahrung nach ist die alleinige Verwendung von frischem Ingwer schon sehr belebend. Dies ist auch kostengünstiger und einfacher als die Verwendung der oben genannten Kräuter. Nach einem traditionellen Rezept aus Taiwan kocht man eine in Scheiben geschnittene Ingwerknolle 20 – 30 Minuten ab, gibt das Dekokt in eine Schüssel oder kleine Wanne und gibt dann noch etwas Speisesalz und Reiswein hinzu. Diese Rezeptur eignet sich auch zur Behandlung von kalten Füßen und zur Vorbeugung von Frostbeulen im Winter.]

3.7.2 Häufige Massagetechniken

Bei der Fußmassage kennt man mehr als zehn verschiedene Massagetechniken. Doch die häufiger angewandten sind:

- Halbe-Faust-Zeigefinger-Technik (*shi zhi kou quan fa*)
- Schieben mit dem Daumen (*mu zhi tui fa*)
- Zeigefinger-Hakenhand-Technik (*shi zhi gou zhang fa*).

Halbe-Faust-Zeigefinger-Technik (*shi zhi kou quan fa*)

Der Masseur hält mit der einen Hand den Fuß des Patienten; die andere Hand ballt er halb zur Faust. Mittelfinger, Ringfinger und kleiner Finger sind im distalen und mittleren Fingergelenk gebeugt, so dass die Fingerbeeren fest an der Handfläche über den Fingergrundgelenken anliegen. Der Zeigefinger ist ebenso gebeugt, ragt aber ein kleines Stück heraus. Die Massage wird mittels der Rückseite des proximalen Fingergelenkes des Zeigefingers ausgeführt, also mit der Spitze des gebeugten Gelenkes zwischen dem Mittelglied und dem Grundglied des Zeigefingers (→ Abb. 3.7-1). Auf diese Weise stößt und drückt (*ding-ya*) man bestimmte Punkte.

Diese Massagetechnik eignet sich zur Behandlung von Reflexzonen an der Fußsohle, wie Nebenniere, Niere, Kleinhirn, Hirnstamm, Großhirn, Herz, Milz, Magen, Pankreas, Dünndarm, Dickdarm und Geschlechtsdrüsen.

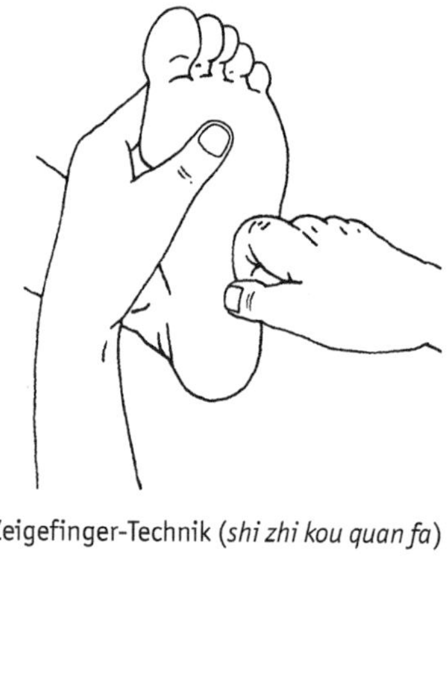

Abb. 3.7-1: Halbe-Faust-Zeigefinger-Technik (*shi zhi kou quan fa*)

Zeigefinger-Hakenhand (*shi zhi gou zhang fa*) bzw. drückendes Schaben mit dem Zeigefinger (*shi zhi ya gua fa*)

Der Masseur hält mit der einen Hand den Fuß des Patienten. Der Daumen der anderen Hand fixiert in leicht gebeugter Stellung den Zeigefinger. Der Zeigefinger selbst ist zu einer engen Sichel bzw. in Hakenform gebeugt. Bei dieser Technik wird die Kraft mittels der radialen Kante des distalen Fingergelenks appliziert, also mit der prominenten Stelle des gebeugten Gelenkes zwischen dem Endglied und dem Mittelglied des Zeigefingers (→ Abb. 3.7-2). Auf diese Weise drückt und schabt man gleichermaßen (*ya-gua*) über bestimmte Zonen.
Diese Massagetechnik eignet sich insbesondere zur Behandlung der Reflexzonen Schilddrüse, Prostata oder Uterus, Hüftgelenk, inneres Steißbein, äußeres Steißbein und Geschlechtsdrüsen (Hoden bzw. Ovarien).

3

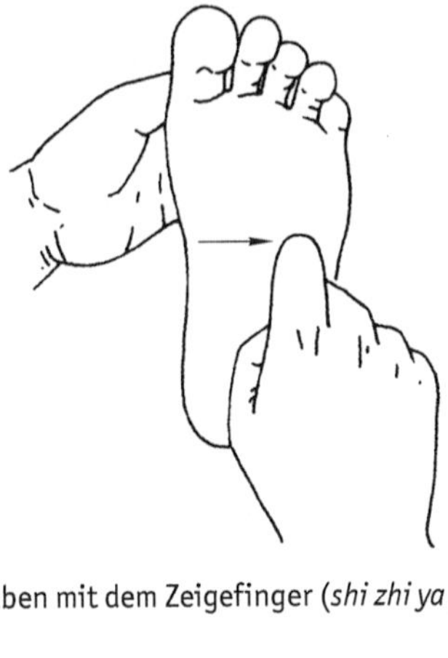

Abb. 3.7-2: Drückendes Schaben mit dem Zeigefinger (*shi zhi ya gua fa*)

Drücken mit dem Daumen (*mu zhi an ya fa*)

Hierbei drückt man kräftig (*an-ya*) mit der Daumenbeere.
Diese Technik eignet sich insbesondere zur Behandlung der Reflexzonen Innenseite der Rippen, Außenseite der Rippen, Luftröhre und Leistenbeuge.

Verstärktes Drücken mit der Daumenspitze (*mu zhi jian shi ya fa*)

Hierbei drückt man kräftig mit der Daumenspitze.
Diese Technik eignet sich insbesondere zur Behandlung der Reflexzonen Oberkiefer, Unterkiefer, Tonsillen, Kleinhirn, Hirnstamm, Trigeminus, Nase, Hals und Nacken.

Schieben mit dem Daumen (*mu zhi tui fa*)

Hierbei vollzieht man eine geradlinige oder bogenförmige, gleichzeitig drückende und schiebende Bewegung (*tui*) mit der Daumenbeere.
Diese Technik eignet sich zur Behandlung der Reflexzonen Harnröhre, Trigeminus, Halswirbelsäule, Brustwirbelsäule, Lendenwirbelsäule, Kreuzbein, Ischiasnerv auf der Fußinnenseite, Zwerchfell, Speiseröhre und Luftröhre.

Schieben mit der Faust (*quan tui fa*)

Bei dieser Technik ballt man die vier Finger zur Faust. Die Kraft wird appliziert, indem man mit den distalen Kanten der proximalen Fingergelenke (Gelenk zwischen dem Mittelglied und dem Grundglied) von Zeige-, Mittel-, Ring- und kleinem Finger bestimmte Reflexzonen behandelt.

4 Reflexzonen des Fußes und Methoden der Reflexzonenmassage

Die Reflexzonen des Fußes und die Methoden der Massage dieser Zonen sind über einen langen Zeitraum hinweg von den Menschen nach und nach entdeckt, zusammengefasst und systematisiert worden. Die Erforschung und wissenschaftliche Beweisführung bezüglich dieser Erkenntnisse ist noch lange nicht abgeschlossen.

Da niemand die Grenzen einer Reflexzone exakt definieren kann, beeinträchtigt es die positive Wirkung der Fußmassage nicht, wenn über die Grenzen einer Reflexzone hinaus massiert.

Empfindliche Punkte sind Stellen innerhalb der Reflexzonen, die besonders leicht mit dumpfem oder akutem Schmerz, Taubheitsgefühl, Druck- oder Spannungsgefühl auf eine Manipulation reagieren. Diese empfindlichen Punkte besitzen besonders viele Nervenendungen, die möglicherweise in einer besonders intensiven Beziehung zum jeweiligen Erfolgsorgan stehen. Zwischen diesen empfindlichen Punkten und den jeweiligen Erfolgsorganen besteht ein bidirektionaler Regulationsmechanismus, der es erlaubt, über die Stimulation dieser Punkte am Fuß die Funktion des Erfolgsorgans zu beeinflussen.

Bislang sind nahezu 100 Reflexzonen am Fuß bekannt, von denen die wichtigsten im Folgenden vorgestellt werden sollen.

4.1 Reflexzonen der Fußsohle

Nebenniere

Lage: Auf beiden Fußsohlen, zwischen dem zweiten und dritten Mittelfußknochen, proximal von deren Köpfchen.

Lokalisation: Am proximalen Rand der Wulst über den Zehengrundgelenken, auf der vertikalen Linie zwischen dem zweiten und dritten Mittelfußknochen (→ Abb. 4.1-1).

Massagetechnik: punktuelles Drücken mit gekrümmtem Finger.

Kraft ausübender Punkt: das erste (proximale) Fingergelenk des Zeigefingers.

- Handhaltung und Fingerstellung Aktive Hand: Zeigefinger gekrümmt.
- Unterstützende Hand: Die Daumenbeere der unterstützenden Hand wird in die Beugefalte des ersten Fingergelenks des Zeigefingers gelegt. Die übrigen vier Finger liegen auf dem Fußrücken, direkt gegenüber der aktiven Hand (→ Abb. 4.1-2).

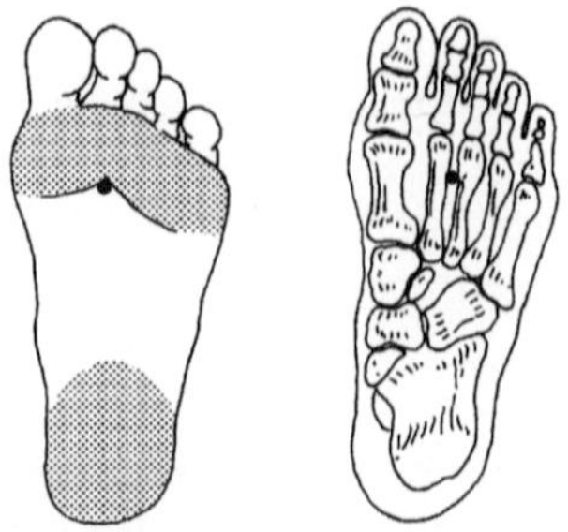

Abb. 4.1-1

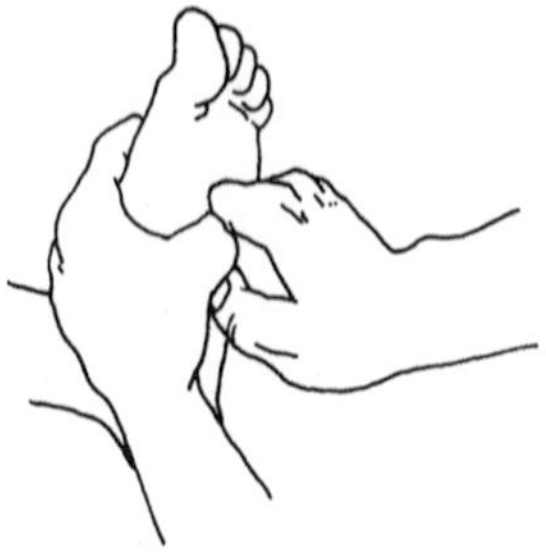

Abb. 4.1-2

Ausführung: Mit dem ersten Fingergelenk des Zeigefingers drückt man senkrecht in die Tiefe. Der Daumen der unterstützenden Hand drückt gleichsinnig mit dem Zeigefinger der aktiven Hand. Die übrigen vier Finger der unterstützenden Hand drücken in entgegengesetzter Richtung. Auf diese Weise wird der Druck auf die Reflexzone verstärkt, wobei die aktive Hand weniger Kraft aufzuwenden braucht.

Hinweis: Die Manipulation sollte auf die Stelle zwischen dem zweiten und dritten Mittelfußknochen, proximal von deren Köpfchen, begrenzt bleiben. Das Mittelglied des Zeigefingers sollte längs ausgerichtet sein, also parallel zu den Mittelfußknochen.

Die oben beschriebene Handstellung, bei der der Daumen der unterstützenden Hand auf die Beugeseite des Kraft ausübenden Zeigefingers gelegt wird und diesen mitdrückend unterstützt, wird typischerweise an den Reflexzonen Niere, Nebenniere und Harnleiter angewendet. Doch über die Anwendung an diesen drei Zonen hinaus kann diese Technik des unterstützenden Daumens in allen Fällen angewendet werden, in denen man mit dem ersten Fingergelenk des Zeigefingers drückt oder schiebt.

Funktionen: supplementiert die Nieren, füllt die Essenz auf, belebt das Blut, vertreibt Wind, wirkt Schock entgegen, wirkt antiallergisch.

Indikationen: Erkrankungen der Nebennieren, alle Arten von Infektionen, allergische Erkrankungen, rheumatische Erkrankungen, Diabetes mellitus.

Solarplexus

Lage: auf beiden Fußsohlen, über den proximalen Hälften der Mittelfußknochen 2 bis 4, zu beiden Seiten der Reflexzone der Niere, eine elyptische Form beschreibend.

Lokalisation: senkrecht unterhalb der zweiten, dritten und vierten Zehe. Diese Zone beschreibt jeweils eine Halbmondform links und rechts der Nierenzone (→ Abb. 4.1-3).
Massagetechnik: schieben mit gekrümmtem Finger.
Kraft ausübender Punkt: das erste (proximale) Fingergelenk des Zeigefingers.
Handhaltung und Fingerstellung

- **Aktive Hand:** Zeigefinger gekrümmt
- **Unterstützende Hand:** Die vier Finger liegen auf dem Fußrücken, direkt gegenüber der aktiven Hand. Die unterstützende Hand stabilisiert den Fuß (→ Abb. 4.1-4).

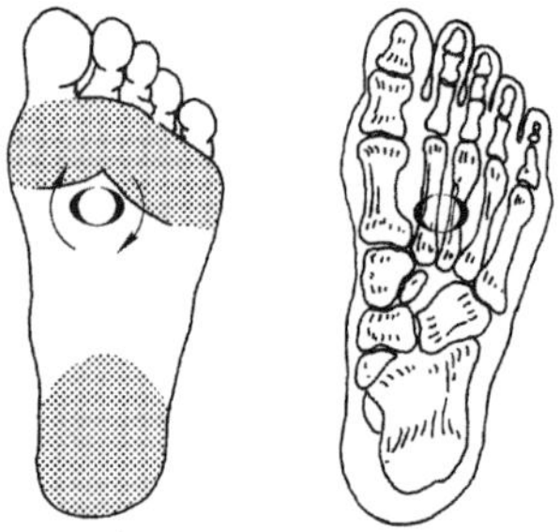

Abb. 4.1-3

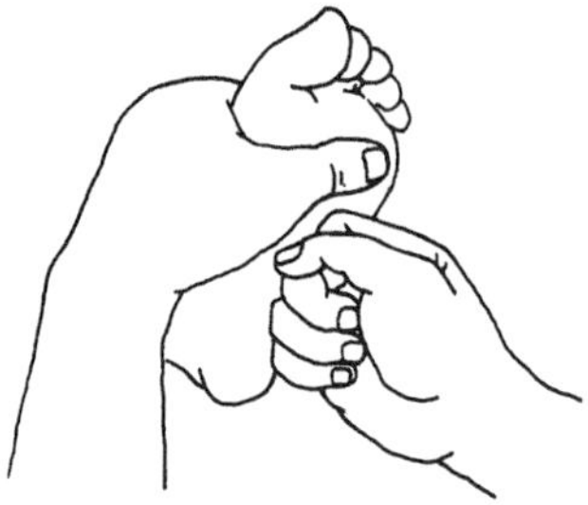

Abb. 4.1-4

Ausführung: Mit dem zweiten (distalen) Fingergelenk des Zeigefingers als Mittelpunkt und dem Mittelglied des Zeigefingers als Radius, vollzieht man eine bogenförmige, schiebende Bewegung von hinten nach vorn. Die Ausführung dieser Bewegung an der inneren und äußeren Hälfte dieser Elypse entsprechen einander.
Hinweis: Muss diese Zone mehrfach massiert werden, sollte die gewünschte Anzahl der Wiederholungen erst an einer Seite und dann an der anderen Seite vorgenommen werden. Es besteht keine Notwendigkeit, immer hin und her zu wechseln.
Funktionen: reguliert den Dreifacher Erwärmer, erhöht die Schmerzschwelle, mindert eine erhöhte Spannung des autonomen Nervensystems.
Indikationen: Erkrankungen aller Organe in der Bauchhöhle.

Niere

Lage: auf beiden Fußsohlen, über den proximalen Hälften der Mittelfußknochen 2 und 3.
Lokalisation: senkrecht unterhalb der zweiten und dritten Zehe. Diese Zone befindet sich in der Vertiefung an der Grenze vom vorderen zum mittleren Drittel der Fußsohle. Die Fläche dieser Zone ist etwa so groß wie die Daumenbeere des Behandelten (→ Abb. 4.1-5).
Massagetechnik: drücken und schieben mit gekrümmtem Finger.
Kraft ausübender Punkt: das erste (proximale) Fingergelenk des Zeigefingers.
Handhaltung und Fingerstellung
- **Aktive Hand:** Zeigefinger gekrümmt
- **Unterstützende Hand:** Die Daumenbeere der unterstützenden Hand wird in die Beugefalte des ersten Fingergelenks des Zeigefingers gelegt. Die übrigen vier Finger liegen auf dem Fußrücken, direkt gegenüber der aktiven Hand (→ Abb. 4.1-6).

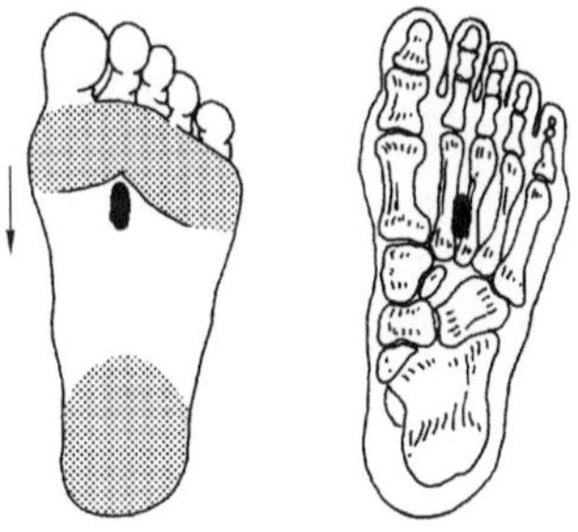

Abb. 4.1-5

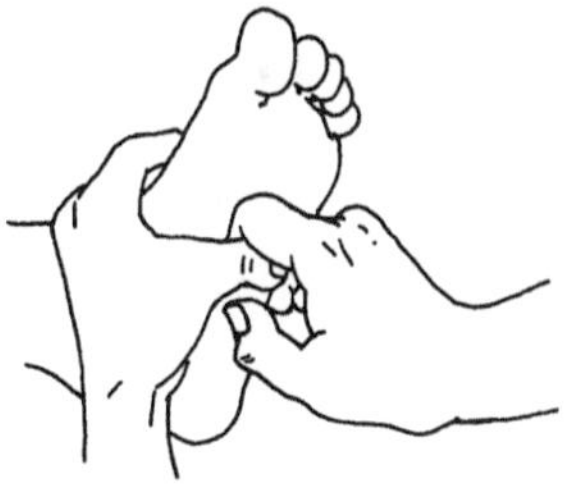

Abb. 4.1-6

Ausführung: Mit dem ersten Fingergelenk des Zeigefingers wird innerhalb dieser Reflexzone senkrecht in die Tiefe gedrückt, bis der individuell notwendige Druck erreicht ist. Dann schiebt man etwa 2 cm nach unten in Richtung Ferse. Der Daumen der unterstützenden Hand drückt gleichsinnig mit dem Zeigefinger der aktiven Hand. Die übrigen vier Finger der unterstützenden Hand drücken in entgegengesetzter Richtung.
Hinweis: Wenn man den gekrümmten Zeigefinger nach unten schiebt, muss das Handgelenk der aktiven Hand stabil gehalten werden, um eine gleichmä-

ßige Kraftentfaltung sicherzustellen. Wird die Hand während dieser schiebenden Bewegung im Handgelenk gebeugt oder gestreckt, wird sich die Kraft in den verschiedenen Abschnitten ungleichmäßig entfalten; in der Mitte wäre der Druck dann sehr stark, während er am oberen und unteren Ende der Zone sehr gering wäre.
Das Mittelglied des Zeigefingers sollte längs, also parallel zu den Mittelfußknochen ausgerichtet sein und nicht schräg oder horizontal gestellt werden.
Funktionen: supplementiert die Nieren, füllt die Essenz auf, kräftigt das Yang, wärmt die Leitbahnen und macht sie durchgängig, erweckt den Geist, öffnet die Sinnespforten, klärt Hitze, leitet Feuchtigkeit aus, wirkt harntreibend, lindert schmerzhaftes Wasserlassen.
Indikationen: alle Arten von Nierenerkrankungen und mit den Nieren in Zusammenhang stehende Erkrankungen.

Harnleiter

Lage: auf beiden Fußsohlen. Dies ist eine linienförmige Reflexzone, die sich vom proximalen Ende der Mittelfußknochen 2 und 3 bis zum unteren und inneren Rand des Gelenks von Sprung- und Kahnbein erstreckt.
Lokalisation: senkrecht unterhalb der zweiten und dritten Zehe. Diese Zone beginnt in der Vertiefung an der Grenze vom vorderen zum mittleren Drittel der Fußsohle, also proximal der Reflexzone der Niere, und zieht dann nach unten zum Fersenpolster, an dessen oberem und innerem Rand vorbei bis zur Reflexzone der Blase. Diese Zone hat einen leicht bogenförmigen Verlauf (→ Abb. 4.1-7).
Massagetechnik: schieben mit gekrümmtem Finger.
Kraft ausübender Punkt: das erste (proximale) Fingergelenk des Zeigefingers.
Handhaltung und Fingerstellung
- **Aktive Hand:** Zeigefinger gekrümmt
- **Unterstützende Hand:** Die Daumenbeere der unterstützenden Hand wird in die Beugefalte des ersten Fingergelenks des Zeigefingers gelegt. Die übrigen vier Finger liegen auf dem Fußrücken, direkt gegenüber der aktiven Hand (→ Abb. 4.1-8).

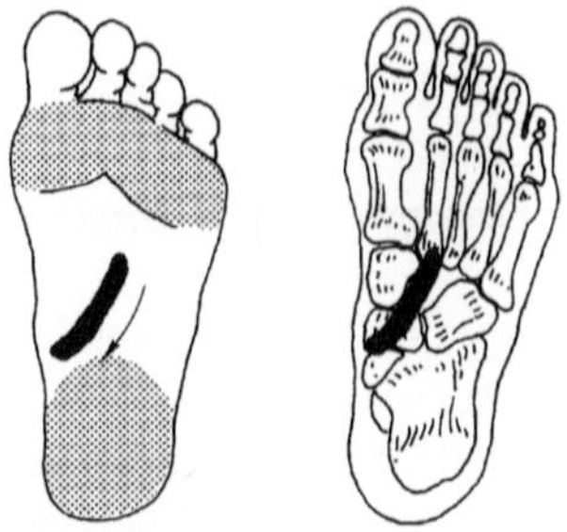

Abb. 4.1-7

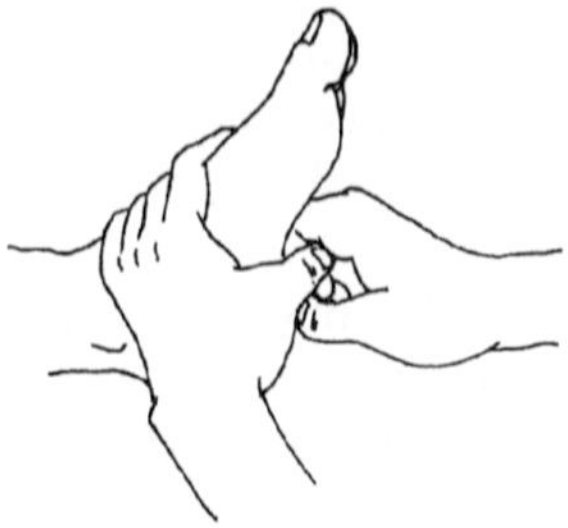

Abb. 4.1-8

Ausführung: Die aktive Hand drückt senkrecht in die Tiefe. Der Daumen der unterstützenden Hand drückt gleichsinnig mit dem Zeigefinger der aktiven Hand. Wenn der individuell notwendige Druck erreicht ist, beschreibt man schiebend einen leichten Bogen nach innen und hinten in Richtung zur Reflexzone der Blase.

Hinweis: Bei der schiebenden Bewegung sollte das Grundglied des Zeigefingers stets im rechten Winkel zur Fußsohle bleiben. Von der Reflexzone der Niere bis zur Blasenzone ist die Fußoberfläche etwas bogenförmig gerundet. Daher muss das Grundglied des Zeigefingers beständig in seinem Winkel zur Hautoberfläche korrigiert werden. Ansonsten wäre zum einen die Kraftentfaltung an den einzelnen Punkten ungleichmäßig, zum anderen könnte man leicht abrutschen, je weiter man auf dieser Linie fortschreitet.

Das Mittelglied des Zeigefingers sollte während der schiebenden Bewegung stets längs ausgerichtet sein und nicht schräg oder horizontal gestellt werden.

Bei der schiebenden Bewegung sollte man das Handgelenk der aktiven Hand stabil halten, wobei der Unterarm der Hand zur Fußinnenseite folgt. Nur so kann eine gleichmäßige Kraftentfaltung sichergestellt werden.

Bei der schiebenden Bewegung folgen auch die vier Finger der unterstützenden Hand auf dem Fußrücken der Bewegung nach unten.

Funktionen: klärt Hitze, leitet Feuchtigkeit aus, lindert schmerzhaftes Wasserlassen, leitet Steine aus, drainiert Feuer, löst Toxine heraus.

Indikationen: Harnwegserkrankungen.

Blase

Lage: auf beiden Fußsohlen, am unteren und inneren Rand des Gelenks von Sprung- und Kahnbein.

Lokalisation: auf der Grenzlinie von Fußsohle und Fußinnenseite; am vorderen, inneren Rand des weichen Fersenpolsters (→ Abb. 4.1-9).
Massagetechnik: drücken und kneten mit gekrümmtem Finger.
Kraft ausübender Punkt: das erste (proximale) Fingergelenk des Zeigefingers.
Handhaltung und Fingerstellung
- **Aktive Hand:** Zeigefinger gekrümmt
- **Unterstützende Hand:** Die unterstützende Hand greift den Fuß am distalen Drittel, wobei der Handrücken nach oben gerichtet ist, und drückt den Fuß ganz leicht in die Abduktion (Abspreizung). Dadurch wird die zu behandelnde Fläche des Fußes besser ins Gesichtsfeld des Behandlers gerückt (→ Abb. 4.1-10).

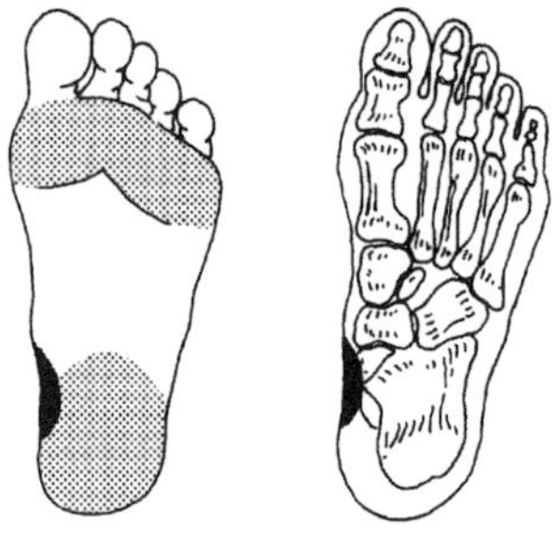

Abb. 4.1-9

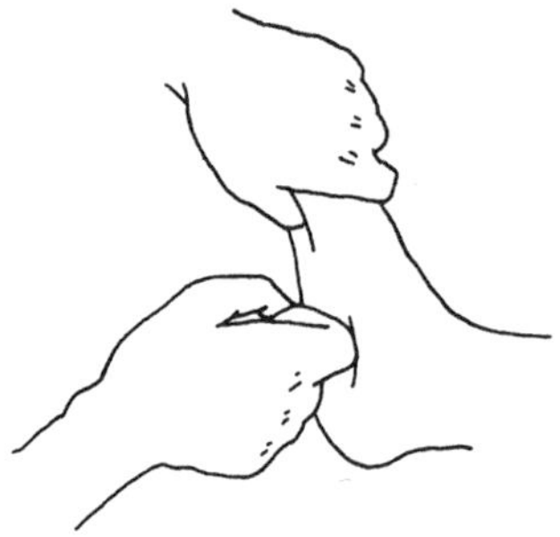

Abb. 4.1-10

Ausführung: Wenn der individuell notwendige Druck erreicht ist, vollzieht man mit der Gelenkspitze des gekrümmten Zeigefingers eine kreisende bzw. drehende Knetbewegung von etwa 30 Grad.
Hinweis: Die linke Hand massiert den linken Fuß, die rechte Hand den rechten Fuß. Der Winkel der kreisenden bzw. drehenden Knetbewegung sollte nicht zu groß sein, ansonsten könnte die Haut Schaden nehmen und schmerzen.
Funktionen: klärt Hitze, drainiert Feuer, wirkt harntreibend, löst Toxine heraus.
Indikationen: Blasenentzündung (Zystitis), Harnwegsteine und andere Harnwegerkrankungen.

Harnröhre (Vagina bzw. Penis)

Lage: Auf beiden Fußinnenseiten, vom unteren und inneren Rand des Gelenks von Sprung- und Kahnbein bis unter und hinter den Innenknöchel.
Lokalisation: Von der Reflexzone der Blase am vorderen und inneren Rand des Fersenpolsters bis unter und hinter den Innenknöchel. Diese Linie stellt die schräge Grenze der Reflexzone von Uterus bzw. Prostata dar (→ Abb. 4.1-11).
Massagetechnik: schieben mit der Daumenspitze.
Kraft ausübender Punkt: Daumenspitze.
Handhaltung und Fingerstellung

- **Aktive Hand:** Der Daumen wird auf die zu manipulierende Stelle gelegt. Die übrigen vier Finger liegen auf der Fußaußenseite vor dem Außenknöchel, direkt gegenüber.
- **Unterstützende Hand:** überkreuzt sich mit der aktiven Hand. Sie hält den Fußrücken in seiner vorderen Hälfte, wobei die vier Finger auf dem Fußrücken liegen und der Daumen auf der Fußsohle. Dabei drückt die unterstützende Hand den Fuß leicht nach unten und außen in die Abduktion (Abspreizung). Dadurch wird die zu behandelnde Fläche des Fußes besser ins Gesichtsfeld des Behandlers gerückt (→ Abb. 4.1-12).

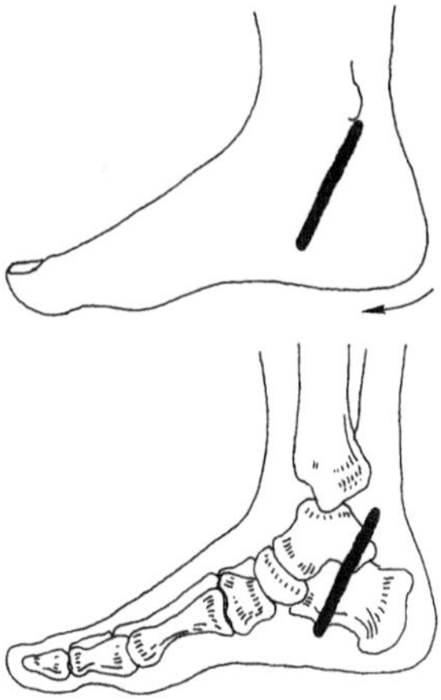

Abb. 4.1-11

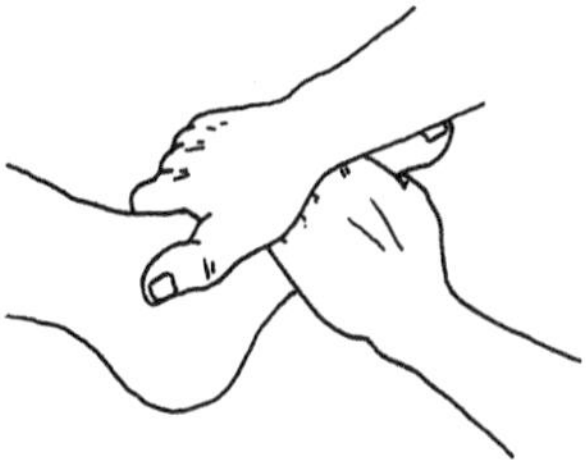

Abb. 4.1-12

Ausführung: schiebende Bewegung nach hinten und oben.
Hinweis: Die rechte Hand massiert den linken Fuß, die linke Hand den rechten Fuß.
Funktionen: wirkt entzündungswidrig, löst Toxine heraus, wirkt harntreibend, lindert schmerzhaftes Wasserlassen.
Indikationen: Harnwegsinfektionen, Dysurie, Erkrankungen der Genitalien, sexuelle Funktionsstörungen, erektile Dysfunktion, Impotenz.

Stirnhöhle (Stirn)

Lage und Lokalisation: auf beiden Unterseiten der Füße, auf der Spitze der großen Zehe (→ Abb. 4.1-13).
Massagetechnik: schieben mit gekrümmtem Finger.
Kraft ausübender Punkt: das erste (proximale) Fingergelenk des Zeigefingers.
Handhaltung und Fingerstellung

- **Aktive Hand:** Zeigefinger gekrümmt
- **Unterstützende Hand:** Daumen und Zeigefinger fixieren die große Zehe (→ Abb. 4.1-14).

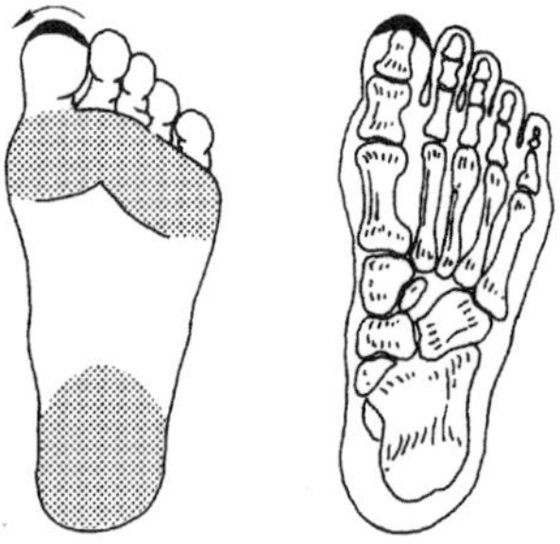

Abb. 4.1-13

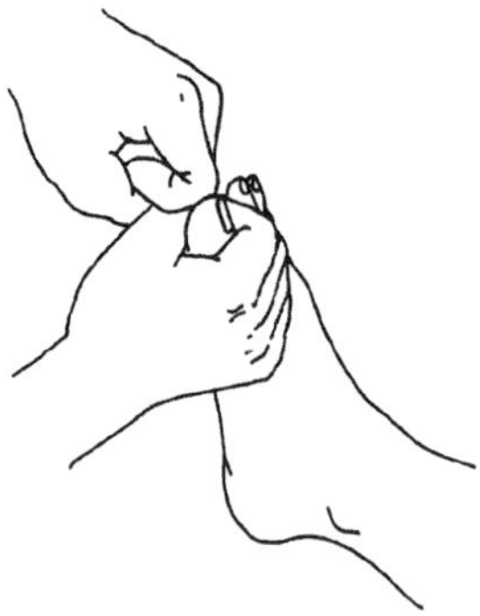

Abb. 4.1-14

Ausführung: schiebende Bewegung von außen nach innen.
Funktionen: klärt Hitze, zerstreut Wind, macht die Netzgefäße durchgängig und stillt Schmerzen.
Indikationen: Stirnkopfschmerzen, Augenerkrankungen, Sehstörungen, Trigeminusneuralgie, Ohrenerkrankungen.

Trigeminus

Lage: auf beiden Unterseiten der Füße, an der lateralen Seite des Endgliedes der großen Zehe.
Lokalisation: An der lateralen Seite der großen Zehe, wo durch den Druck der benachbarten zweiten Zehe eine annähernd halbkreisförmige, ebene Fläche entstanden ist (→ Abb. 4.1-15).
Massagetechnik: drücken und schieben mit der Daumenbeere.
Kraft ausübender Punkt: Daumenbeere.
Handhaltung und Fingerstellung

- **Aktive Hand:** Das Handgelenk wird hochgehoben, so dass es sich oberhalb der großen Zehe befindet. Der Daumen ist parallel zum Fuß und zur großen Zehe, seine Spitze nach unten gerichtet. Der Zeigefinger und der Mittelfinger liegen auf der medialen Seite der großen Zehe, der Daumen auf der lateralen. Zusammen haben sie die große Zehe fest im Griff.
- **Unterstützende Hand:** stützt den Fuß, indem sie ihn an seiner vorderen Hälfte festhält (→ Abb. 4.1-16).

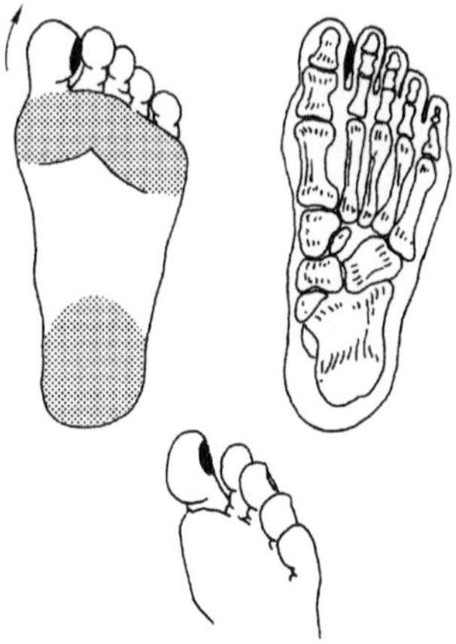
Abb. 4.1-15

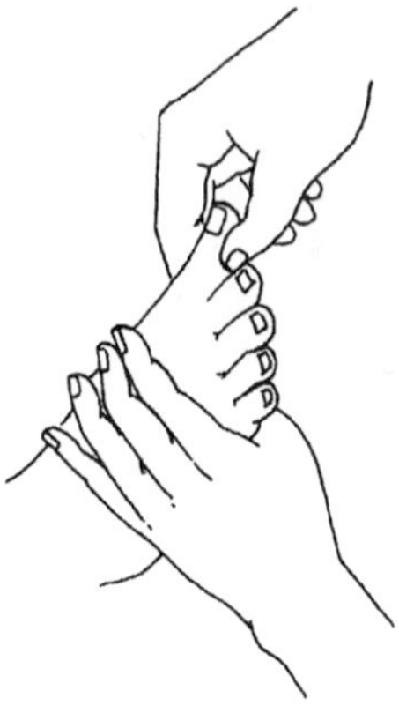
Abb. 4.1-16

Ausführung: schiebende Bewegung von distal nach proximal.
Hinweis: Die linke Hand massiert den linken Fuß. Diese Zone ist halbkreisförmig und relativ breit. Es ist darauf zu achten, dass man die gesamte Fläche manipuliert. Es ist darauf zu achten, dass sich das Handgelenk oberhalb der großen Zehe, in einer Linie mit dem Fuß befindet, wodurch die Daumenspitze

nach unten hin ausgerichtet ist. Sollte sich das Handgelenk auf gleicher Höhe oder gar unterhalb der großen Zehe befinden, befände sich der Daumen etwa im rechten Winkel zur großen Zehe. Das würde bedeuten, dass diese Zone nicht kräftig genug manipuliert wird oder mehr Kraft aufgewenddet werden muss.
Funktionen: belebt das Blut, macht die Netzgefäße durchgängig und stillt Schmerzen.
Indikationen: Migräne, Fazialisparese, Trigeminusneuralgie, Zahnschmerzen, Erkrankungen der Sinnesorgane (Augen-, Ohren-, Nasen- und Munderkrankungen).

Kleinhirn

Lage: auf beiden Unterseiten der Füße, vom rechten unteren Quadranten der Großzehenbeere bis zur lateralen Seite des Interphalangealgelenks.
Lokalisation: vom rechten unteren Quadranten der Großzehenbeere bis zum knöchernen Vorsprung nahe der Wurzel der großen Zehe (→ Abb. 4.1-17).
Massagetechnik: drücken und schieben mit der Daumenbeere.
Kraft ausübender Punkt: Daumenbeere.
Handhaltung und Fingerstellung

- **Aktive Hand:** Zeige- und Mittelfinger liegen auf der medialen Rückseite der großen Zehe, der Daumen auf der Großzehenbeere. Zusammen haben sie die große Zehe fest im Griff.
- **Unterstützende Hand:** stützt den Fuß, indem sie ihn von der Außenseite her an seiner vorderen Hälfte festhält (→ Abb. 4.1-18).

Ausführung: Der Daumen vollzieht eine spiralförmig schiebende Bewegung vom rechten unteren Quadranten der Großzehenbeere in Richtung der Zehenwurzel bis er den knöchernen Vorsprung erreicht.
Hinweis: Die linke Hand massiert den linken Fuß, die rechte Hand den rechten Fuß. Es ist darauf zu achten, dass der knöcherne Vorsprung auf der lateralen Seite der großen Zehe tatsächlich erreicht wird und dort die individuell notwendige Kraft angewendet wird. Diese Stelle ist allerdings relativ schmerzempfindlich.
Funktionen: zerstreut Wind, klärt Hitze, macht die Netzgefäße durchgängig und stillt Schmerzen.
Indikationen: Kopfschmerzen, Schwindel, Schlaflosigkeit, Vergesslichkeit, Gleichgewichtsstörungen.

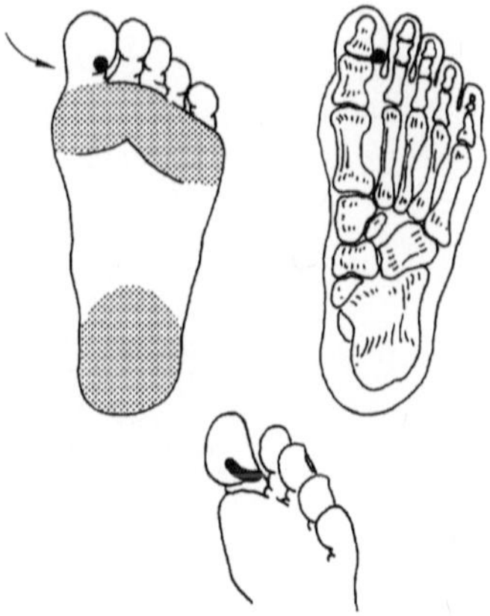

Abb. 4.1-17

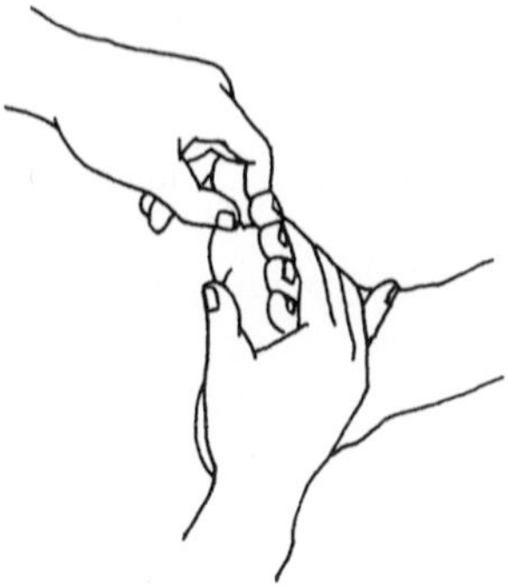

Abb. 4.1-18

Hirnstamm

Lage: auf beiden Unterseiten der Füße, an der lateralen Seite des Körpers des Grundgliedes der großen Zehe.
Lokalisation: In der Vertiefung proximal des knöchernen Vorsprungs an der lateralen Seite der großen Zehe (Reflexzone des Kleinhirns), auf gleicher Höhe wie die Reflexzone von Hals und Nacken (→ Abb. 4.1-19).
Massagetechnik: schieben mit der Daumenspitze.
Kraft ausübender Punkt: Daumenspitze.
Handhaltung und Fingerstellung

- **Aktive Hand:** Das Handgelenk wird hochgehoben, so dass es sich oberhalb der großen Zehe befindet. Der Zeigefinger und der Mittelfinger liegen auf der medialen Seite der großen Zehe, der Daumen auf der lateralen. Zusammen haben sie die große Zehe fest im Griff.
- **Unterstützende Hand:** stützt den Fuß, indem sie ihn an seiner vorderen Hälfte festhält (→ Abb. 4.1-20).

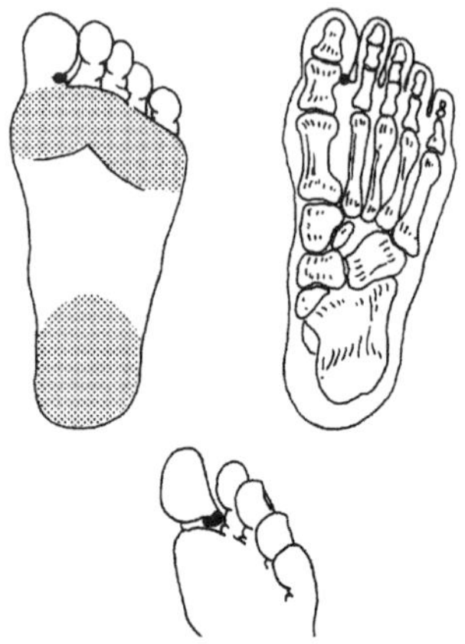

Abb. 4.1-19

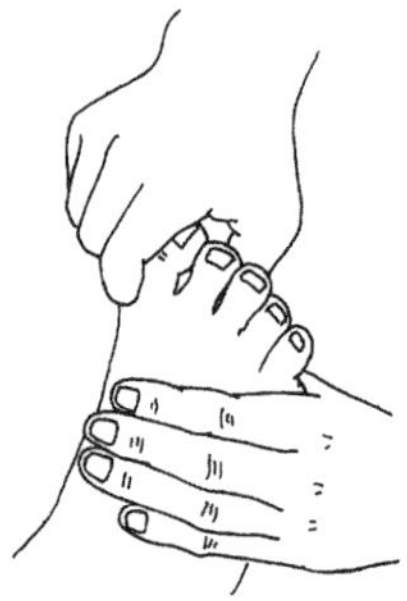

Abb. 4.1-20

Ausführung: Der Daumen vollzieht eine spiralförmig schiebende Bewegung vom rechten unteren Quadranten der Großzehenbeere in Richtung der Zehenwurzel bis er den knöchernen Vorsprung erreicht.
Hinweis: Die linke Hand massiert den linken Fuß, die rechte Hand den rechten Fuß. Man darf hier nicht die Daumenbeere oder die Außenseite des Daumens als Kraft ausübenden Punkt benutzen. Es ist darauf zu achten, dass sich das Handgelenk oberhalb der großen Zehe, in einer Linie mit dem Fuß befindet. Wenn sich das Handgelenk auf gleicher Höhe oder gar unterhalb der großen Zehe befindet ist es schwierig, die Daumenspitze zur Massage zu benutzen.
Funktionen: zerstreut Wind, klärt Hitze, macht die Netzgefäße durchgängig und stillt Schmerzen.
Indikationen: transitorische ischämische Attacke (TIA), Erkrankungen des Zentralnervensystems, Schwindel, Benommenheit.

Hals und Nacken

Diese Reflexzone bezieht sich vornehmlich auf den äußeren, also den muskulären Hals und den Nacken. Am Fußrücken gibt es noch eine weitere Reflexzone des Halses, die vor allem auf den inneren Hals mit seinen Schleimhäuten wirkt. Letztere Zone wird als „Rachen und Kehlkopf“ bezeichnet.

Lage: auf beiden Unterseiten der Füße, an der plantaren Seite des Körpers des Grundgliedes der großen Zehe.
Lokalisation: in der Furche proximal der Großzehenbeere (→ Abb. 4.1-21).
Massagetechnik: schieben mit der Daumenspitze.
Kraft ausübender Punkt: Daumenspitze.
Handhaltung und Fingerstellung

- **Aktive Hand:** Das Handgelenk befindet sich oberhalb der großen Zehe. Die vier Finger liegen auf der dorsalen Seite der großen Zehe, der Daumen auf der plantaren.
- **Unterstützende Hand:** stützt den Fuß, indem sie ihn an seiner vorderen Hälfte festhält (→ Abb. 4.1-22).

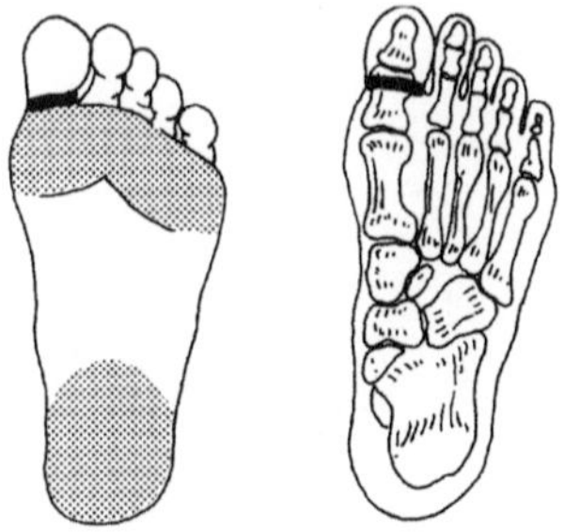

Abb. 4.1-21

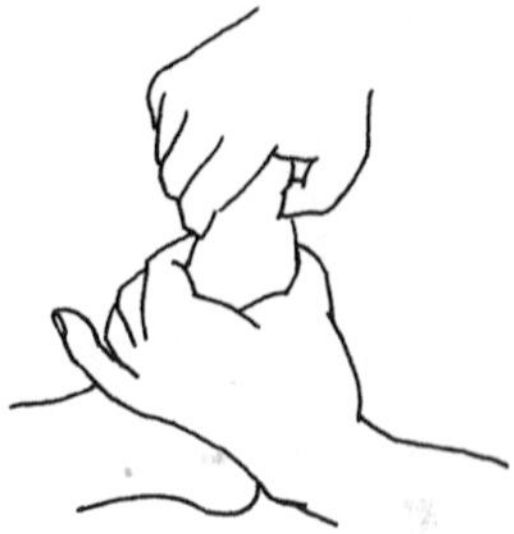

Abb. 4.1-22

Ausführung: schiebende Bewegung von lateral nach medial.
Hinweis: Es kann entweder die linke oder die rechte Hand benutzt werden. Es ist darauf zu achten, dass sich das Handgelenk oberhalb der großen Zehe befindet. Nur so kann in angemessener Weise die Daumenspitze zur Massage benutzt werden. Es darf nicht die Daumenbeere oder die Außenseite des Daumens als Kraft ausübenden Punkt benutzt werden.
Funktionen: macht die Leitbahnen und Netzgefäße durchgängig, entspannt den Hals, stillt Schmerzen.
Indikationen: Nackenverspannungen, Nackenschmerzen, steifer Hals, Schiefhals, HWS-Syndrom, Weichteilverletzungen im Halsbereich, Hypertonie, Erkrankungen des Verdauungstraktes.

Nase

Lage und Lokalisation: Auf beiden Fußrücken. Vom medialen Rand des Zehennagels der großen Zehe erstreckt sich diese Zone bis zur Mitte des Nagelbetts (→ Abb. 4.1-23).
Massagetechnik: Schieben mit der Daumenbeere.
Kraft ausübender Punkt: Daumenbeere.
Handhaltung und Fingerstellung

- **Aktive Hand:** Zeige- und Mittelfinger liegen auf der Unterseite der großen Zehe, der Daumen auf der zu massierenden Zone. Der Daumen befindet sich in einer Linie mit dem Fuß.
- **Unterstützende Hand:** Zeige- und Mittelfinger liegen auf der Unterseite der großen Zehe, der Daumen auf der dorsalen Seite. Zeigefinger und Daumen fixieren die große Zehe (→ Abb. 4.1-24).

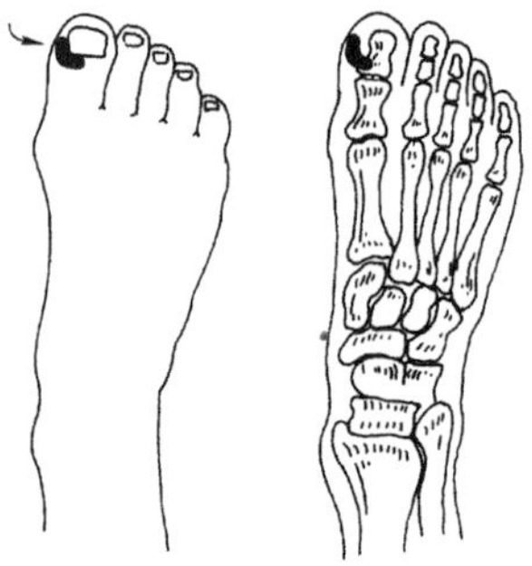

Abb. 4.1-23

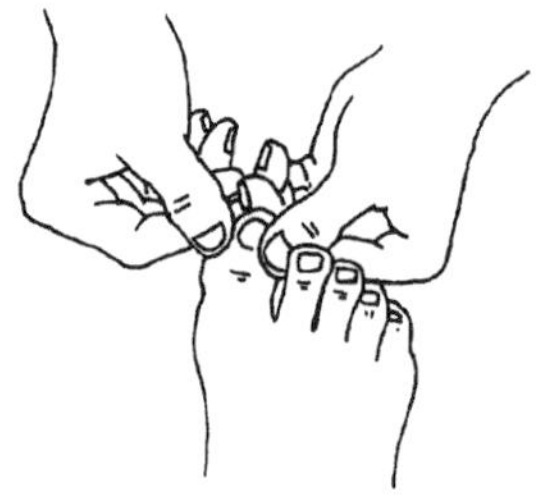

Abb. 4.1-24

Ausführung: Man vollzieht eine schiebende Bewegung entlang des inneren Nagelrandes von distal nach proximal. Wenn der Nagelwinkel erreicht ist, wird die Richtung von vertikal nach horizontal geändert und die schiebende Bewegung am Nagelbett fortgesetzt, wobei von medial nach lateral massiert wird.
Hinweis: Die linke Hand massiert den linken Fuß, die rechte Hand den rechten Fuß. Die Daumenspitze sollte jeweils nach der massierenden Linie ausgerichtet sein, d.h., wenn man nach proximal massiert, ist der Daumen vertikal ausgerichtet und wenn man nach lateral massiert, dann horizontal.
Funktionen: macht die Nase durchgängig.
Indikationen: alle Arten von Nasenerkrankungen (Rhinitis, Sinusitis, allergische Rhinitis), Atemwegserkrankungen.

Großhirn

Lage: auf beiden Unterseiten der Füße, auf der Großzehenbeere.
Lokalisation: Von der Spitze der großen Zehe (Reflexzone der Stirnhöhle) abgesehen, nimmt diese Reflexzone die ganze Großzehenbeere ein (→ Abb. 4.1-25).
Massagetechnik: schieben mit gekrümmtem Finger.
Kraft ausübender Punkt: das erste (proximale) Fingergelenk des Zeigefingers.
Handhaltung und Fingerstellung

- **Aktive Hand:** Zeigefinger gekrümmt.
- **Unterstützende Hand:** Die vier Finger liegen auf der dorsalen Seite der Zehen. Der Daumen liegt auf der Zehenspitze der großen Zehe, um diese zu stabilisieren (→ Abb. 4.1-26).

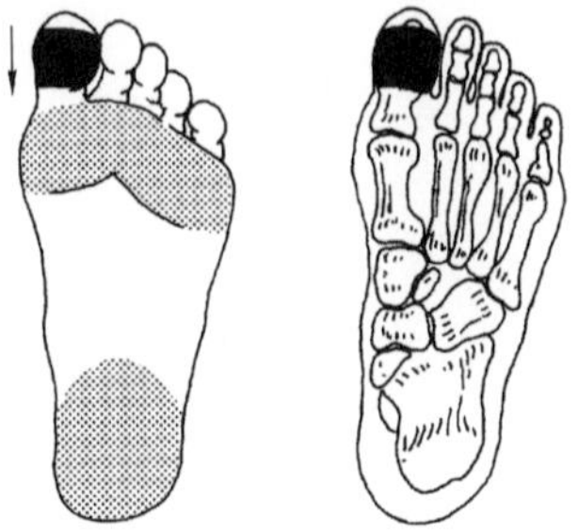

Abb. 4.1-25

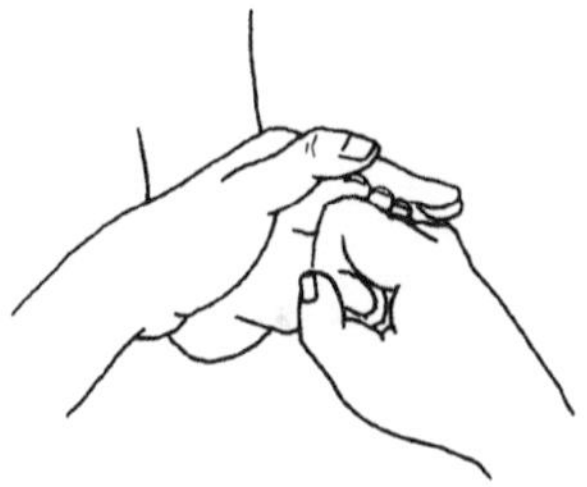

Abb. 4.1-26

Ausführung: schiebende Bewegung über die Großzehenbeere von distal nach proximal.
Hinweis: Der Daumen der unterstützenden Hand muss direkt auf der Zehenspitze der großen Zehe aufliegen, um diese zu stabilisieren. Es reicht nicht, wenn der Daumen an der Wurzel der Zehe liegt. Andernfalls wäre die große Zehe nicht fixiert und ließe sich nicht massieren. Diese Reflexzone ist relativ breit. Man kann sie sowohl von innen nach außen als auch von außen nach innen massieren. Die ganze Zone sollte mit gleicher Kraft manipuliert werden.
Funktionen: beruhigt die Leber und senkt das Yang ab, klärt das Gehirn und die Augen, beruhigt den Geist, entspannt die Sehnen, macht die Netzgefäße durchgängig.
Indikationen: Kopfschmerzen, Schwindel, Schlaflosigkeit, Hypertonie, Gehirnarteriosklerose, Neurasthenie.

Hypophyse

Lage: auf beiden Unterseiten der Füße, genau in der Mitte des Grundgliedes der großen Zehe.
Lokalisation: im Zentrum der Großzehenbeere (→ Abb. 4.1-27).
Massagetechnik 1: punktuelles Drücken mit der Fingergelenkskante.
Kraft ausübender Punkt: die ulnare Seite des ersten (proximalen) Fingergelenks des Zeigefingers.
Handhaltung und Fingerstellung:

- **Aktive Hand:** Der Zeigefinger ist gekrümmt. Die ulnare Kante des ersten (proximalen) Fingergelenks des Zeigefingers wird auf die Mitte der Großzehenbeere platziert.
- **Unterstützende Hand:** Die vier Finger liegen auf der dorsalen Seite der Zehen und auf dem distalen Fußrücken. Die Daumenbeere liegt fest drückend auf der radialen Seite des ersten (proximalen) Fingergelenks des Zeigefingers (→ Abb. 4.1-28).

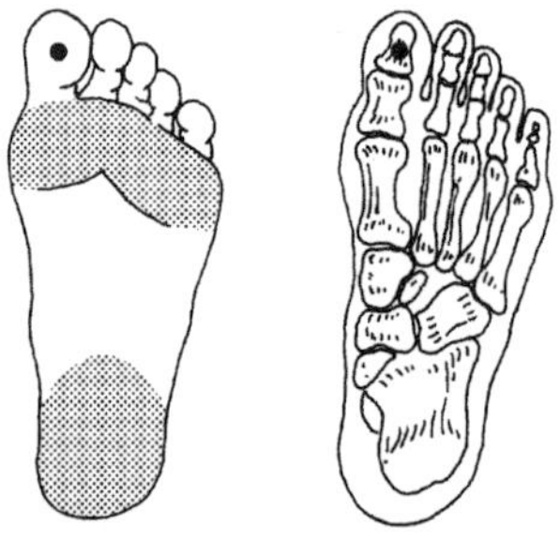

Abb. 4.1-27

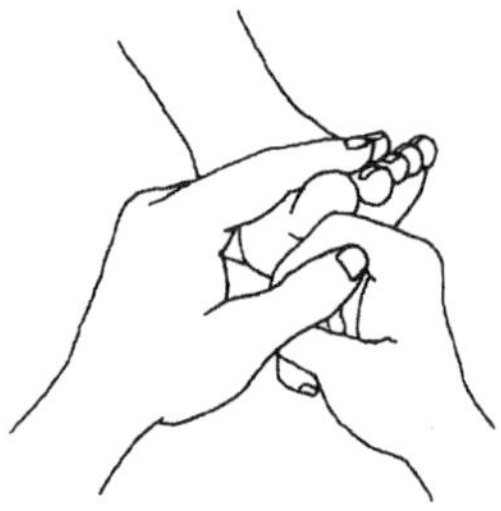

Abb. 4.1-28

Ausführung: Mit stabilem Handgelenk Druck auf die Reflexzone ausüben. Der Daumen der unterstützenden Hand liegt fest drückend auf der radialen Seite des ersten (proximalen) Fingergelenks des Zeigefingers und fixiert diesen dadurch. So wird das Abrutschen verhindert.
Hinweis: Um den Kraft ausübenden Finger zu fixieren und sein abrutschen zu verhindern, liegt die Daumenbeere der unterstützenden Hand fest drückend auf der radialen Seite des ersten (proximalen) Fingergelenks des Zeigefingers.

Massagetechnik 2: kneifen und punktuelles Drücken mit den Fingerspitzen.
Kraft ausübender Punkt: Daumenspitze.
Handhaltung und Fingerstellung:

- **Aktive Hand:** Die Daumenspitze wird auf die Mitte der Großzehenbeere platziert. Der Zeigefinger befindet sich direkt gegenüber auf der Rückseite der großen Zehe.
- **Unterstützende Hand:** stützt den Fuß, wobei sie ihn in der vorderen Hälfte greift. Der Daumen liegt auf der Fußsohle, die vier Finger liegen auf dem Fußrücken (→ Abb. 4.1-29).

Ausführung: Der Daumen drückt punktuell auf die zu behandelnde Stelle. Der Zeigefinger drückt von der Gegenseite, so dass der Daumen weniger Kraft aufzuwenden braucht.
Funktionen: reguliert das Endokrinum, gleicht Yin und Yang aus.
Indikationen: endokrinologische Störungen, Menopausensyndrom.

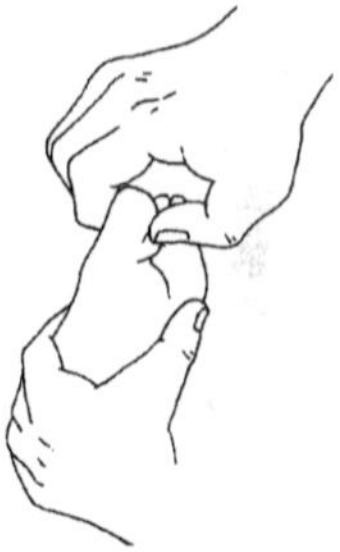

Abb. 4.1-29

Nebenschilddrüse

Lage: auf beiden Fußsohlen, genau unterhalb des Grundgelenks der großen Zehe.
Lokalisation: auf dem von einem knöchernen Vorsprung gebildeten höchsten Punkt der Wulst über dem Grundgelenk der großen Zehe. Wenn man die große Zehe überstreckt, tritt diese Stelle besonders deutlich hervor (→ Abb. 4.1-30).
Massagetechnik 1: drücken von beiden Seiten mit zwei Fingern.
Kraft ausübender Punkt: die ulnare Seite des Mittelgliedes des Zeigefingers.
Handhaltung und Fingerstellung

- **Aktive Hand:** Die ulnare Seite des horizontal gestellten Mittelgliedes des Zeigefingers wird auf den höchsten Punkt der Wulst über dem Großzehengrundgelenk aufgelegt. Der Mittelfinger befindet sich in gleicher Weise gegenüber auf der dorsalen Seite des Großzehengrundgelenks. Die Daumenbeere liegt auf der radialen Seite des Mittelgliedes des Zeigefingers.
- **Unterstützende Hand:** stützt den Fuß in dessen Mitte von der Fußinnenseite her (→ Abb. 4.1-31).

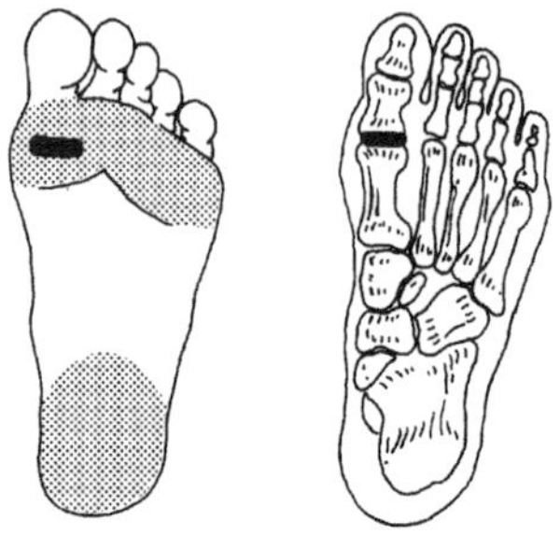

Abb. 4.1-30

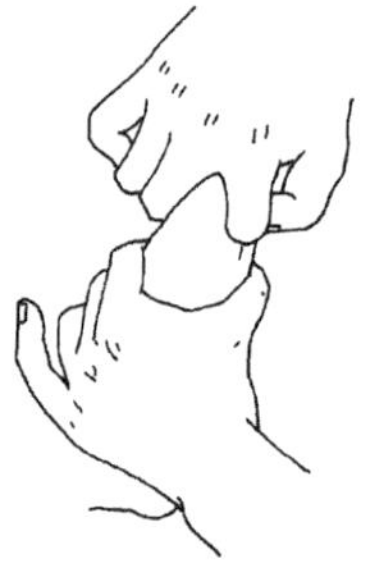

Abb. 4.1-31

Ausführung: Der Daumen drückt auf die radiale Seite des Mittelgliedes des Zeigefingers. Die Kraft überträgt sich über den Zeigefinger zur Reflexzone.
Hinweis: Die rechte Hand massiert den linken Fuß, die linke Hand den rechten Fuß. Zeigefinger und Mittelfinger sollen keine zangenartige Kraft anwenden; die Aufgabe dieser beiden Finger ist allein die Fixierung der großen Zehe. Sie dürfen nicht selbst Kraft anwenden. Druck wird hier allein vom Daumen ausgeübt.
Massagetechnik 2: kneifen und kneten mit den Fingerspitzen.
Kraft ausübender Punkt: Daumenspitze.
Handhaltung und Fingerstellung

- **Aktive Hand:** Die Daumenspitze wird auf den höchsten Punkt der Wulst über dem Großzehengrundgelenk aufgelegt. Die übrigen vier Finger befinden sich auf der Rückseite des Fußes, wobei der Zeigefinger direkt gegenüber dem Daumen liegt.
- **Unterstützende Hand:** stützt den Fuß in dessen Mitte von der Fußinnenseite her (→ Abb. 4.1-32).

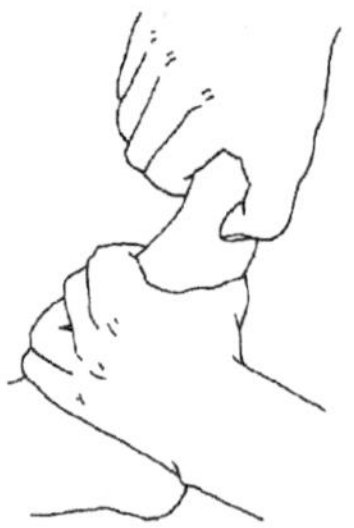

Abb. 4.1-32

Ausführung: Daumenspitze und Zeigefingerspitze drücken beide in Richtung zueinander bis der individuell notwendige Druck aufgebaut ist. Dann führen sie eine kreisend knetende Bewegung aus.
Hinweis: Wenn der Fuß des Patienten vergleichsweise kräftig und die Hand des oder der Massierenden vergleichsweise klein ist, kann die oben beschriebene Massagetechnik 1 („Drücken von beiden Seiten mit zwei Fingern“) schwierig sein. Dann empfiehlt sich stattdessen die Massagetechnik 2.

Funktionen: supplementiert die Nieren, nährt die Nieren, macht die Leber geschmeidig, nährt die Sehnen.
Indikationen: durch eine Dysfunktion der Nebenschilddrüse hervorgerufene Hypokaliämie, Gelenk- und Gliederschmerzen, Krämpfe, Spasmen der Hände und Füße oder Herzerkrankungen; alle Arten von allergischen Erkrankungen, Katarakt (grauer Star), Schlaflosigkeit.

Schilddrüse

Lage: auf beiden Fußsohlen, proximal und lateral des Grundgelenks der großen Zehe.
Lokalisation: Die Zone besteht aus einem horizontalen und einem vertikalen Anteil. Der horizontale Anteil liegt am unteren Rand der Wulst über dem Grundgelenk der großen Zehe. Der vertikale Anteil befindet sich zwischen den Grundgelenken der großen Zehe und der zweiten Zehe. Die beiden Anteile bilden zusammen einen rechten Winkel (→ Abb. 4.1-33).
Massagetechnik: schieben mit der Daumenbeere am horizontalen Anteil und schieben mit der Fingerseite am vertikalen Anteil.
Kraft ausübender Punkt: die Daumenbeere am horizontalen Anteil und die radiale Kante des Daumenendgliedes am vertikalen Anteil.
Handhaltung und Fingerstellung

- **Aktive Hand:** Der Daumen wird am medialen Ende des unteren Randes der Wulst über dem Grundgelenk der großen Zehe platziert. Die vier Finger liegen direkt gegenüber auf dem Fußrücken.
- **Unterstützende Hand:** stützt den Fuß in dessen Mitte von der Fußaußenseite her (→ Abb. 4.1-34).

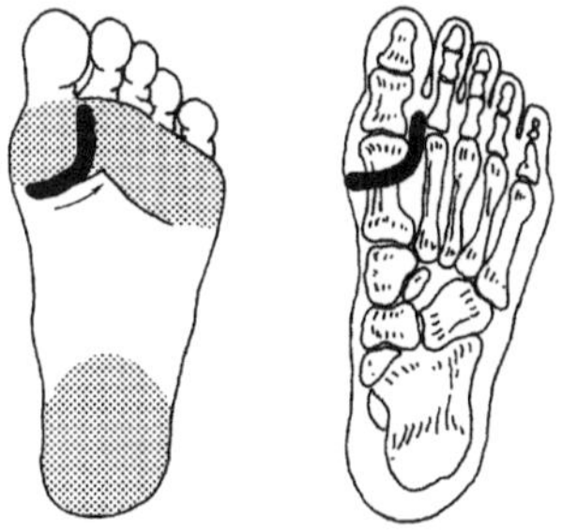

Abb. 4.1-33

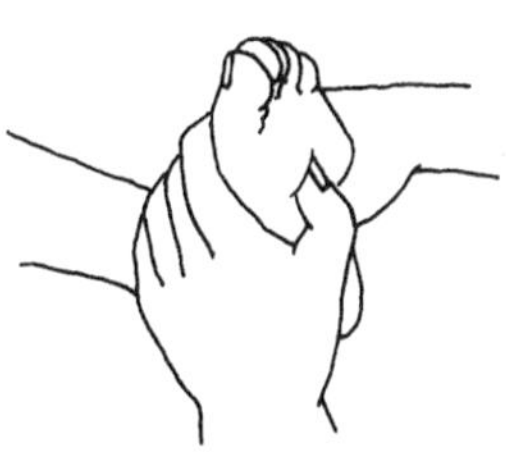

Abb. 4.1-34

Ausführung: Der Daumen vollzieht eine schiebende Bewegung vom medialen Ende des unteren Randes der Wulst über dem Grundgelenk der großen Zehe nach lateral bis zum Zwischenraum zwischen den Mittelfußknochen 1 und 2. Dort wechselt man von der Daumenbeere zur radiale Kante des Daumenendgliedes und setzt die schiebende Bewegung nach distal fort.
Hinweis: Die linke Hand massiert den linken Fuß und die rechte Hand den rechten Fuß. Der vertikale Anteil liegt zwischen den Grundgelenken der ersten und zweiten Zehe. Daher ist diese Zone sehr schmal. Deswegen sollte die schiebende Bewegung mit der radialen Kante des Daumenendgliedes vollzogen werden.
Funktionen: reguliert die Hormonausschüttung, gleicht Yin und Yang aus.
Indikationen: Hyperthyreose, Hypothyreose, Schlaflosigkeit, Herzklopfen, Stimmungstief, Übergewicht, stimuliert das Größenwachstum von Kindern.

Stirnhöhle

Lage und Lokalisation: An beiden Füßen, auf den Zehenbeeren der Zehen 2 bis 5 (→ Abb. 4.1-35).
Massagetechnik: schieben mit gekrümmtem Finger.
Kraft ausübender Punkt: das erste (proximale) Fingergelenk des Zeigefingers.
Handhaltung und Fingerstellung
- **Aktive Hand:** Zeigefinger gekrümmt.
- **Unterstützende Hand:** liegt auf der dorsalen Seite der Zehen um diese zu fixieren. Dadurch wird bei der Massage das ausweichen der Zehen zur Seite und das überstrecken verhindert (→ Abb. 4.1-36).

Ausführung: Die Zehen 2 bis 5 werden nacheinander von distal nach proximal schiebend massiert.
Funktionen: klärt Hitze, zerstreut Wind, macht die Netzgefäße durchgängig und stillt Schmerzen.
Indikationen: alle Arten von Erkrankungen im Kopfbereich, insbesondere Erkrankungen der Sinnesorgane (z. B. Stirnkopfschmerzen, Sinusitis frontalis), Schwindel, Vertigo, Schlaflosigkeit.

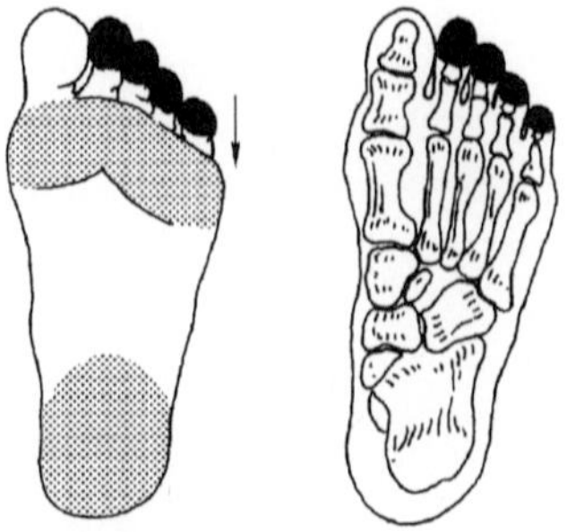

Abb. 4.1-35

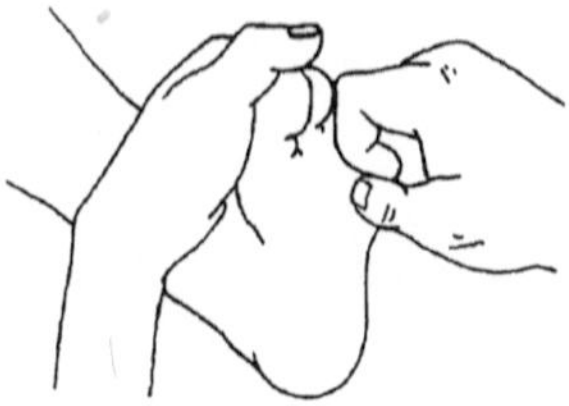

Abb. 4.1-36

Auge

Lage: an beiden Füßen, auf der distalen Hälfte der Grundglieder der Zehen 2 und 3 sowie auf den Mittelgliedern dieser Zehen.
Lokalisation: Diese Zone besteht aus drei Anteilen (→ Abb. 4.1-37):

- Teil 1: Proximal der Zehenbeeren der Zehen 2 und 3 auf der Unterseite der Zehen, also proximal der Reflexzone der Stirnhöhle. Diese Zone schließt auch die laterale Seite der zweiten Zehe und die mediale Seite der dritten Zehe mit ein.
- Teil 2: Punktförmige Zone auf der dorsalen Seite der Zehen zwischen den Grundgliedern der zweiten und dritten Zehe.
- Teil 3: Zone auf dem distalen Anstieg der hügelartigen Wulst über den Zehengrundgelenken 2 und 3 (→ s. auch Abb. 4.1-40).

Jeder der drei Anteile dieser Zonen wird, wie im Folgenden beschrieben, separat behandelt.
Massagetechnik zu Teil 1: schieben mit der Daumenbeere.
Kraft ausübender Punkt: Daumenbeere.
Handhaltung und Fingerstellung

- **Aktive Hand:** Das Handgelenk wird hochgehoben, so dass es sich oberhalb der Zehen befindet. Der Daumen befindet sich in einer Linie mit den Zehen.
- **Unterstützende Hand:** stützt den Fuß (→ Abb. 4.1-38).

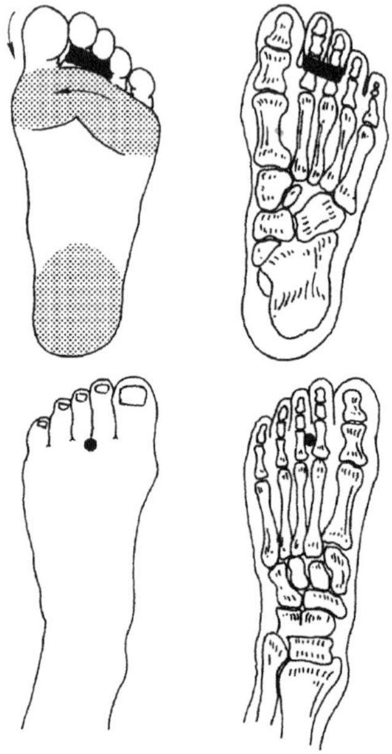

Abb. 4.1-37

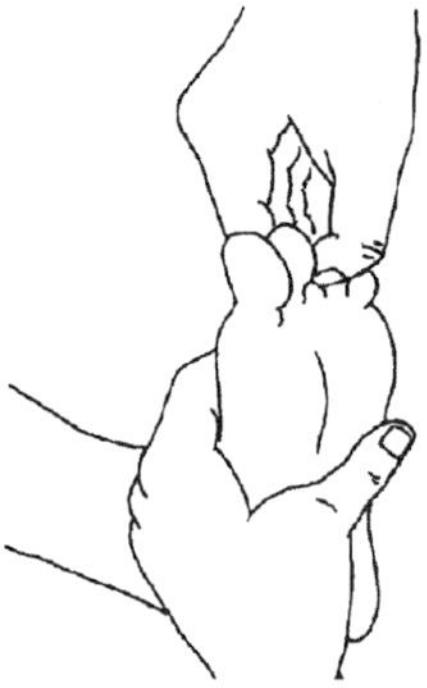

Abb. 4.1-38

Ausführung: schiebende Bewegung von distal nach proximal.
Hinweis: Das zu manipulierende Areal ist die plantare und laterale Seite der zweiten Zehe sowie die plantare und mediale Seite der dritten Zehe. In welcher Reihenfolge die Manipulation der einzelnen Flächen erfolgt, spielt keine Rolle. Wenn das Handgelenk nicht erhöht liegt, sondern sich auf einer Höhe mit den Zehen befindet, wird sich der Daumen in einer horizontalen Position zu den Zehen befinden. Dann wird er bei der Manipulation kaum genug Kraft aufbringen können; es sei denn, der Behandler strengt sich über die Maßen an.
Massagetechnik zu Teil 2: kneifen und kneten mit den Fingerspitzen.
Kraft ausübender Punkt: Zeigefingerspitze.
Handhaltung und Fingerstellung

- **Aktive Hand:** Die Zeigefingerspitze befindet sich auf der dorsalen Seite der Zehen zwischen den Grundgliedern der zweiten und dritten Zehe auf der „Schwimmhaut". Der Daumen liegt direkt gegenüber auf der plantaren Seite.
- **Unterstützende Hand:** stützt den Fuß (→ Abb. 4.1-39).

Ausführung: Zeigefingerspitze und Daumenspitze drücken beide in Richtung zueinander bis der individuell notwendige Druck aufgebaut ist. Dann führen sie eine kreisend knetende Bewegung aus.
Hinweis: Die zu massierende Zone liegt zwischen den Grundgliedern der zweiten und dritten Zehe und nicht am Zehengrundgelenk.

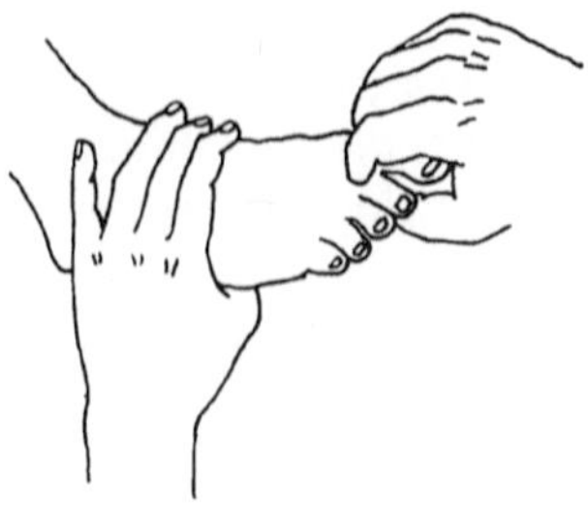
Abb. 4.1-39

Massagetechnik zu Teil 3: schieben mit gekrümmtem Finger.
Kraft ausübender Punkt: das erste (proximale) Fingergelenk des Zeigefingers.
Handhaltung und Fingerstellung

- **Aktive Hand:** Zeigefinger gekrümmt.
- **Unterstützende Hand:** Die vier Finger liegen auf dem Fußrücken, direkt gegenüber der aktiven Hand. Sie stabilisieren den Fuß und die Zehen (→ Abb. 4.1-40).

Ausführung: Entlang des Anstiegs der hügelartigen Wulst über den Zehengrundgelenken schiebt man den gekrümmten Zeigefinger von der Basis der dritten zur Basis der zweiten Zehe.
Hinweis: Die Kraft wird hier nicht mit dem Mittelglied des Zeigefingers appliziert, sondern mit dem ersten (proximalen) Fingergelenk des Zeigefingers].

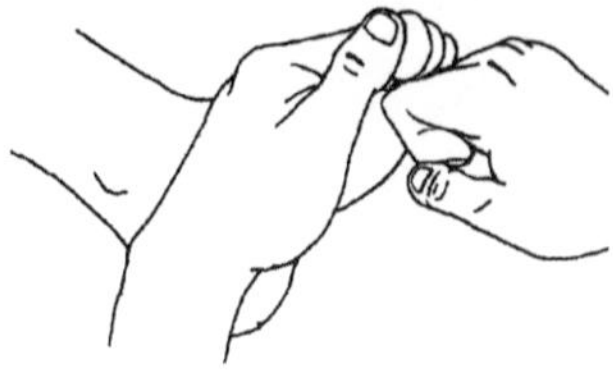
Abb. 4.1-40

Funktionen: klärt und nährt die Leber, klärt die Augen.
Indikationen: alle Arten von Augenerkrankungen, mit der Leber in Zusammenhang stehende Erkrankungen.

Ohr

Lage: An beiden Füßen, auf der distalen Hälfte der Grundglieder der Zehen 4 und 5 sowie auf den Mittelgliedern dieser Zehen.
Lokalisation: Diese Zone besteht aus drei Anteilen (→ Abb. 4.1-41):

- Teil 1: proximal der Zehenbeeren der Zehen 4 und 5 auf der Unterseite der Zehen, also proximal der Reflexzone der Stirnhöhle. Diese Zone schließt auch die laterale Seite der vierten Zehe und die mediale Seite der fünften Zehe mit ein.

- Teil 2: die punktförmige Zone auf der dorsalen Seite der Zehen zwischen den Grundgliedern der vierten und fünften Zehe.
- Teil 3: auf dem distalen Anstieg der hügelartigen Wulst über den Zehengrundgelenken 4 und 5 (s. auch → Abb. 4.1-44).

Jeder der drei Anteile dieser Zone wird, wie im Folgenden beschrieben, separat behandelt.

Massagetechnik zu Teil 1: schieben mit der Daumenbeere.

Kraft ausübender Punkt: Daumenbeere.

Handhaltung und Fingerstellung

- **Aktive Hand:** Das Handgelenk wird hochgehoben, so dass es sich oberhalb der Zehen befindet. Der Daumen befindet sich in einer Linie mit den Zehen.
- **Unterstützende Hand:** stützt den Fuß (→ Abb. 4.1-42).

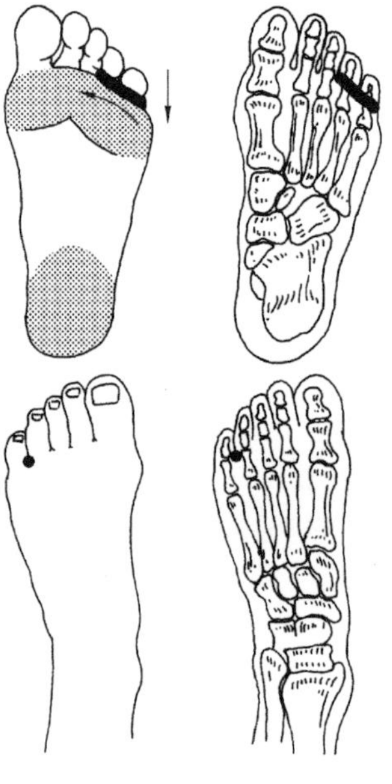

Abb. 4.1-41

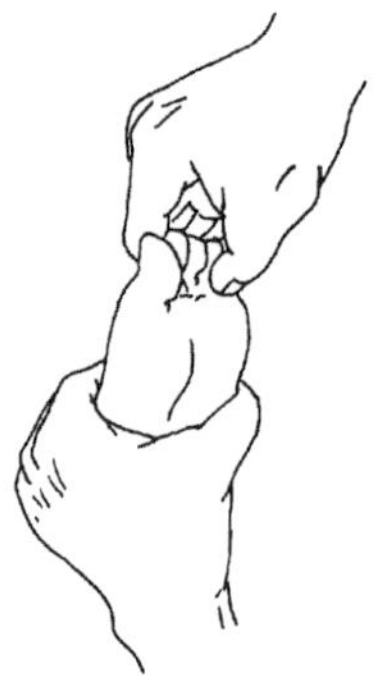

Abb. 4.1-42

Ausführung: schiebende Bewegung von distal nach proximal.

Hinweise: Das zu manipulierende Areal ist die plantare und laterale Seite der vierten Zehe sowie die plantare und mediale Seite der fünften Zehe. In welcher

Reihenfolge die Manipulation der einzelnen Flächen erfolgt, spielt keine Rolle. Wenn das Handgelenk nicht erhöht liegt, sondern sich auf einer Höhe mit den Zehen befindet, wird sich der Daumen in einer horizontalen Position zu den Zehen befinden. Dann wird er bei der Manipulation kaum genug Kraft aufbringen können; es sei denn, der Behandler strengt sich über die Maßen an.

Massagetechnik zu Teil 2: kneifen und kneten mit den Fingerspitzen.

Kraft ausübender Punkt: Zeigefingerspitze.

Handhaltung und Fingerstellung

- **Aktive Hand:** Die Zeigefingerspitze befindet sich auf der dorsalen Seite der Zehen zwischen den Grundgliedern der vierten und fünften Zehe, auf der „Schwimmhaut". Der Daumen liegt direkt gegenüber auf der plantaren Seite.
- **Unterstützende Hand:** stützt den Fuß (→ Abb. 4.1-43).

Ausführung: Zeigefingerspitze und Daumenspitze drücken beide in Richtung zueinander bis der individuell notwendige Druck aufgebaut ist. Dann führen sie eine kreisend knetende Bewegung aus.

Hinweis: Die zu massierende Zone liegt zwischen den Grundgliedern der zweiten und dritten Zehe und nicht am Zehengrundgelenk.

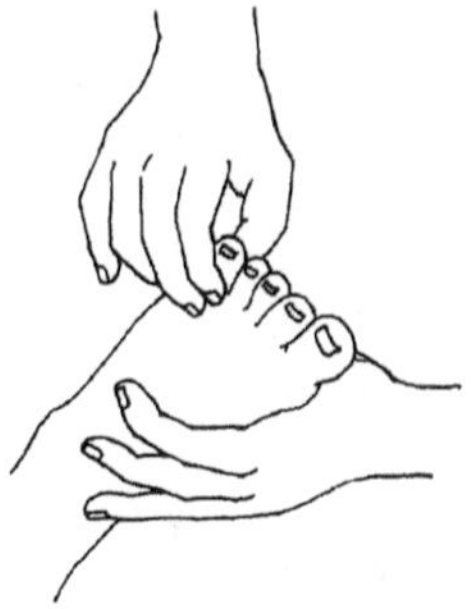

Abb. 4.1-43

Massagetechnik zu Teil 3: schieben mit gekrümmtem Finger.

Kraft ausübender Punkt: das erste (proximale) Fingergelenk des Zeigefingers.

Handhaltung und Fingerstellung

- **Aktive Hand:** Zeigefinger gekrümmt.
- **Unterstützende Hand:** Die vier Finger liegen auf dem Fußrücken, direkt gegenüber der aktiven Hand. Sie stabilisieren den Fuß und die Zehen (→ Abb. 4.1-44).

Ausführung: Entlang des Anstiegs der hügelartigen Wulst über den Zehengrundgelenken schiebt man den gekrümmten Zeigefinger von der Basis der fünften zur Basis der vierten Zehe.

Hinweis: Die Kraft wird hier nicht mit dem Mittelglied des Zeigefingers appliziert, sondern mit dem ersten (proximalen) Fingergelenk des Zeigefingers.

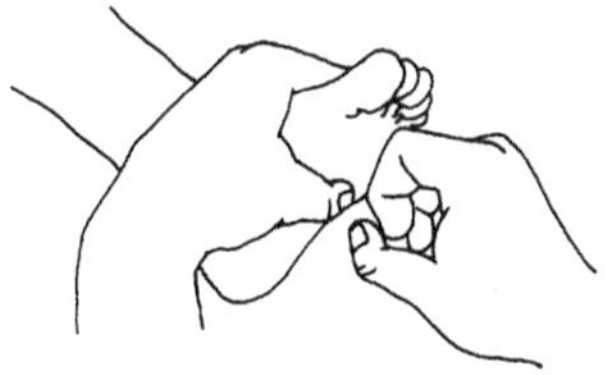

Abb. 4.1-44

Funktionen: supplementiert die Nieren, öffnet die Sinnespforten, schärft den Gehörsinn.
Indikationen: alle Arten von Ohrenerkrankungen, Schwindel, Vertigo, Kinetosen.

Trapezius

Lage: auf beiden Fußsohlen, auf den Zehengrundgelenken 2 bis 5 sowie auf der proximalen Hälfte der Grundglieder dieser Zehen.
Lokalisation: auf der distalen Hälfte der Wulst über den Grundgelenken, senkrecht unterhalb der Zehen 2 bis 5 (→ Abb. 4.1-45).
Massagetechnik: schieben mit gekrümmtem Finger.
Kraft ausübender Punkt: das erste (proximale) Fingergelenk des Zeigefingers.
Handhaltung und Fingerstellung

- **Aktive Hand:** Zeigefinger gekrümmt.
- **Unterstützende Hand:** fixiert die vordere Hälfte des Fußes, wobei die vier Finger gegenüber der aktiven Hand auf dem Fußrücken liegen (→ Abb. 4.1-46).

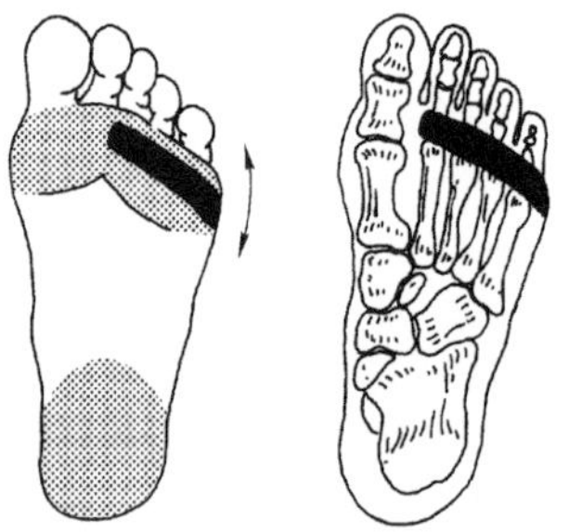

Abb. 4.1-45

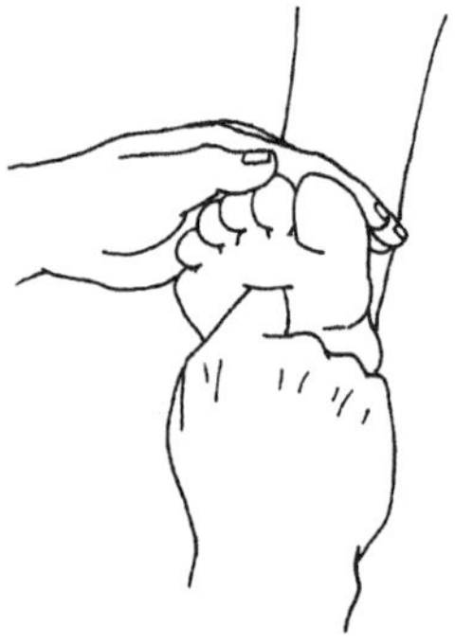

Abb. 4.1-46

Ausführung: schiebende Bewegung von proximal nach distal.
Hinweis: Hier kann das Mittelglied des Zeigefingers entweder vertikal oder horizontal liegen. Man kann entweder an der Innenseite beginnen (d.h. am zweiten Zehengrundgelenk) und sich nach außen vorarbeiten (d.h. bis zum fünften Zehengrundgelenk) oder umgekehrt.
Funktionen: entspannt die Sehnen, macht die Netzgefäße durchgängig, vertreibt Wind und beseitigt Feuchtigkeit.

Indikationen: steifer Hals, Schiefhals, Nackenverspannungen, Nackenschmerzen, Kraftlosigkeit oder Parästhesien des Arms.

Lunge

Lage: auf beiden Fußsohlen, auf den Zehengrundgelenken 2 bis 5 und auf dem distalen Drittel der Mittelfußknochen.
Lokalisation: auf der proximalen Hälfte der Wulst über den Grundgelenken, senkrecht unterhalb der Zehen 2 bis 5 (→ Abb. 4.1-47).
Massagetechnik: schieben mit gekrümmtem Finger.
Kraft ausübender Punkt: das erste (proximale) Fingergelenk des Zeigefingers.
Handhaltung und Fingerstellung
- **Aktive Hand:** Zeigefinger gekrümmt.
- **Unterstützende Hand:** fixiert die vordere Hälfte des Fußes, wobei die vier Finger gegenüber der aktiven Hand auf dem Fußrücken liegen (→ Abb. 4.1-48).

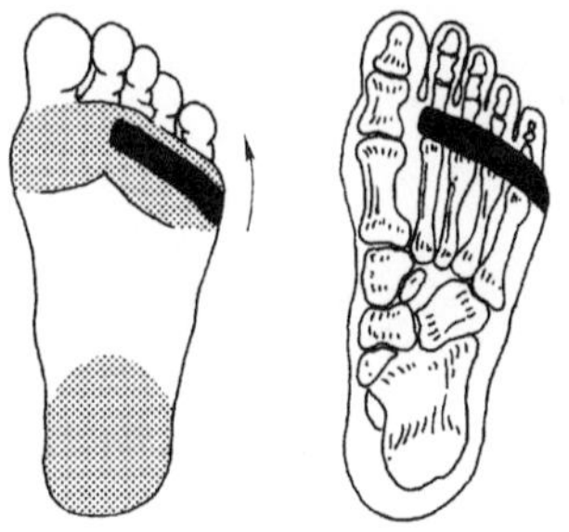

Abb. 4.1-47

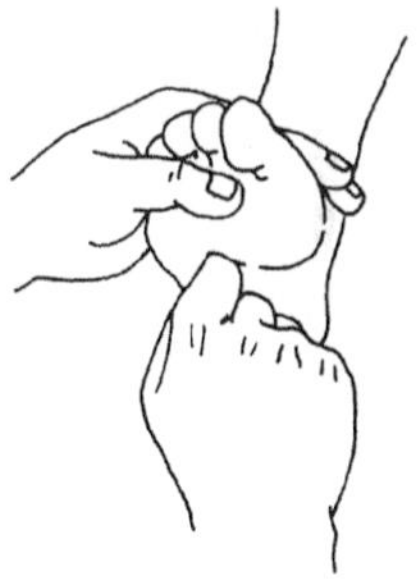

Abb. 4.1-48

Ausführung: schiebende Bewegung von proximal nach distal.
Hinweis: Hier kann das Mittelglied des Zeigefingers entweder vertikal oder horizontal liegen. Man kann entweder an der Innenseite beginnen (d.h. am zweiten Zehengrundgelenk) und sich nach außen vorarbeiten (d.h. bis zum fünften Zehengrundgelenk) oder umgekehrt.
Funktionen: supplementiert das *Qi*, klärt Hitze, löst Toxine heraus.
Indikationen: Infektionen der Lunge, Bronchitis, Erkältung, Lungentuberkulose, Emphysem.

Bronchien

Lage: auf beiden Fußsohlen, vom Grundgelenk der dritten Zehe bis hin zum Mittelglied der dritten Zehe.
Lokalisation: von der horizontalen Mittellinie der Wulst über den Grundgelenken senkrecht zur dritten Zehe hinauf, bis zum unteren Rand der Zehenbeere (→ Abb. 4.1-49).
Massagetechnik: schieben mit der Daumenbeere.
Kraft ausübender Punkt: Daumenbeere.
Handhaltung und Fingerstellung

- **Aktive Hand:** Der Daumen liegt mit der Spitze nach vorn längs auf dem zu massierenden Areal; die vier Finger werden von der Außenseite her auf den Fußrücken gelegt.
- **Unterstützende Hand:** fixiert die vordere Hälfte des Fußes, wobei die vier Finger gegenüber der aktiven Hand auf dem Fußrücken liegen (→ Abb. 4.1-50).

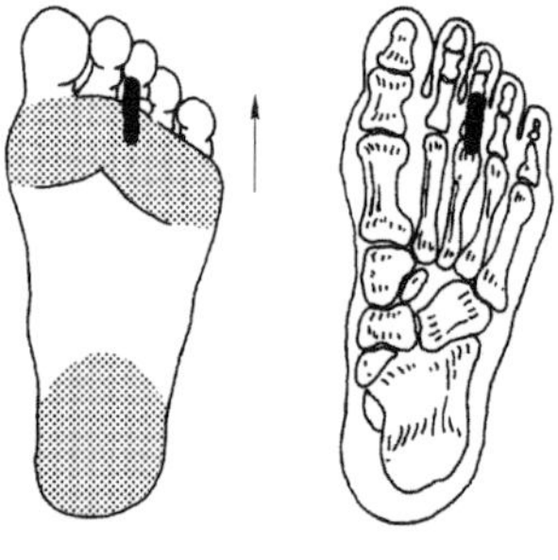

Abb. 4.1-49

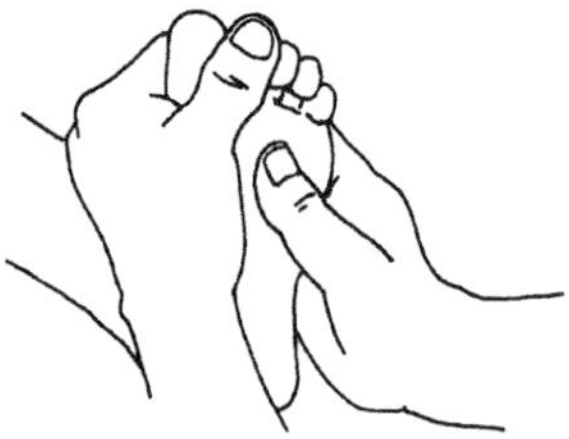

Abb. 4.1-50

Ausführung: schiebende Bewegung von proximal nach distal. Während der Massage drücken auch die vier Finger vom Fußrücken her, so dass der Daumen weniger Kraft aufzuwenden braucht.
Hinweis: Bei der Massage schiebt man den Daumen nach und nach von der Wulst über dem Zehengrundgelenk bis hin zum unteren Rand der Zehenbeere.
Funktionen: supplementiert das Qi, klärt Hitze, löst Toxine heraus.
Indikationen: Asthma bronchiale, Bronchitis, Infektionen der Lunge, Erkältung.

Herz

Lage: auf der linken Fußsohle, auf der distalen Hälfte der Mittelfußknochen 4 und 5.

Lokalisation: Das Zentrum dieser Zone befindet sich zwischen den Mittelfußknochen 4 und 5 am proximalen Rand der Wulst über den Zehengrundgelenken. Die vordere Hälfte dieser Zone überschneidet sich mit der Reflexzone der Lunge (→ Abb. 4.1-51).

Bei dieser Zone unterscheidet man drei verschiedene Massagetechniken: leicht, mäßig kräftig und kräftig.

Massagetechnik – leicht: schieben mit der Daumenbeere.

Kraft ausübender Punkt: Daumenbeere.

Handhaltung und Fingerstellung

- **Aktive Hand:** Der Daumen befindet sich in horizontaler Position zum Fuß; die vier Finger liegen auf der Außenseite des Fußrückens.
- **Unterstützende Hand:** fixiert den Fuße, wobei die vier Finger gegenüber der aktiven Hand auf dem Fußrücken liegen (→ Abb. 4.1-52).

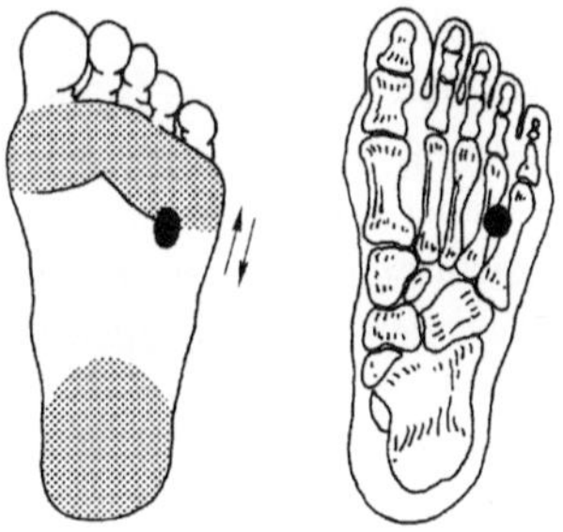

Abb. 4.1-51

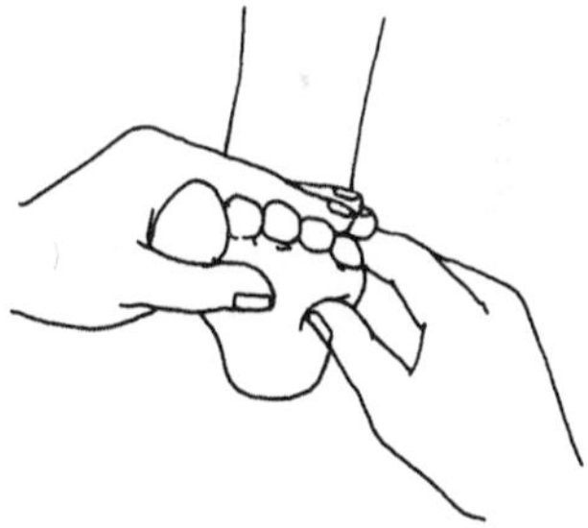

Abb. 4.1-52

Ausführung: schiebende Bewegung von proximal nach distal für etwa 2 cm bis zum Zehengrundgelenk.

Massagetechnik – mäßig kräftig: schieben mit dem Fingerglied.

Kraft ausübender Punkt: Streckseite des Mittelgliedes des Zeigefingers.

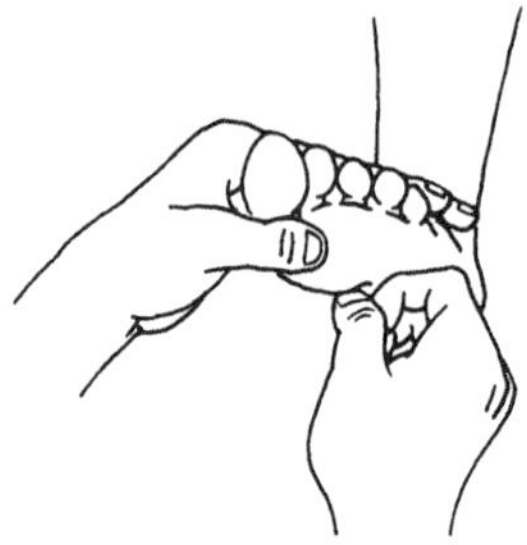

Abb. 4.1-53

Handhaltung und Fingerstellung

- **Aktive Hand:** Der Zeigefinger ist gekrümmt und sein Mittelglied ist quer zum Fuß gestellt.
- **Unterstützende Hand:** wie bei der leichten Massagetechnik (→ Abb. 4.1-53).

Ausführung: schiebende Bewegung von proximal nach distal für etwa 2 cm bis zum Zehengrundgelenk.

Massagetechnik – kräftig: schieben mit gekrümmtem Finger.

Kraft ausübender Punkt: das erste (proximale) Fingergelenk des Zeigefingers.

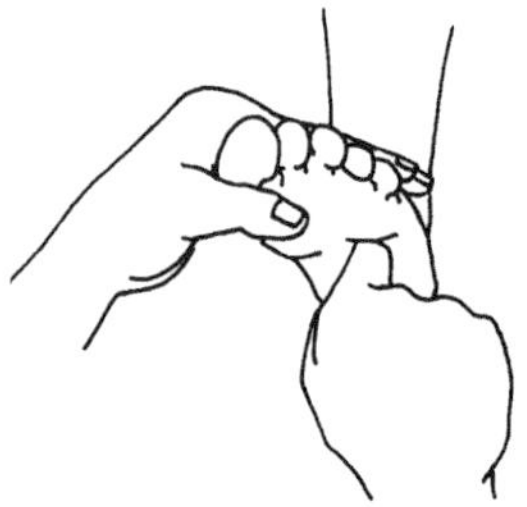

Abb. 4.1-54

Handhaltung und Fingerstellung

- **Aktive Hand:** Zeigefinger gekrümmt.
- **Unterstützende Hand:** wie bei der leichten Massagetechnik (→ Abb. 4.1-54).

Ausführung: schiebende Bewegung vom proximalen Rand des Zehengrundgelenks für etwa 2 cm von proximal nach distal

Hinweis: Beim ersten Mal sollte in der Reihenfolge leicht, mäßig kräftig und kräftig massiert werden. Wenn es dabei auf einer Stufe zu pathologischen Reaktionen kommt, schreitet man nicht mit der nächst stärkeren Methode fort. Wenn man festgestellt hat, welche der drei Massagetechniken für den Patienten am besten geeignet ist, kann diese bei nachfolgenden Massagen sofort benutzt werden. Die Reihenfolge braucht nicht wieder ausgetestet werden.

Die Herzzone ist relativ groß, ihre vordere Hälfte überschneidet sich mit der Reflexzone der Lunge. Es ist notwendig, dass man diese Zone bei Erwachsenen ungefähr 2 cm schiebend manipuliert, bis hin zum Zehengrundgelenk.

Gleichgültig, bei welcher dieser drei Massagetechniken, man muss sein Handgelenk stets stabil halten, um eine gleichmäßige Kraftentfaltung sicherzustellen.

Funktionen: supplementiert das Qi, erzeugt Blut.

Indikationen: Herzerkrankungen, Hypertonie, Schlaflosigkeit, Nachtschweiß, Lungenerkrankungen.

Milz

Lage: auf der linken Fußsohle, distal der Basen der Mittelfußknochen 4 und 5.
Lokalisation: In der Mitte zwischen dem Unterrand der Wulst über den Zehengrundgelenken und dem Oberrand des Fersenpolsters, zwischen den Mittelfußknochen 4 und 5, an deren Basen. Horizontal liegt die Milzzone auf einer Höhe mit der Reflexzone des querliegenden Dickdarms; vertikal liegt sie auf einer Linie mit der Herzzone (→ Abb. 4.1-55).
Massagetechnik: drücken und schieben mit gekrümmtem Finger.
Kraft ausübender Punkt: das erste (proximale) Fingergelenk des Zeigefingers.
Handhaltung und Fingerstellung
- **Aktive Hand:** Zeigefinger gekrümmt.
- **Unterstützende Hand:** stützt den Fuß. Die vier Finger liegen auf dem Fußrücken, direkt gegenüber der aktiven Hand (→ Abb. 4.1-56).

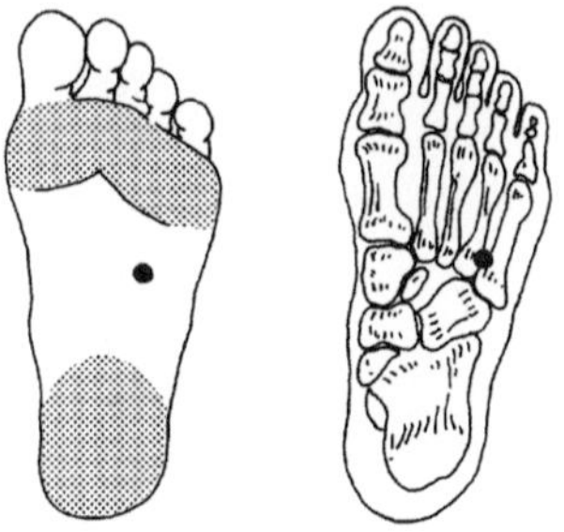

Abb. 4.1-55

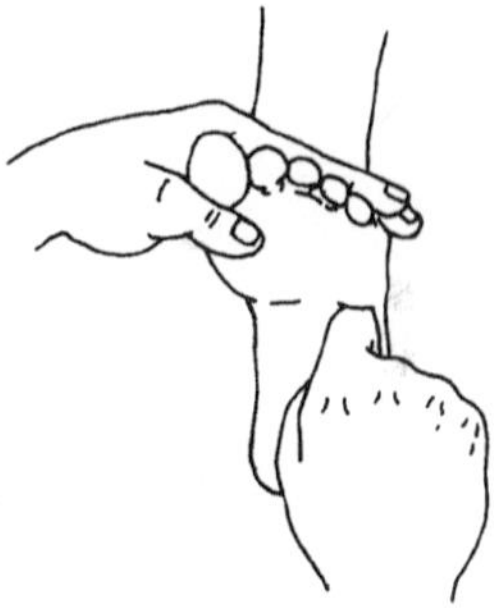

Abb. 4.1-56

Ausführung: senkrecht in die Tiefe drücken, bis der individuell notwendige Druck erreicht ist, dann eine kleine schiebende Bewegung nach proximal vollziehen.
Hinweis: Diese Zone ist relativ klein, weswegen die schiebende Bewegung nur minimal sein sollte. Man sollte dabei nicht über die Haut reiben.
Funktionen: stärkt die Milz, wandelt Feuchtigkeit, kontrolliert das Blut, stärkt die Abwehrkraft.
Indikationen: Fieber oder erhöhte Temperatur, Entzündungen, Anämie, Hypertonie, Glossitis, Stomatitis aphtosa, Entzündungen der Lippen, Appetitlosigkeit, Verdauungsstörungen (Dyspepsie), Hautallergien, Infektanfälligkeit.

Leber

Lage: auf der rechten Fußsohle, auf der distalen Hälfte der Mittelfußknochen 4 und 5.
Lokalisation: Das Zentrum dieser Zone befindet sich zwischen den Mittelfußknochen 4 und 5 am unteren Rand der Wulst über den Zehengrundgelenken. Die vordere Hälfte dieser Zone überschneidet sich mit der Reflexzone der Lunge. Die Lage dieser Zone entspricht der des Herzens am linken Fuß, nur ist sie etwas größer (→ Abb. 4.1-57).
Massagetechnik: drücken und schieben mit gekrümmtem Finger.
Kraft ausübender Punkt: das erste (proximale) Fingergelenk des Zeigefingers.
Handhaltung und Fingerstellung

- **Aktive Hand:** Zeigefinger gekrümmt.
- **Unterstützende Hand:** stützt den Fuß. Die vier Finger liegen auf dem Fußrücken, direkt gegenüber der aktiven Hand (→ Abb. 4.1-58).

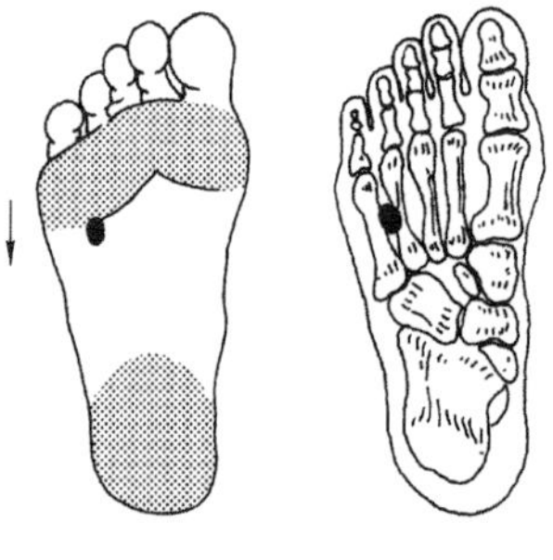

Abb. 4.1-57.

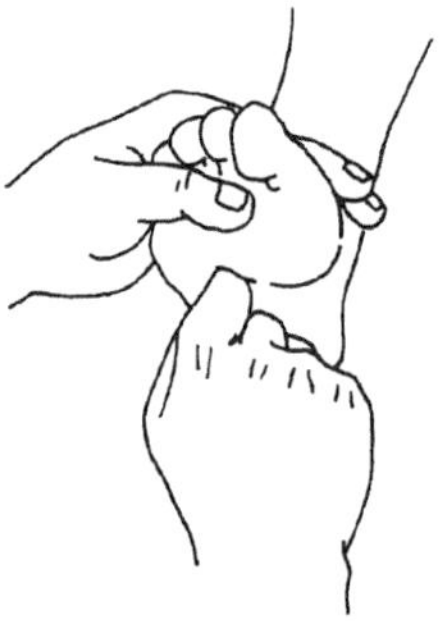

Abb. 4.1-58

Ausführung: am proximalen Rand des Zehengrundgelenks beginnen und etwa 2 cm nach unten in Richtung Ferse schieben.
Hinweis: Die Leberzone ist relativ groß, ihre vordere Hälfte überschneidet sich mit der Reflexzone der Lunge. Es ist notwendig, dass man diese Zone bei Erwachsenen ungefähr 2 cm schiebend manipuliert. Distal erstreckt sich diese Zone bis hin zum Zehengrundgelenk. Das Handgelenk muss stets stabil gehalten werden, um eine gleichmäßige Kraftentfaltung sicherzustellen.
Funktionen: bewegt das Leber-Qi, fördert den Gallenfluss, klärt Hitze, löst Toxine heraus, supplementiert das Leber-Blut, beruhigt die Leber und senkt das Yang ab.

Indikationen: Leber- und Blutkrankheiten, Hyperlipidämie, Hypercholesterinämie, Augenerkrankungen, Schwindel, Vertigo, Nierenerkrankungen.

Gallenblase

Lage: auf der rechten Fußsohle, auf dem Körper des vierten Mittelfußknochens (→ Abb. 4.1-59).
Massagetechnik: punktuelles Drücken mit gekrümmtem Finger.
Kraft ausübender Punkt: das erste (proximale) Fingergelenk des Zeigefingers.
Handhaltung und Fingerstellung

- **Aktive Hand:** Zeigefinger gekrümmt.
- **Unterstützende Hand:** stützt den Fuß. Die vier Finger liegen auf dem Fußrücken, direkt gegenüber der aktiven Hand (→ Abb. 4.1-60).

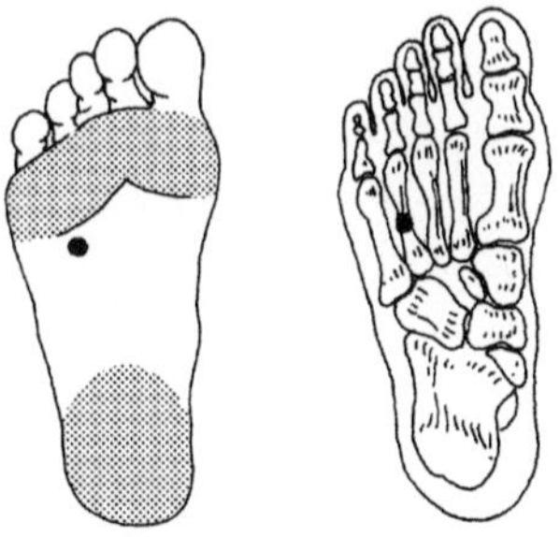

Abb. 4.1-59

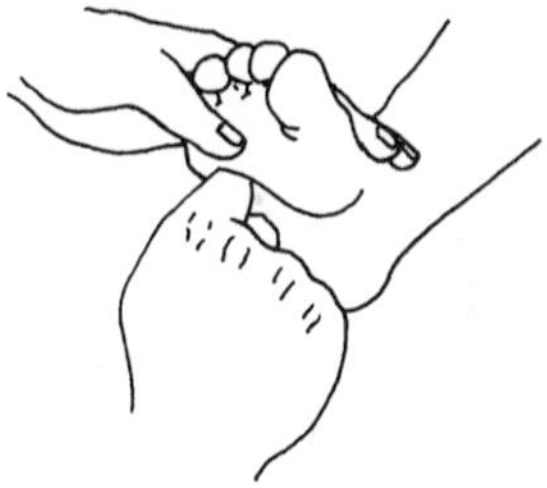

Abb. 4.1-60

Ausführung: senkrecht in die Tiefe drücken, bis der individuell notwendige Druck erreicht ist.
Funktionen: klärt Hitze, fördert den Gallenfluss, leitet Feuchtigkeit aus, stillt Schmerzen.
Indikationen: Erkrankungen der Gallenblase und der Leber, Schlaflosigkeit, Verdauungsstörungen (Dyspepsie).

Magen

Lage: auf beiden Fußsohlen, auf dem Körper des ersten Mittelfußknochens.
Lokalisation: senkrecht unterhalb der großen Zehe; die halbe Strecke vom horizontalen Anteil der Schilddrüsenzone am unteren Rand der Wulst über den Zehengrundgelenken bis zur Reflexzone des querliegenden Dickdarms am Mittelpunkt der Fußinnenseite (→ Abb. 4.1-61).
Massagetechnik: drücken und schieben mit gekrümmtem Finger.
Kraft ausübender Punkt: das erste (proximale) Fingergelenk des Zeigefingers.
Handhaltung und Fingerstellung

- **Aktive Hand:** Zeigefinger gekrümmt.
- **Unterstützende Hand:** stützt den Fuß. Die vier Finger liegen auf dem Fußrücken, direkt gegenüber der aktiven Hand (→Abb. 4.1-62).

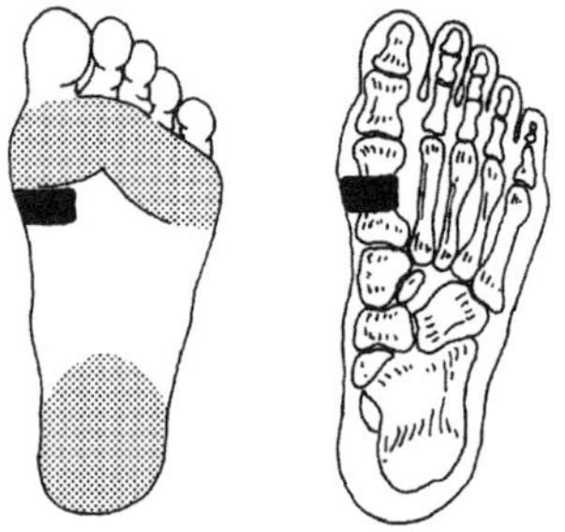

Abb. 4.1-61

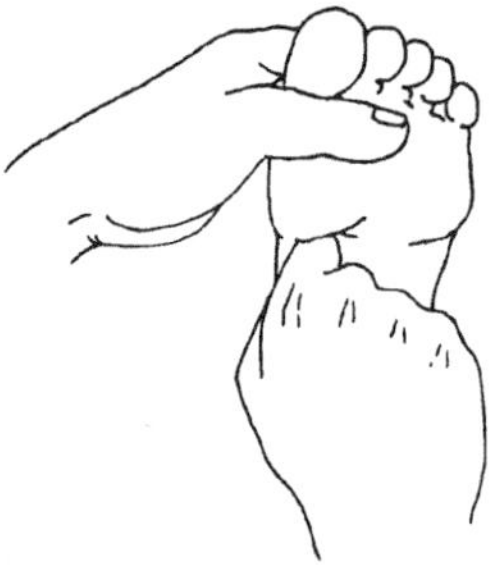

Abb. 4.1-62

Ausführung: drücken bis der individuell notwendige Druck erreicht ist, dann eine schiebende Bewegung nach proximal vollziehen.
Hinweis: Auf der Linie senkrecht unterhalb der großen Zehe bilden sich mehrere Organe ab. Wenn man die Strecke vom horizontalen Anteil der Schilddrüsenzone am unteren Rand der Wulst über den Zehengrundgelenken bis zum Mittelpunkt der Fußinnenseite in vier Teile aufteilt, entsprechen die distalen zwei Viertel dem Magen, das proximale Viertel entspricht dem Duodenum und das Viertel dazwischen dem Pankreas. Bei der ersten Massage sollte diese drei Zonen separat manipuliert werden, um jeweils die diagnostisch wichtigen Reaktionen zu bekommen. Bei wiederholten Anwendungen oder bei der prophylaktischen Fußmassage zur Gesunderhaltung können diese drei Zonen gemeinsam von distal nach proximal massiert werden.

Funktionen: führt gegensinnig aufsteigendes Qi herab, harmonisiert den Magen, nährt das Qi, stillt Schmerzen.
Indikationen: Erkrankungen des Magens und der Magenregion, Verdauungsstörungen (Dyspepsie), Diabetes mellitus, Erkrankungen der Gallenblase.

Pankreas

Lage: auf beiden Fußsohlen, am distalen Rand des Gelenks zwischen dem ersten Keilbein und dem ersten Mittelfußknochen.
Lokalisation: senkrecht unterhalb der großen Zehe; auf dem mittleren Viertel der Strecke vom horizontalen Anteil der Schilddrüsenzone am unteren Rand der Wulst über den Zehengrundgelenken bis zur Reflexzone des querliegenden Dickdarms am Mittelpunkt der Fußinnenseite. Diese Zone befindet sich zwischen denen des Magens und des Duodenums (→ Abb. 4.1-63).
Massagetechnik: drücken und schieben mit gekrümmtem Finger.
Kraft ausübender Punkt: das erste (proximale) Fingergelenk des Zeigefingers.
Handhaltung und Fingerstellung

- **Aktive Hand:** Zeigefinger gekrümmt.
- **Unterstützende Hand:** stützt den Fuß. Die vier Finger liegen auf dem Fußrücken, direkt gegenüber der aktiven Hand (→ Abb. 4.1-64).

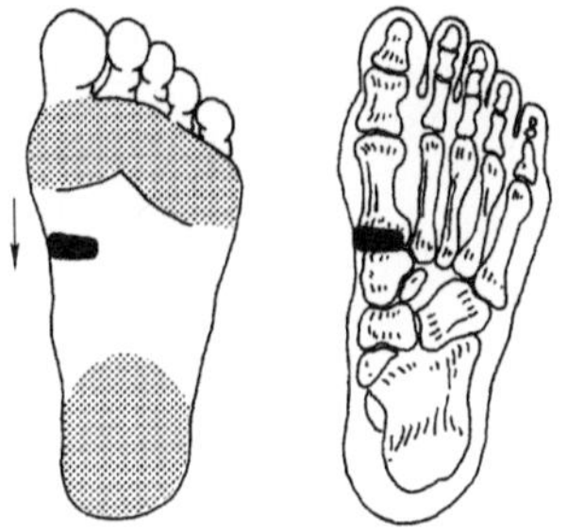

Abb. 4.1-63

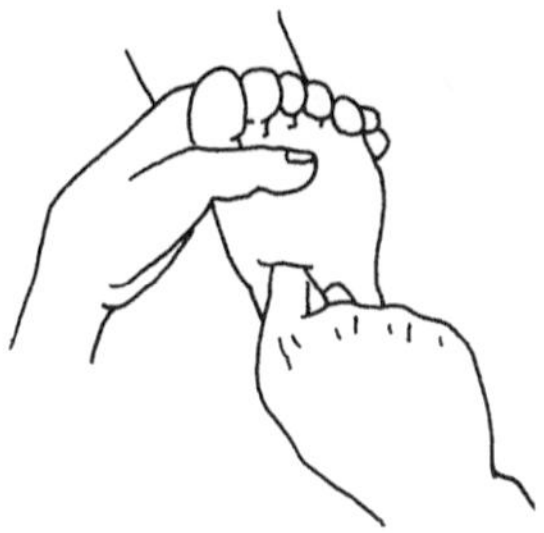

Abb. 4.1-64

Ausführung: drücken bis der individuell notwendige Druck erreicht ist und dann eine schiebende Bewegung nach proximal vollziehen.
Funktionen: senkt den Blutzucker, klärt Pankreas-Hitze.
Indikationen: Erkrankungen des Pankreas, Verdauungsstörungen (Dyspepsie), Diabetes mellitus.

Duodenum

Lage: auf beiden Fußsohlen, am proximalen Rand des Gelenks zwischen dem ersten Keilbein und dem ersten Mittelfußknochen.
Lokalisation: senkrecht unterhalb der großen Zehe; auf dem proximalen Viertel der Strecke vom horizontalen Anteil der Schilddrüsenzone am unteren Rand der Wulst über den Zehengrundgelenken bis zur Reflexzone des querliegenden Dickdarms am Mittelpunkt der Fußinnenseite. Diese Zone befindet sich zwischen denen des querliegenden Dickdarms und des Pankreas (→ Abb. 4.1-65).
Massagetechnik: drücken und schieben mit gekrümmtem Finger.
Kraft ausübender Punkt: das erste (proximale) Fingergelenk des Zeigefingers.
Handhaltung und Fingerstellung
- **Aktive Hand:** Zeigefinger gekrümmt.
- **Unterstützende Hand:** stützt den Fuß. Die vier Finger liegen auf dem Fußrücken, direkt gegenüber der aktiven Hand (→ Abb. 4.1-66).

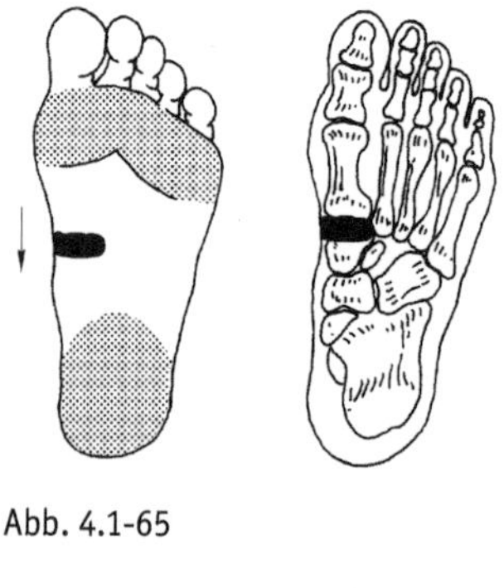

Abb. 4.1-65

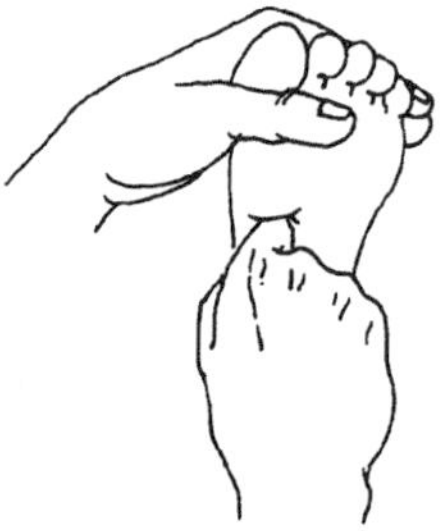

Abb. 4.1-66

Ausführung: drücken bis der individuell notwendige Druck erreicht ist und dann eine schiebende Bewegung nach proximal vollziehen.
Funktionen: reguliert und nährt das Qi, harmonisiert den Magen, stillt Schmerzen.
Indikationen: Erkrankungen des Duodenums, Völlegefühl, Verdauungsstörungen.

Dünndarm

Lage: auf beiden Fußsohlen, auf der proximalen Hälfte der drei Keilbeine, auf dem Würfelbein, dem Kahnbein und dem distalen Anteil des Fersenbeins.
Lokalisation: senkrecht unterhalb der Zehen 1 bis 4. Den vorderen Rand dieser Zone bildet die gedachte horizontale Mittellinie der Fußsohle (Zone des querliegenden Dickdarms). Nach proximal ragt die Zone bis in den oberen Rand des Fersenpolsters hinein, wo am linken Fuß die Reflexzone der Sigmaschleife liegt. Die laterale Grenze dieser Zone wird am linken Fuß von der Zone des absteigenden Dickdarms gebildet und am rechten Fuß von der Zone des aufsteigenden Dickdarms (→ Abb. 4.1-67).
Massagetechnik: schieben mit gekrümmtem Finger.
Kraft ausübender Punkt: die ersten (proximalen) Fingergelenke der Finger 2 bis 4.
Handhaltung und Fingerstellung

- **Aktive Hand:** halbe Faust; Finger 2 bis 4 gekrümmt; Handrücken nach oben gerichtet.
- **Unterstützende Hand:** stützt den Fuß in dessen Mitte, wobei der Daumen auf der plantaren Seite und die vier Finger auf dem Fußrücken liegen, direkt gegenüber der aktiven Hand (→ Abb. 4.1-68).

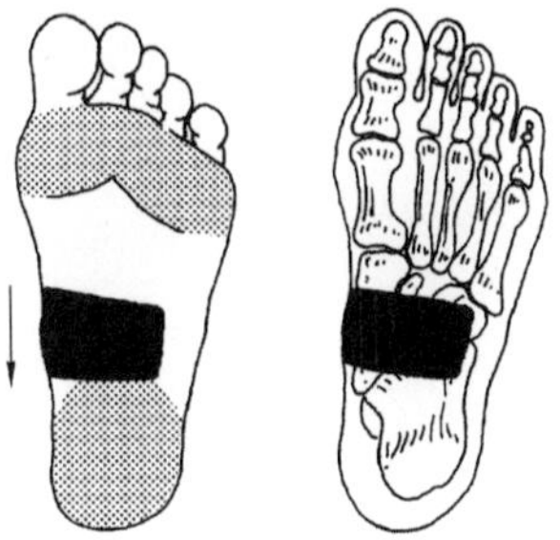

Abb. 4.1-67

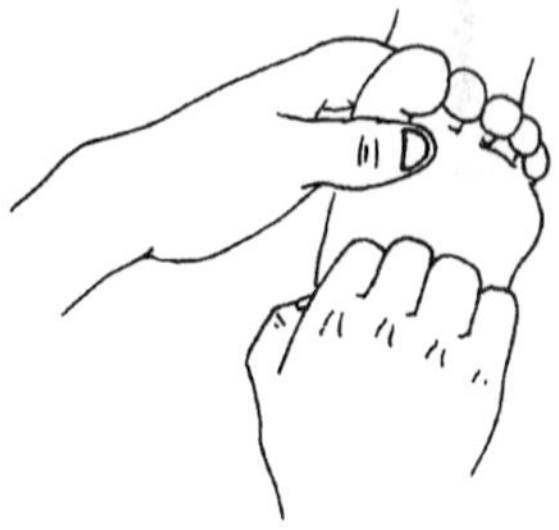

Abb. 4.1-68

Ausführung: drücken bis der individuell notwendige Druck erreicht ist und dann eine schiebende Bewegung in Richtung Ferse vollziehen.
Funktionen: löst Nahrungsakkumulationen auf, führt Stagnationen ab, stärkt die Milz, bewegt das Qi.
Indikationen: Entzündungen des Dünndarms, Diarrhö, funktionelle Störungen der Därme, Verdauungsstörungen, Herzrhythmusstörungen, Schlaflosigkeit.

Blinddarm und Wurmfortsatz

Lage: auf der rechten Fußsohle, am lateralen und oberen Rand des Fersenbeins, auf der gedachten Grenzlinie zwischen dem mittleren und unteren Drittel der Fußsohle (ohne Zehen).
Lokalisation: senkrecht unterhalb des Zwischenraumes zwischen den Zehen 4 und 5, am äußeren Rand des Fersenpolsters. Die Zone des aufsteigenden Dickdarms bildet die vordere Begrenzung (→ Abb. 4.1-69).
Massagetechnik: drücken mit gekrümmtem Finger.
Kraft ausübender Punkt: das erste (proximale) Fingergelenk des Zeigefingers.
Handhaltung und Fingerstellung

- **Aktive Hand:** Zeigefinger gekrümmt.
- **Unterstützende Hand:** stützt den Fuß in dessen Mitte, wobei der Daumen auf der plantaren Seite und die vier Finger auf dem Fußrücken liegen, direkt gegenüber der aktiven Hand (→ Abb. 4.1-70).

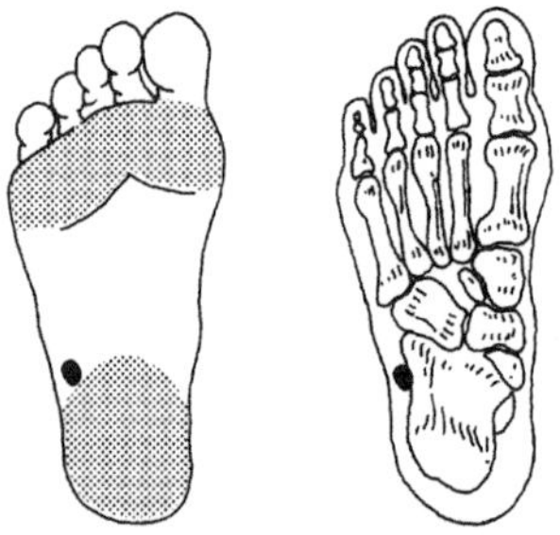

Abb. 4.1-69

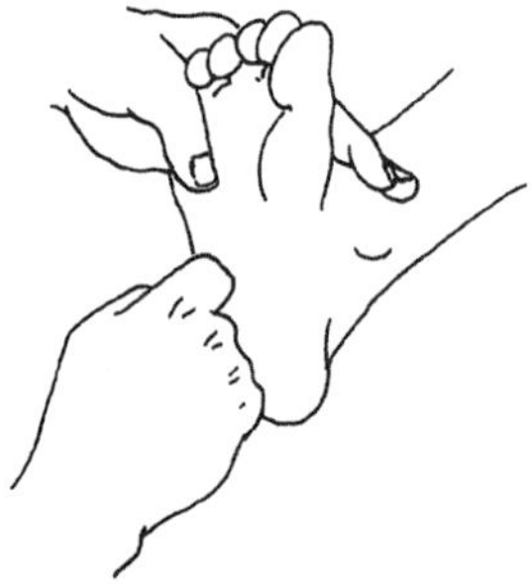

Abb. 4.1-70

Ausführung: senkrecht in die Tiefe drücken, bis der individuell notwendige Druck erreicht ist und dann eine minimale schiebende Bewegung in Richtung Ferse ausführen.
Hinweis: Diese Zone ist relativ klein, weswegen die schiebende Bewegung nur minimal sein sollte. Man sollte dabei nicht über die Haut reiben.
Funktionen: wirkt entzündungswidrig.
Indikationen: Appendizitis, Blähungen im Unterbauch.

Aufsteigender Dickdarm

Lage: Auf der rechten Fußsohle, vom lateralen und oberen Rand des Fersenbeins bis zur Basis des fünften Mittelfußknochens.
Lokalisation: senkrecht unterhalb des Zwischenraumes zwischen den Zehen 4 und 5, von der gedachten horizontalen Mittellinie der Fußsohle (auf Höhe der Tuberositas des 5. Mittelfußknochens) bis zum oberen äußeren Rand des Fersenpolsters. Oben geht diese Zone in die Zone des querliegenden Dickdarms über und unten ist sie mit der Blinddarmzone verbunden (→ Abb. 4.1-71).
Massagetechnik: drücken mit gekrümmtem Finger.
Kraft ausübender Punkt: das erste (proximale) Fingergelenk des Zeigefingers.
Handhaltung und Fingerstellung

- **Aktive Hand:** Zeigefinger gekrümmt.
- **Unterstützende Hand:** stützt den Fuß in dessen Mitte, wobei der Daumen auf der plantaren Seite und die vier Finger auf dem Fußrücken liegen, direkt gegenüber der aktiven Hand (→ Abb. 4.1-72, → Abb. 4.1-76, s. S. 176).

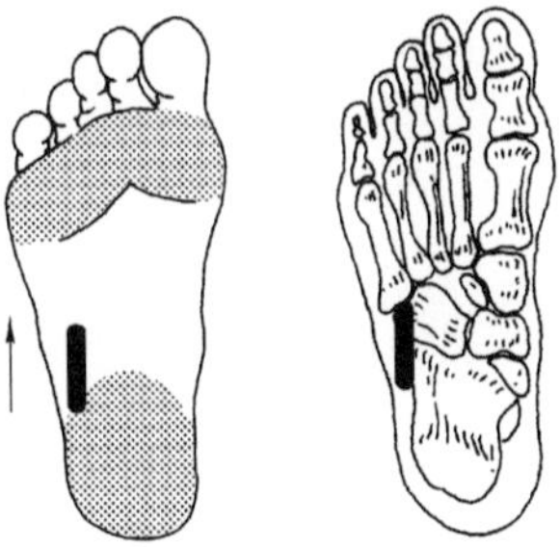
Abb. 4.1-71

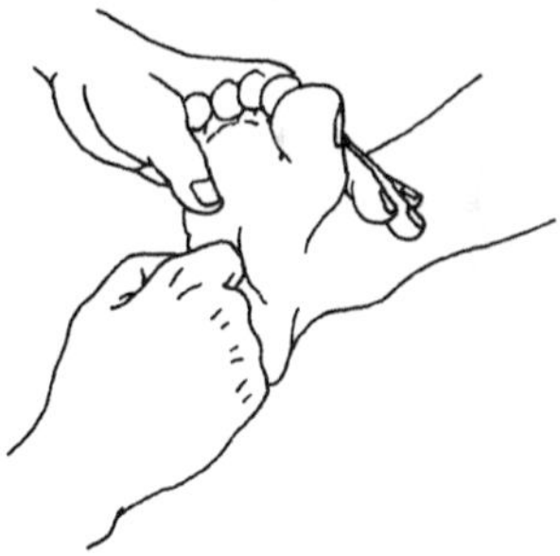
Abb. 4.1-72

Ausführung: drücken bis der individuell notwendige Druck erreicht ist und dann eine schiebende Bewegung nach distal vollziehen.
Hinweis: Die schiebende Bewegung in dieser Zone entspricht in ihrer Richtung der Darmperistaltik vom Blinddarm zum querliegenden Dickdarm.
Funktionen: bewegt das Qi, fördert den Stuhlgang.
Indikationen: Kolitis, Obstipation, Diarrhö, Blähungen, Bauchschmerzen.

Querliegender Dickdarm

Lage: auf beiden Fußsohlen, auf der Linie vom ersten Keilbein bis zur Basis des fünften Mittelfußknochens.
Lokalisation: Diese Zone liegt auf der gedachten horizontalen Mittellinie der Fußsohle (ohne Zehen), auf Höhe der Tuberositas des 5. Mittelfußknochens. Das laterale Ende dieser Zone liegt senkrecht unterhalb des Zwischenraumes zwischen den Zehen 4 und 5 (→ Abb. 4.1-73).
Massagetechnik: schieben mit gekrümmtem Finger.
Kraft ausübender Punkt: das erste (proximale) Fingergelenk des Zeigefingers.
Handhaltung und Fingerstellung
- **Aktive Hand:** Zeigefinger gekrümmt.
- **Unterstützende Hand:** stützt den Fuß in dessen Mitte, wobei der Daumen auf der plantaren Seite und die vier Finger auf dem Fußrücken liegen, direkt gegenüber der aktiven Hand (→ Abb. 4.1-74).

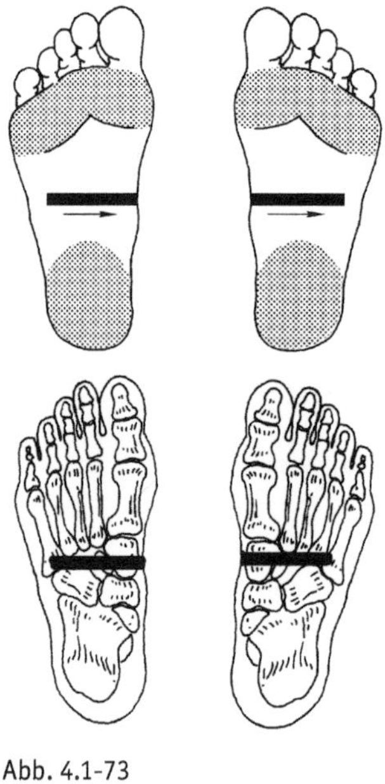

Abb. 4.1-73

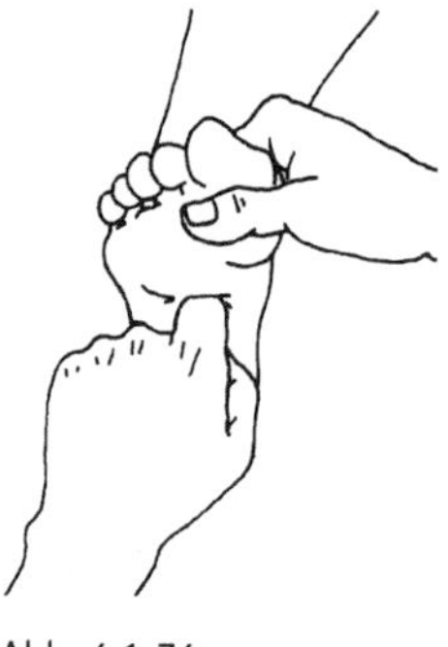

Abb. 4.1-74

Ausführung: am linken Fuß eine schiebende Bewegung von medial nach lateral vollziehen; am rechten Fuß umgekehrt von lateral nach medial schieben.
Hinweis: Die schiebende Bewegung in der Dickdarmzone sollte in ihrer Richtung der Darmperistaltik entsprechen. Deswegen wird der rechte Fuß von lateral nach medial massiert und der linke Fuß von medial nach lateral. Werden beide Füße nebeneinander gestellt, spiegelt sich der gesamte Verlauf des Dickdarm von rechts nach links. Diese Verlaufsrichtung soll bei der Massage eingehalten werden.
Das erste Keilbein liegt auf dem Mittelpunkt des inneren Fußrandes; die Tuberositas des 5. Mittelfußknochens liegt auf dem Mittelpunkt des äußeren Fußrandes. Die Tuberositas des 5. Mittelfußknochens ist ein nach außen und hinten vorragender Vorsprung der Basis des 5. Mittelfußknochens. Das laterale Ende der Zone des querliegenden Dickdarms liegt am inneren Rand der Basis des 5. Mittelfußknochens, also senkrecht unterhalb des Zwischenraumes zwischen den Zehen 4 und 5.
Funktionen: löst Stagnation auf, fördert den Stuhlgang, stillt Durchfall.
Indikationen: Obstipation, Diarrhö, Bauchschmerzen, Kolitis.

Absteigender Dickdarm

Lage: auf der linken Fußsohle, vom lateralen und oberen Rand des Fersenbeins bis zur Basis des fünften Mittelfußknochens.
Lokalisation: senkrecht unterhalb des Zwischenraumes zwischen den Zehen 4 und 5, von der gedachten horizontalen Mittellinie der Fußsohle (auf Höhe der Tuberositas des 5. Mittelfußknochens) bis zum oberen äußeren Rand des Fersenpolsters. Oben ist diese Zone mit der Zone des querliegenden Dickdarms verbunden, unten geht sie in die Zone der Sigmaschleife über (→ Abb. 4.1-75).
Massagetechnik: schieben mit gekrümmtem Finger.
Kraft ausübender Punkt: das erste (proximale) Fingergelenk des Zeigefingers.
Handhaltung und Fingerstellung
- **Aktive Hand:** Zeigefinger gekrümmt.
- **Unterstützende Hand:** stützt den Fuß in dessen Mitte, wobei der Daumen auf der plantaren Seite und die vier Finger auf dem Fußrücken liegen, direkt gegenüber der aktiven Hand (→ Abb. 4.1-76).

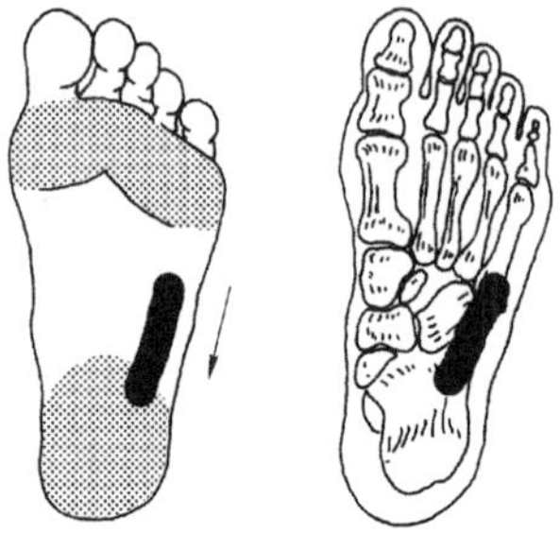

Abb. 4.1-75

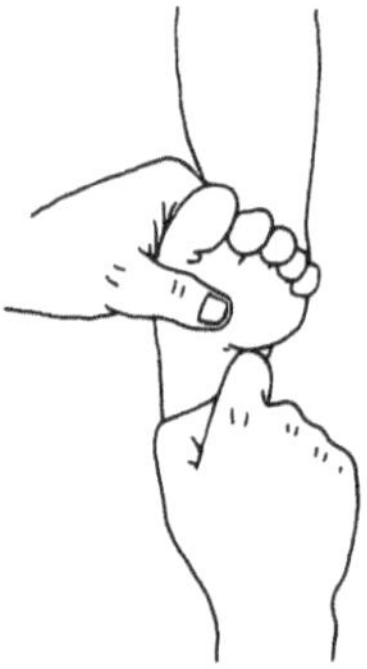

Abb. 4.1-76

Ausführung: drücken bis der individuell notwendige Druck erreicht ist und dann eine schiebende Bewegung nach proximal vollziehen.
Funktionen: führt Stagnationen ab, fördert den Stuhlgang, stillt Durchfall.
Indikationen: Obstipation, Diarrhö, Bauchschmerzen, Kolitis.

Sigmaschleife

Lage: auf der linken Fußsohle, auf dem distalen Drittel des Fersenbeins.
Lokalisation: senkrecht unterhalb der Zehen 2 bis 4, auf dem vorderen Rand des Fersenpolsters. Lateral ist diese Zone mit der Reflexzone des absteigenden Dickdarms verbunden und medial geht sie in die Zone des Anus über (→ Abb. 4.1-77).
Massagetechnik: schieben mit gekrümmtem Finger.
Kraft ausübender Punkt: das erste (proximale) Fingergelenk des Zeigefingers.
Handhaltung und Fingerstellung
- **Aktive Hand:** Zeigefinger gekrümmt.
- **Unterstützende Hand:** stützt den Fuß in dessen Mitte, wobei der Daumen auf der plantaren Seite und die vier Finger auf dem Fußrücken liegen, direkt gegenüber der aktiven Hand (→ Abb. 4.1-78).

Ausführung: drücken bis der individuell notwendige Druck erreicht ist und dann eine schiebende Bewegung von lateral nach medial vollziehen.
Hinweis: Das Fersenpolster ist nach oben hin gerundet. Die Reflexzone der

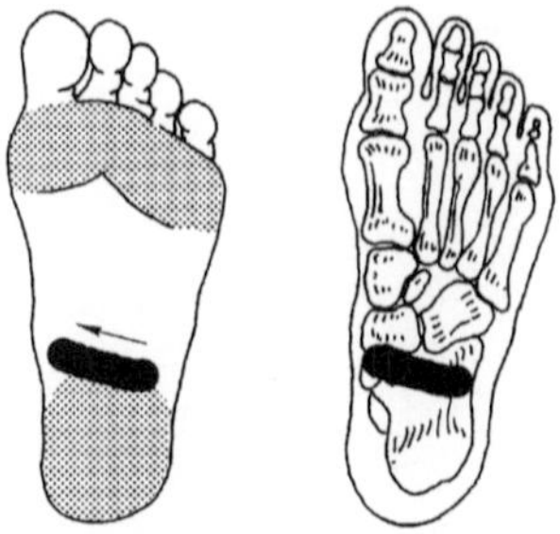

Abb. 4.1-77

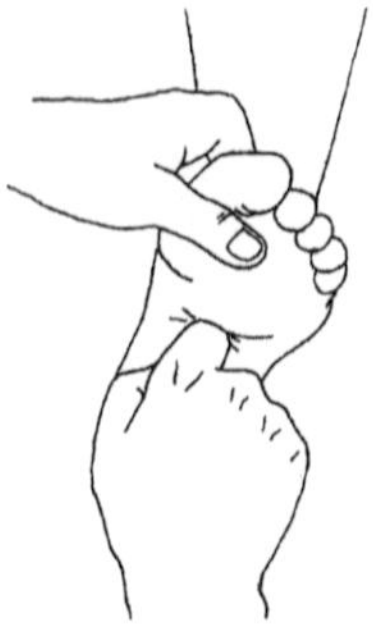

Abb. 4.1-78

Sigmaschleife folgt jedoch nicht diesem bogenförmigen Verlauf, sondern liegt auf einer geraden Linie vom äußeren zum inneren Rand des Fersenpolsters. Bei der Massage des linken Fußes können die Reflexzonen des querliegenden Dickdarms, des absteigender Dickdarms und der Sigmaschleife in einem Zug nach einander schiebend manipuliert werden.
Funktionen: klärt Hitze, supplementiert Leere, fördert den Stuhlgang, wirkt entzündungswidrig.
Indikationen: Entzündung im Sigmabereich, Proktitis, Obstipation, Diarrhö, Bauchschmerzen, Blähungen.

Anus

Lage: auf der linken Fußsohle, auf dem Gelenk von Sprung- und Kahnbein.
Lokalisation: senkrecht unterhalb der großen Zehe, wo die gedachte Senkrechte den medialen Rand des Fersenpolsters schneidet. Lateral ist diese Zone mit der Reflexzone der Sigmaschleife verbunden und medial grenzt sie an die Zone des Blase (→ Abb. 4.1-79).
Massagetechnik: drücken mit gekrümmtem Finger.
Kraft ausübender Punkt: das erste (proximale) Fingergelenk des Zeigefingers.
Handhaltung und Fingerstellung

- **Aktive Hand:** Zeigefinger gekrümmt.
- **Unterstützende Hand:** stützt den Fuß in dessen Mitte, wobei der Daumen auf der plantaren Seite und die vier Finger auf dem Fußrücken liegen, direkt gegenüber der aktiven Hand (→ Abb. 4.1-80).

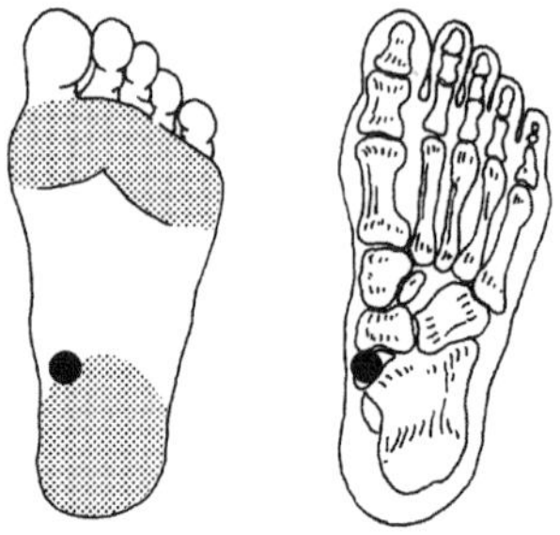

Abb. 4.1-79

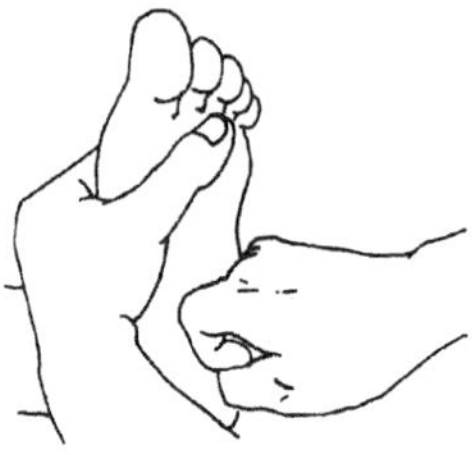

Abb. 4.1-80

Ausführung: senkrecht in die Tiefe drücken, bis der individuell notwendige Druck erreicht ist.
Funktionen: beseitigt Hämorrhoiden, fördert den Stuhlgang.
Indikationen: akute und chronische Kolitis oder Proktitis, Analfissur, Analprolaps.

Geschlechtsdrüsen (Hoden bzw. Ovarien)

Lage: auf beiden Fußsohlen, auf dem Tuber des Fersenbeins, von dessen Mitte bis zum medialen Rand.
Lokalisation: im Zentrum des plantaren Aspekts der Ferse (→ Abb. 4.1-81).
Massagetechnik: drücken und schieben mit gekrümmtem Finger.
Kraft ausübender Punkt: das erste (proximale) Fingergelenk des Zeigefingers.
Handhaltung und Fingerstellung
- **Aktive Hand:** Zeigefinger gekrümmt.
- **Unterstützende Hand:** hält und hebt den Fuß von unten her (→ Abb. 4.1-82).

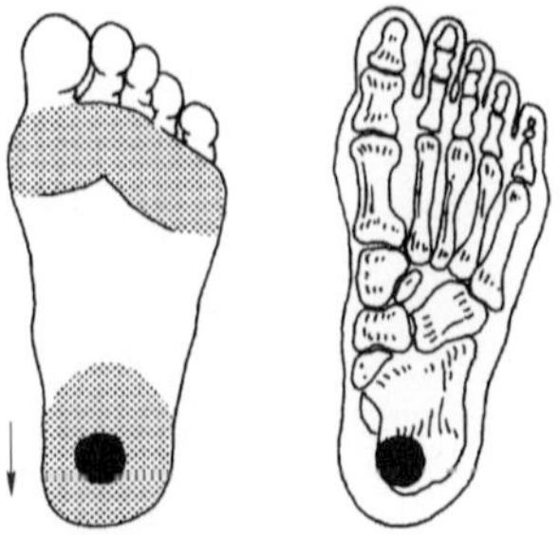

Abb. 4.1-81

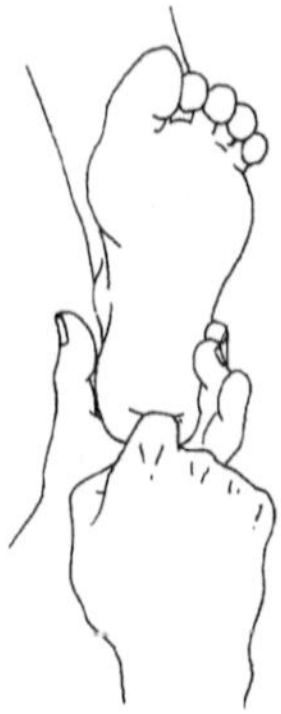

Abb. 4.1-82

Ausführung: drücken bis der individuell notwendige Druck erreicht ist und dann eine schiebende Bewegung nach proximal für ungefähr 2 cm (bei Erwachsenen) vollziehen.
Hinweis: Diese Zone ist relativ groß. Die Methode des punktuellen Drückens ist hier nicht geeignet. Der Fersenhöcker (Tuber calcanei) liegt nicht exakt in der Mitte der Ferse, sondern etwas weiter lateral. Diese Zone befindet sich etwas medial der Mitte des Fersenhöckers. Von der Hautoberfläche her betrachtet, liegt diese Zone genau in der Mitte des Fersenbeinpolsters.
Funktionen: supplementiert die Nieren, mehrt die Essenz, zögert die Alterung hinaus.
Indikationen: sexuelle Funktionsstörungen bei Männern und Frauen, Infertilität, unregelmäßige Menstruation, Prostatahypertrophie, uterine Myome.

Durchfallpunkt

Lage und Lokalisation: am proximalen Ende beider Fußsohlen, mittig am hinteren Rand der Ferse (→ Abb. 4.1-83).
Massagetechnik: punktuelles drücken mit gekrümmtem Finger.
Kraft ausübender Punkt: das erste (proximale) Fingergelenk des Zeigefingers.
Handhaltung und Fingerstellung

- **Aktive Hand:** Zeigefinger gekrümmt.
- **Unterstützende Hand:** hält und hebt den Fuß von unten. (→ Abb. 4.1-84).

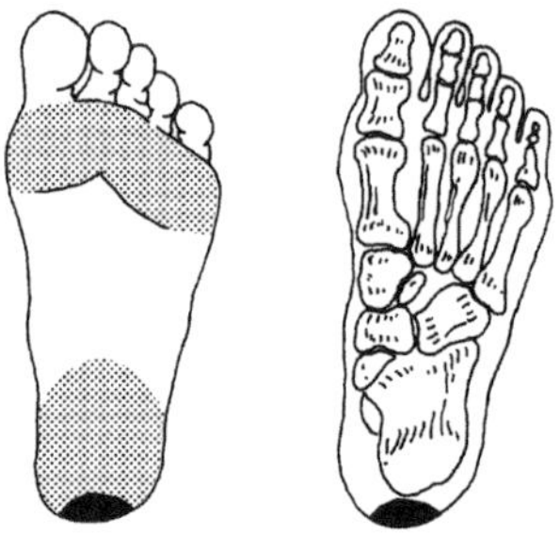

Abb. 4.1-83

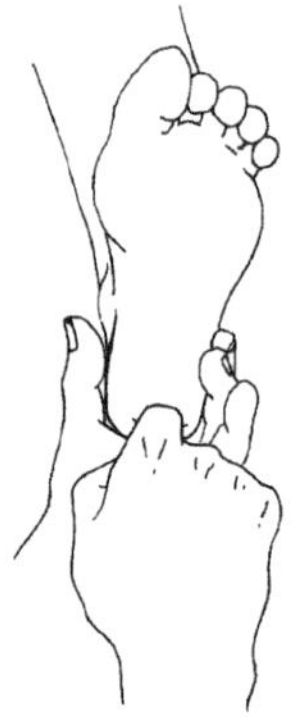

Abb. 4.1-84

Ausführung: 5 bis 10 Mal hintereinander kräftig auf diesen Punkt drücken.
Funktionen: stillt Durchfall.
Indikationen: Verdaungsstörungen (Dyspepsie) bei Kindern, nichtinfektiöse Diarrhö, akuter und chronischer Durchfall.

Insomniapunkt

Lage und Lokalisation: auf den Fußsohlen beider Füße, am vorderen (distalen) Rand des Fersenbeins, ein kleines Stück zehenwärts von der Zone Geschlechtsdrüsen. Diese Zone liegt nicht direkt auf der Mittellinie der Fußsohle, sondern ist etwas nach medial geneigt (→ Abb. 4.1-85).
Massagetechnik: punktuelles drücken mit gekrümmtem Finger.
Kraft ausübender Punkt: das erste (proximale) Fingergelenk des Zeigefingers.
Handhaltung und Fingerstellung
- **Aktive Hand:** Zeigefinger gekrümmt.
- **Unterstützende Hand:** hält und hebt den Fuß von unten (→ Abb. 4.1-86).

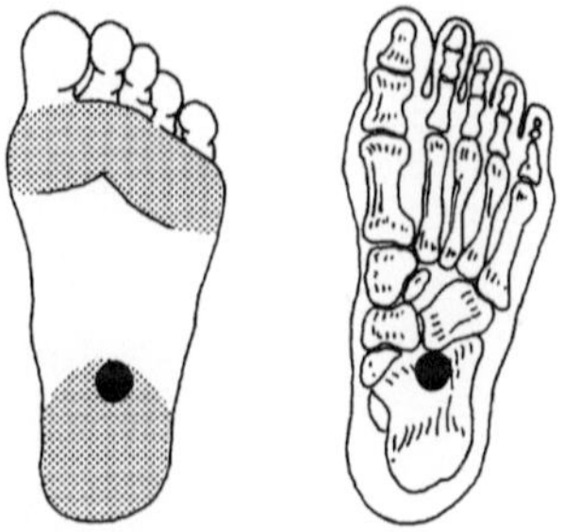

Abb. 4.1-85

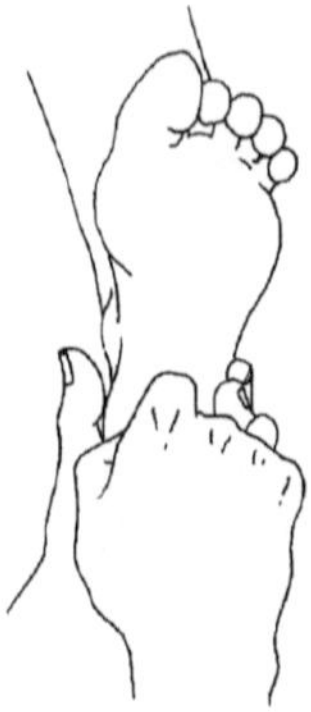

Abb. 4.1-86

Ausführung: 3 bis 6 Mal hintereinander kräftig auf diesen Punkt drücken.
Funktionen: beruhigend, schlaffördernd.
Indikationen: Insomnia, traumgestörter Schlaf, Neurasthenie, Erkrankungen der Geschlechtsdrüsen, Erkrankungen des Beckenraumes, Fersenschmerzen.

Blutdruckpunkt

Lage: auf den Fußsohlen beider Füße, an der Basis des Grundgliedes der großen Zehe, also distal des Grundgelenks der großen Zehe.
Lokalisation: Auf dem zehenwärtigen Anstieg der Wulst über dem Grundgelenk der großen Zehe, distal der Reflexzone der Nebenschilddrüse (→ Abb. 4.1-87).
Massagetechnik: kneifen und kneten mit den Fingerspitzen.
Kraft ausübender Punkt: Daumenspitze.
Handhaltung und Fingerstellung
Aktive Hand: Die Daumenspitze wird auf den distalen Anstieg der Wulst über dem Großzehengrundgelenk aufgelegt. Die übrigen vier Finger befinden sich auf der Rückseite des Fußes, der Zeigefinger liegt direkt gegenüber des Daumens.
Unterstützende Hand: stützt den Fuß in dessen Mitte von der Fußinnenseite her (→ Abb. 4.1-88).

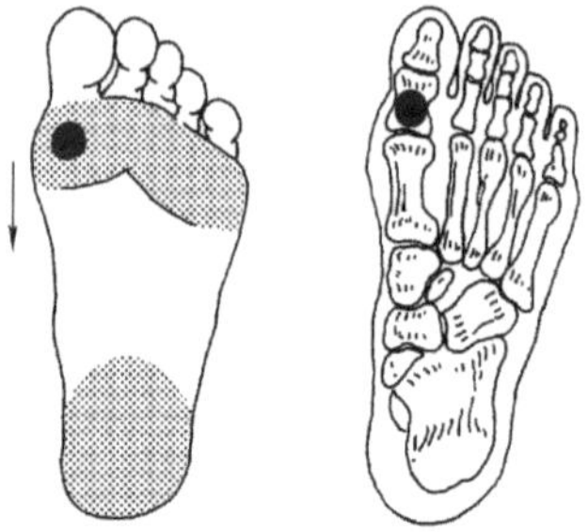

Abb. 4.1-87

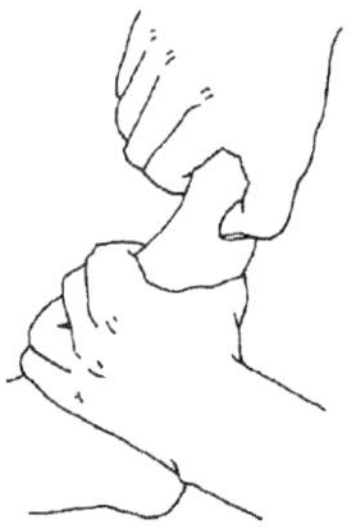

Abb. 4.1-88

Ausführung: Daumen- und Zeigefingerspitze drücken beide in Richtung zueinander bis der individuell notwendige Druck aufgebaut ist. Dann führen sie eine kreisend knetende Bewegung aus.
Funktionen: senkt den Blutdruck.
Indikationen: Hypertonie und damit einhergehende Beschwerden wie Schwindel, Kopfschmerzen, Kopfdruck, verschwommene Sicht, Übelkeit und Erbrechen.

Kopfschmerzpunkt (Erkältungspunkt)

Lage: auf der Innenseite beider Fußsohlen, am inneren Rand des Fersenbeins
Lokalisation: mit dem Daumen den Vorsprung des Kahnbeins an der Innenseite des Fußes ertasten, dann den Daumen nach hinten in Richtung Ferse in die dortige Vertiefung gleiten lassen und ihn senkrecht zur Fußsohle herabführen. Der Punkt liegt auf der Fußsohle, am inneren und vorderen Rand des Fersenbeins; er befindet sich zwischen den Reflexzonen des inneren Steißbeins und des Anus (→ Abb. 4.1-89).
Massagetechnik: drücken mit gekrümmtem Finger
Kraft ausübender Punkt: das erste (proximale) Fingergelenk des Zeigefingers.
Handhaltung und Fingerstellung
Aktive Hand: Zeigefinger gekrümmt.
Unterstützende Hand: stützt den Fuß in dessen Mitte, wobei der Daumen auf der plantaren Seite und die vier Finger auf dem Fußrücken liegen, gegenüber der aktiven Hand (→ Abb. 4.1-90).

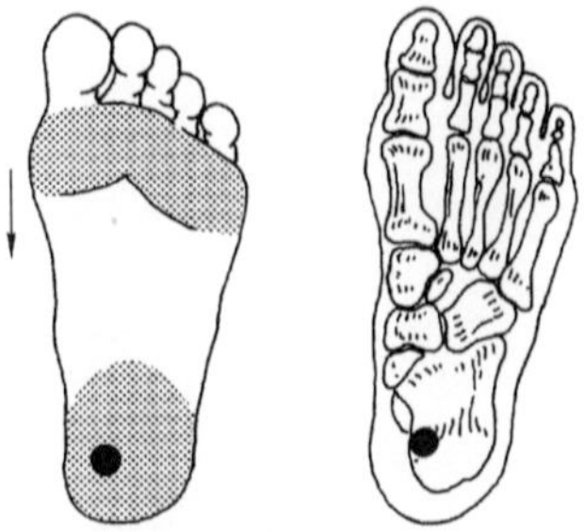

Abb. 4.1-89

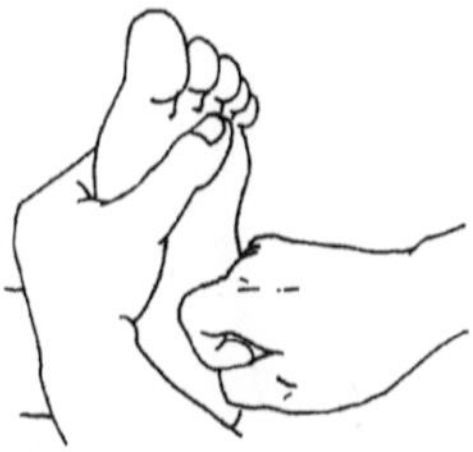

Abb. 4.1-90

Ausführung: senkrecht in die Tiefe drücken, bis der individuell notwendige Druck erreicht ist.
Funktionen: lindert Kopfschmerzen und Erkältungssymptome, bewegt stagniertes Qi.
Indikationen: alle Arten von funktionellen Kopfschmerzen, Erkältung.

Rückenschmerzlinie

Lage: am äußeren Rand beider Fußsohlen. Diese längliche Zone beginnt proximal des Grundgelenks der kleinen Zehe und erstreckt sich bis zum Fersenbein.
Lokalisation: Am linken Fuß liegt diese Zone lateral der Reflexzonen des Herzens, der Milz und des absteigenden Dickdarms, am rechten Fuß lateral der Reflexzonen der Leber und des aufsteigenden Dickdarms (→ Abb. 4.1-91).
Massagetechnik: drücken mit gekrümmtem Finger.
Kraft ausübender Punkt: das erste (proximale) Fingergelenk des Zeigefingers.
Handhaltung und Fingerstellung
Aktive Hand: Zeigefinger gekrümmt.
Unterstützende Hand: stützt den Fuß in dessen Mitte von der Fußinnenseite her (→ Abb. 4.1-92).

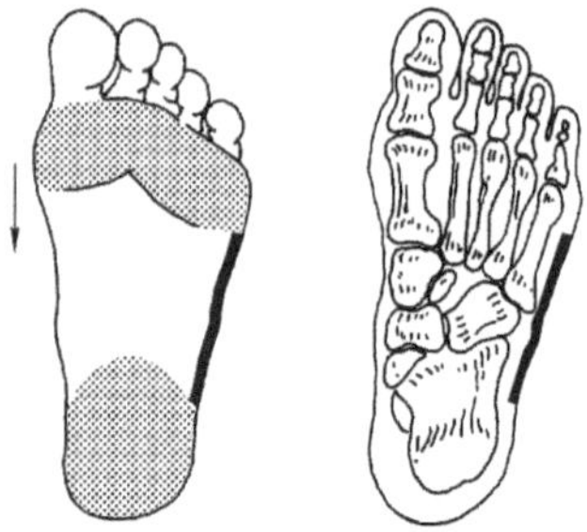

Abb. 4.1-91

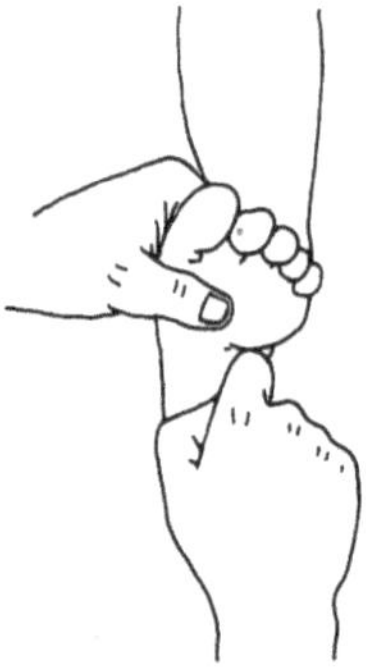

Abb. 4.1-92

Ausführung: senkrecht in die Tiefe drücken, bis der individuell notwendige Druck erreicht ist und diesen Druck für eine Weile halten.
Hinweis: Dies ist eine langgestreckte Zone. Die Methode des punktuellen Drückens wird hier nacheinander an mehreren Punkten auf dieser Zone von distal nach proximal fortschreitend ausgeführt.
Funktionen: stillt Schmerzen, lindert Verspannungen, bewegt stagniertes Qi.
Indikationen: Rücken- und Lendenschmerzen, Lumbago, urologische Erkrankungen.

4.2 Reflexzonen der Fußinnenseite

Halswirbelsäule (HWS)

Lage: auf beiden Fußinnenseiten, auf der medialen Seite des Körpers des Großzehengrundgliedes.
Lokalisation: auf der Fußinnenseite, in der Vertiefung zwischen den beiden knöchernen Vorsprüngen des Großzehengrundgelenks und des Interphalangealgelenks der großen Zehe, auf einer Höhe mit der Hals- und Nackenzone (→ Abb. 4.2-1).
Massagetechnik: schieben von beiden Seiten mit zwei Fingern.
Kraft ausübender Punkt: ulnare Seite des Mittelgliedes des Zeigefingers.

Handhaltung und Fingerstellung

- **Aktive Hand:** Die ulnare Seite des Mittelgliedes des Zeigefingers wird an die mediale Seite des Körpers des Grundgliedes der großen Zehe angelegt, also in die Vertiefung zwischen den beiden knöchernen Vorsprüngen des Köpfchens und der Basis des Grundgliedes. Das Mittelglied des Mittelfingers wird in analoger Stellung an die laterale Seite des Körpers des Grundgliedes der großen Zehe angelegt (Reflexzone des Hirnstamms). So nehmen Zeige- und Mittelfinger die große Zehe an ihrer Wurzel in die Zange. Die Daumenbeere liegt auf der radialen Seite des Mittelgliedes des Zeigefingers.
- **Unterstützende Hand:** stützt den Fuß in dessen Mitte von der Fußinnenseite her (→ Abb. 4.2-2).

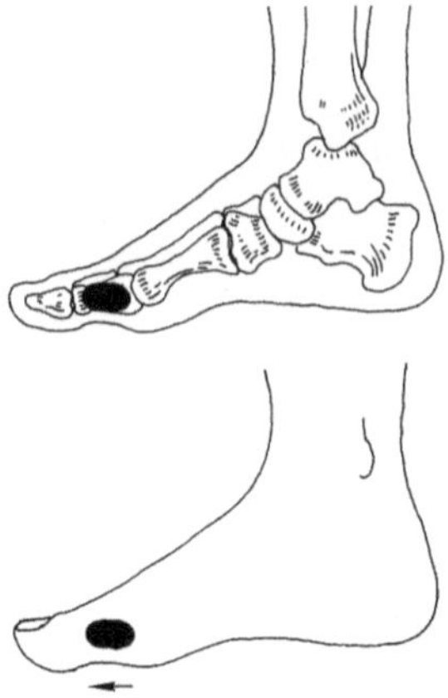

Abb. 4.2-1

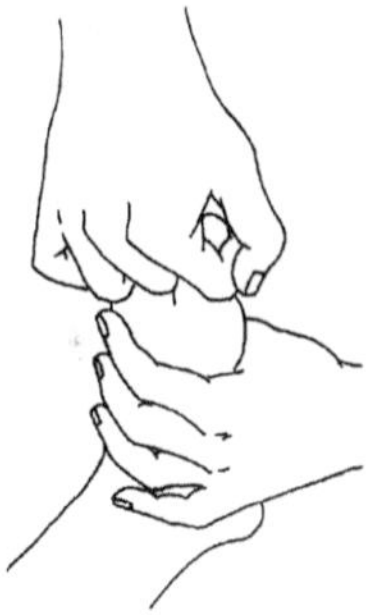

Abb. 4.2-2

Ausführung: Der Daumen drückt auf die radiale Seite des Mittelgliedes des Zeigefingers. Die Kraft überträgt sich über den Zeigefinger zur Reflexzone. Wenn der individuell notwendige Druck aufgebaut ist, eine schiebende Bewegung nach distal vollziehen.

Hinweis: Die rechte Hand massiert den linken Fuß, die linke Hand den rechten Fuß. Zeigefinger und Mittelfinger sollen keine zangenartige Kraft anwenden; die Aufgabe dieser beiden Finger ist allein die Fixierung der großen Zehe. Druck wird hier allein vom Daumen ausgeübt.

Funktionen: entspannt die Sehnen, belebt das Blut, harmonisiert die Gefäße.

Indikationen: HWS-Syndrom, Nackenverspannungen, Nackenschmerzen, steifer Hals, Schiefhals.

4

Brustwirbelsäule (BWS)

Lage: auf beiden Fußinnenseiten, auf der plantar-medialen Seite des Körpers des ersten Mittelfußknochens.
Lokalisation: Die Zone beginnt proximal des knöchernen Vorsprungs des Großzehengrundgelenks und zieht fast bis zur Mitte der Fußinnenseite (das erste Keilbein bildet die Mitte der Fußinnenseite). Sie endet distal des ersten Tarsometatarsalgelenks, an dessen medialem und unterem Rand (→ Abb. 4.2-3).
Massagetechnik: schieben mit der Daumenbeere.
Kraft ausübender Punkt: Daumenbeere.
Massagetechnik 1

- **Aktive Hand:** Die Handfläche wird der Fußsohle gegenübergestellt; der Daumen befindet sich an der Fußinnenseite, die vier Finger an der Fußaußenseite.
- **Unterstützende Hand:** Die vier Finger liegen auf dem Fußrücken, der Daumen auf der Fußsohle. Auf diese Weise hält die Hand den Fuß und drückt ihn leicht nach unten, um die Fußinnenseite besser ins Gesichtsfeld des Behandlers zu rücken (→ Abb. 4.2-4).

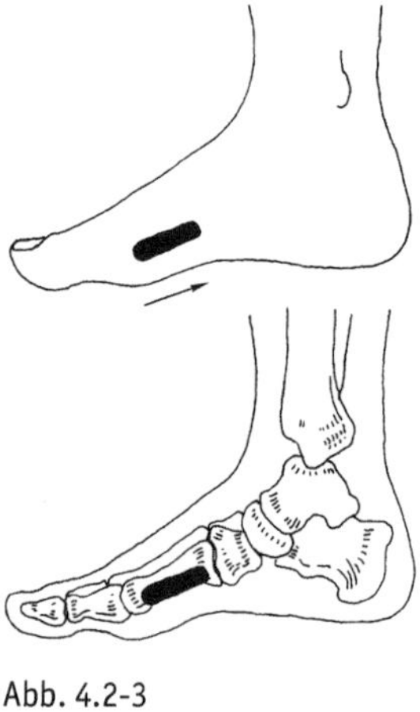

Abb. 4.2-3

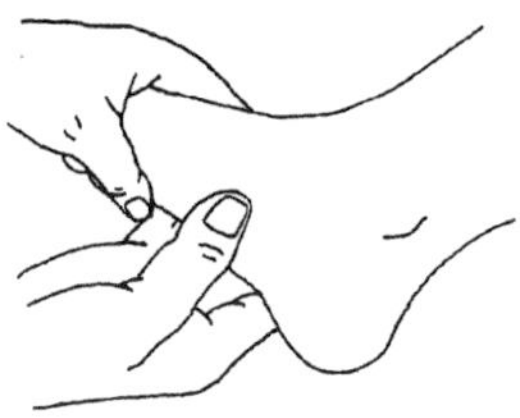

Abb. 4.2-4

Ausführung: drücken bis der individuell notwendige Druck erreicht ist und dann eine schiebende Bewegung nach proximal vollziehen. Die vier Finger drücken in entgegengesetzter Richtung, wodurch der Daumen weniger Kraft aufzuwenden braucht.

Hinweis: Die linke Hand massiert den linken Fuß und die rechte Hand den rechten Fuß.

Massagetechnik 2

- **Aktive Hand:** Die Handfläche und die vier Finger befinden sich oberhalb des Fußrückens; der Daumen befindet sich an der Fußinnenseite.
- **Unterstützende Hand:** Diese überkreuzt sich mit der aktiven Hand. Die Handfläche ist nach unten gerichtet; die vier Finger liegen auf dem Fußrücken und der Daumen auf der Unterseite des Fußes (→ Abb. 4.2-5).

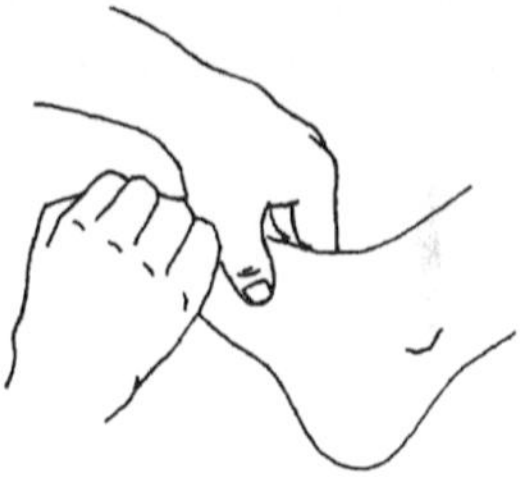

Abb. 4.2-5

Ausführung: drücken bis der individuell notwendige Druck erreicht ist und dann eine schiebende Bewegung nach proximal vollziehen. Die vier Finger drücken in entgegengesetzter Richtung, wodurch der Daumen weniger Kraft aufzuwenden braucht.

Hinweis: Die rechte Hand massiert den linken Fuß, die linke Hand den rechten Fuß. Der Winkel des Daumens zum Fuß sollte etwa 45 Grad betragen. Der Druck sollte bis zum ersten Mittelfußknochen vordringen.

Die Reflexzonen der Brustwirbelsäule, Lendenwirbelsäule und des Kreuzbeins sind miteinander verbunden. Sie bilden eine leicht bogenförmige Linie auf der Fußinnenseite, die der inneren Fußwölbung entspricht. Die an diesen drei Zonen angewandten Massagetechniken, Kraft ausübenden Punkte, Handhaltungen und die Ausführung sind jeweils identisch. Bei der ersten Massage sollte man diese drei Zonen separat manipulieren, um jeweils die diagnostisch wichtigen Reaktionen zu bekommen. Falls keine Notwendigkeit besteht, eine dieser drei Zonen besonders intensiv zu behandeln, kann man sie bei wiederholten Anwendungen oder bei der prophylaktischen Fußmassage zur Gesunderhaltung gemeinsam von distal nach proximal massieren.

Funktionen: entspannt die Sehnen, belebt das Blut, macht die Gefäße durchgängig.

Indikationen: Erkrankungen im thorakalen Bereich, wie z. B. Bandscheibenvorfall im Brustwirbelbereich, Deformationen oder Frakturen der Brustwirbelkörper, Interkostalneuralgie, Schmerzen im Schulter- und Nackenbereich oder Schmerzen in der Brust bei der Atmung; Erkrankungen innerhalb des Brustkorbs, wie z. B. Erkrankungen von Herz, Lunge, Speiseröhre oder Luftröhre.

Lendenwirbelsäule (LWS)

Lage: auf beiden Fußinnenseiten, vom ersten Keilbein bis unterhalb der Tuberositas des Kahnbeins.
Lokalisation: vom Mittelpunkt der Fußinnenseite (erstes Keilbein), bis unterhalb des knöchernen Vorsprungs vor der Ferse (Tuberositas des Kahnbeins). Vorne ist diese Zone mit der BWS-Zone verbunden, hinten geht sie in die Zone des Kreuzbeins über (→ Abb. 4.2-6).
Massagetechnik: → Brustwirbelsäule.
Kraft ausübender Punkt: → Brustwirbelsäule.
Handhaltung und Fingerstellung: → Brustwirbelsäule (→ Abb. 4.2-7, 4.2-8).

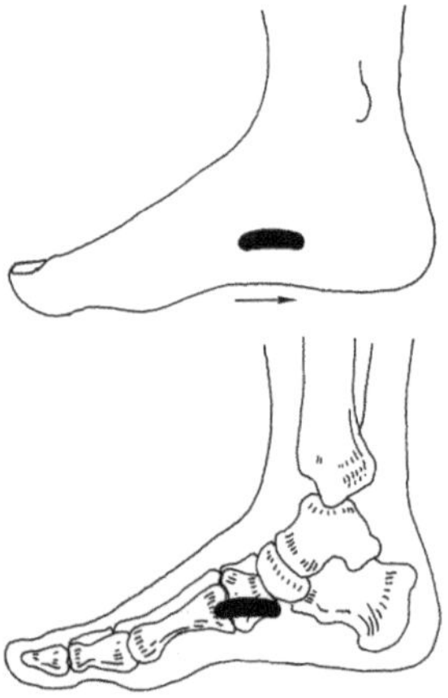

Abb. 4.2-6

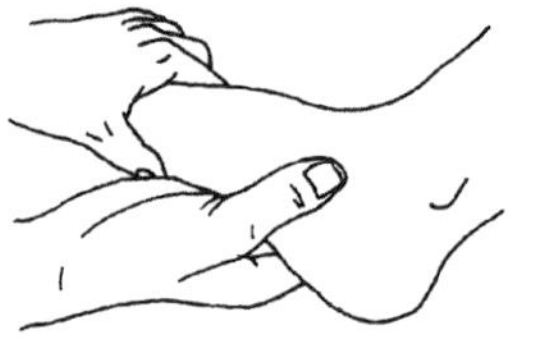

Abb. 4.2-7

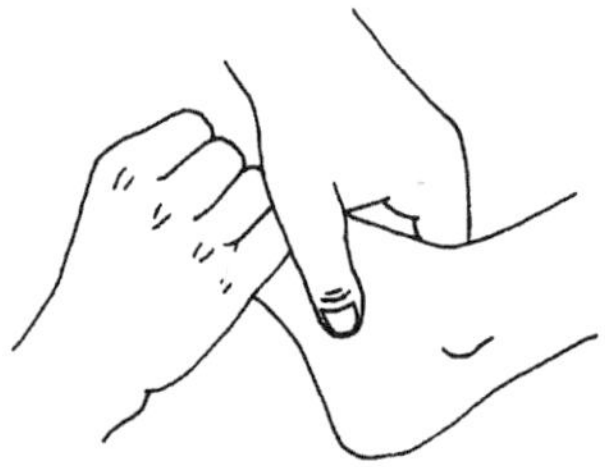

Abb. 4.2-8

Ausführung: → Brustwirbelsäule.
Funktionen: belebt das Blut, macht die Netzgefäße durchgängig, stillt Schmerzen.
Indikationen: Lenden- und Rückenschmerzen, Zerrung der Lendenmuskulatur, Bandscheibenvorfall im Lendenwirbelbereich, Osteoproliferation der Lendenwirbelkörper, Ischialgie, alle Arten von Erkrankungen der Lendenwirbelsäule, Erkrankungen in der Bauchhöhle, Erkrankungen im Beckenraum.

Kreuzbein

Lage: auf beiden Fußinnenseiten. Diese Zone beginnt unterhalb der Tuberositas des Kahnbeins, verläuft unterhalb der Talusstütze (Sustentaculum tali) des Fersenbeins und erstreckt sich bis zum Fersenhöcker (Tuber calcanei).
Lokalisation: Vom knöchernen Vorsprung (Tuberositas des Kahnbeins) vor und unterhalb des Innenknöchels geht man Richtung Innenknöchel. Direkt unterhalb des Innenknöchels ändert man die Richtung und beschreibt eine bogenförmige Linie bis zur Mitte des inneren Randes des Fersenpolsters (→ Abb. 4.2-9).
Massagetechnik: → Brustwirbelsäule.
Kraft ausübender Punkt: → Brustwirbelsäule.
Handhaltung und Fingerstellung: → Brustwirbelsäule (→ Abb. 4.2-10).

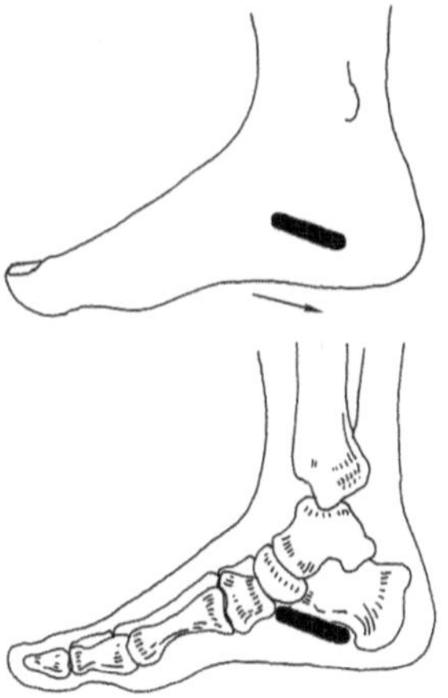

Abb. 4.2-9

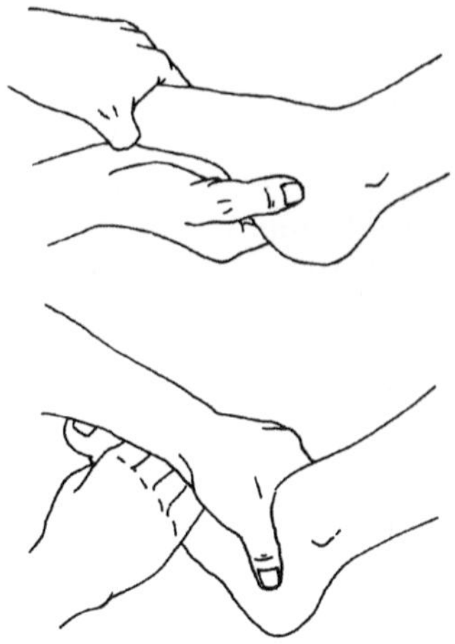

Abb. 4.2-10

Ausführung: → Brustwirbelsäule.
Funktionen: belebt das Blut, macht die Netzgefäße durchgängig, stillt Schmerzen.
Indikationen: Prellung der Kreuzbeinregion, Erkrankungen in der Dammregion, Obstipation, Infertilität, sexuelle Funktionsstörungen.

Steißbein (Fußinnenseite)

Lage: auf beiden Fußinnenseiten, am hinteren und unteren Rand der Innenseite der Ferse.
Lokalisation: Diese Zone besteht aus zwei Anteilen, dem hinteren und dem unteren Abschnitt. Beide Abschnitte bilden in etwa einen rechten Winkel. Die Zone beginnt am oberen Ende des Fersenbeins (am Ansatz der Achillessehne), verläuft entlang des hinteren Randes der Innenseite der Ferse nach distal bis ganz nach unten und zieht dann an der Grenze von der Fußinnenseite zur Fußsohle weiter nach vorn bis an den vorderen Rand des Fersenpolsters, wo die Reflexzone der Blase liegt (→ Abb. 4.2-11).
Massagetechnik: schieben mit der Fingerseite.
Kraft ausübender Punkt: radiale Seite des Mittelgliedes des Zeigefingers.
Handhaltung und Fingerstellung
- **Aktive Hand:** Zeigefinger gekrümmt; der Daumen liegt in der Mitte des Fersenpolsters auf der Fußsohle.
- **Unterstützende Hand:** greift den Fuß von der Achillessehne her und hebt ihn hoch, wobei der Daumen in der Beugefalte des Fußgelenks liegt (→ Abb. 4.2-12).

Ausführung: Vom hinteren inneren Rand des Fersenbeins (oder vom Ansatz der Achillessehne ausgehend) eine schiebende Bewegung bis zum plantaren Ende der Ferse vollziehen. Dort die Richtung ändern und weiter nach vorn

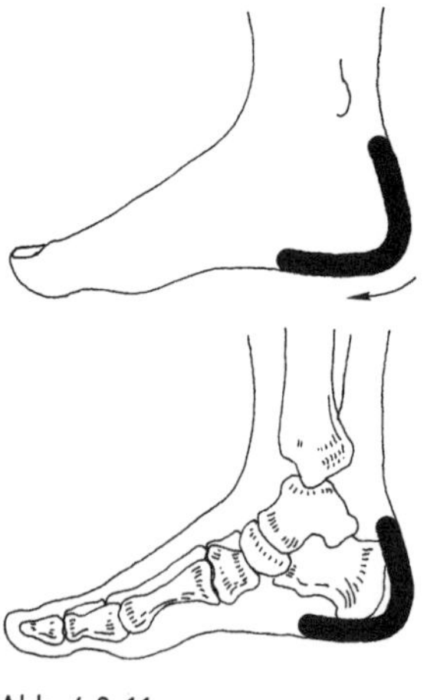

Abb. 4.2-11

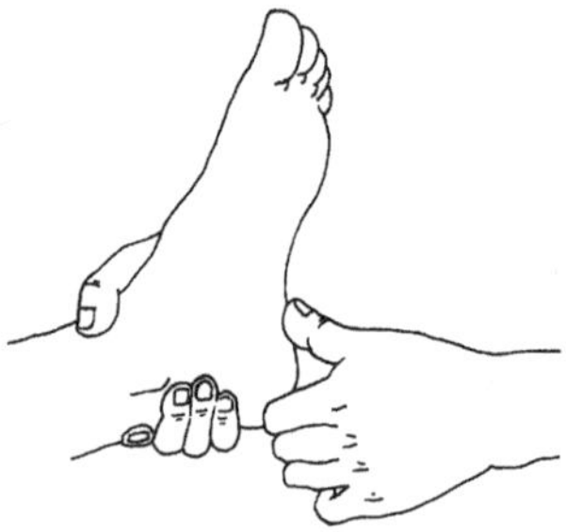

Abb. 4.2-12

(d. h. zehenwärts) schieben. Der Daumen drückt gleichzeitig zum Zeigefinger hin, so dass der Zeigefinger weniger Kraft benötigt.
Hinweis: Die linke Hand massiert den linken Fuß und die rechte Hand den rechten Fuß. Der hintere Abschnitt dieser Zone befindet sich nicht auf der dorsalen Mittellinie der Ferse, sondern auf der Grenze von der Hinter- zur Innenseite der Ferse. Es ist nicht nötig, die Achillessehne zu massieren. Wenn der Fuß entspannt ist (wenn er sich also in der Mittelstellung befindet, weder stark gebeugt, noch gestreckt ist), lässt sich sehr leicht der Übergang von der relativ weichen Achillessehne zum harten Fersenbein ertasten. Die Manipulation beginnt an dieser Stelle.
Funktionen: belebt das Blut, macht die Netzgefäße durchgängig, beseitigt Hämorrhoiden, stillt Schmerzen.
Indikationen: Prellung der Kreuz- und Steißbeinregion, Ischialgie, Erkrankungen der Fortpflanzungsorgane.

Uterus – Prostata

Lage: auf der Fußinnenseite, hinter und unterhalb des Innenknöchels, auf der medialen Fläche des Fersenbeins.
Lokalisation: Diese Zone bildet in etwa ein rechtwinkliges Dreieck, bei dem der hintere Rand und der untere Rand der Innenseite der Ferse die beiden Schenkel bilden (also die rechtwinklige Steißbeinzone). Die Basis dieses Dreiecks bildet die Linie vom vorderen Rand des Fersenpolsters (Reflexzone der Blase) bis hinter und unterhalb des Innenknöchels (→ Abb. 4.2-13).
Massagetechnik: schieben mit der Daumenbeere.
Kraft ausübender Punkt: Daumenbeere.
Handhaltung und Fingerstellung

- **Aktive Hand:** Die Hand liegt auf dem Spann mit dem Daumen auf der Reflexzone unterhalb des Innenknöchels und den vier Fingern auf der gegenüberliegenden Seite.
- **Unterstützende Hand:** Diese überkreuzt sich mit der aktiven Hand. Mit dem Handrücken nach oben hält sie den Fuß in seinem vorderen Drittel. Die vier Finger liegen auf dem Fußrücken und drücken den Fuß ganz leicht nach unten, um ihn in eine leichte Abspreizung (Abduktion) zu bekommen und die zu behandelnde Fläche des Fußes besser ins Gesichtsfeld des Behandlers zu rücken (→ Abb. 4.2-14).

Ausführung: drücken bis der individuell notwendige Druck erreicht ist und dann eine schiebende Bewegung nach hinten und oben vollziehen.

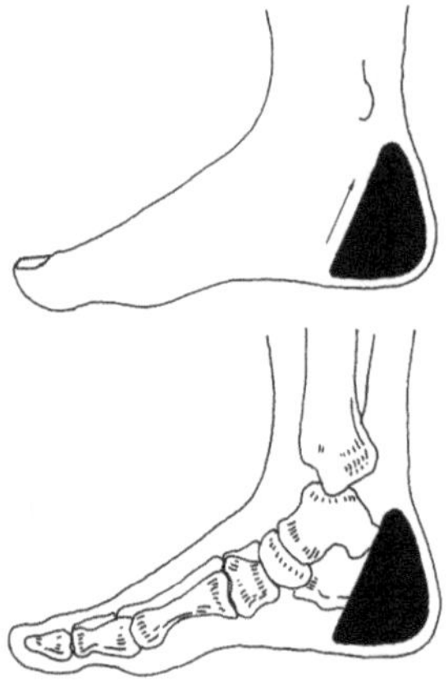

Abb. 4.2-13

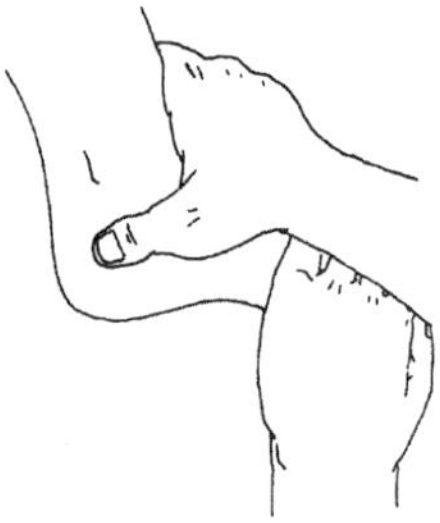

Abb. 4.2-14

Hinweis: Die rechte Hand massiert den linken Fuß und die linke Hand den rechten Fuß. Die Zone ist dreieckig, also eng an der Spitze und breit an der Basis. Es ist darauf zu achten, dass die gesamte Zone manipuliert wird.
Bei Männern spiegelt sich in dieser Zone die Prostata wider, bei Frauen der Uterus.
Funktionen: supplementiert die Nieren, mehrt die Essenz, belebt das Blut, nährt den Uterus.
Indikationen: Erkrankungen des Uterus, schmerzhafte Menstruation, Harnwegsinfektionen, Prostatitis, Prostatahypertrophie, sexuelle Funktionsstörungen.

Rippen (Fußinnenseite)

Lage: auf beiden Fußrücken, auf dem ersten Keilbein, zwischen den Sehnen des langen Großzehenstreckers (Musculus extensor hallucis longus) und des vorderen Schienbeinmuskels (Musculus tibialis anterior).
Lokalisation: Bei der Streckung der großen Zehe tritt eine Sehne deutlich hervor, die von der dorsalen Seite der großen Zehe bis in die Knöchelregion gut sicht- und tastbar ist (Sehne des Musculus extensor hallucis longus). Man folgt der medialen Seite dieser Sehne bis zur ebenen Fläche hinter dem höchsten Punkt des Fußrückens, d.h. bis proximal des Tarsometatarsalgelenks, wo die Reflexzone des Zwerchfells liegt (→ Abb. 4.2-15).

Massagetechnik: drücken und kneten mit der Daumenbeere.
Kraft ausübender Punkt: Daumenbeere.
Handhaltung und Fingerstellung

- **Aktive Hand:** Der Daumen liegt auf der Reflexzone und die vier Finger liegen auf der gegenüberliegenden Fußaußenseite.
- **Unterstützende Hand:** Diese überkreuzt sich mit der aktiven Hand. Mit dem Handrücken nach oben hält sie den Fuß in seinem vorderen Drittel. Die vier Finger liegen auf dem Fußrücken. Der Daumen befindet sich auf der Fußsohle (→ Abb. 4.2-16).

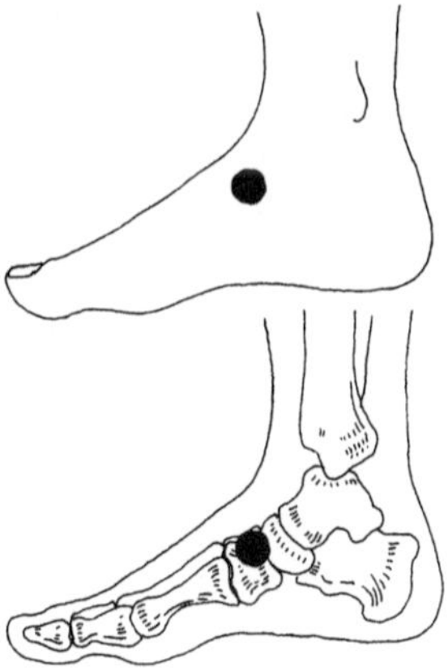

Abb. 4.2-15

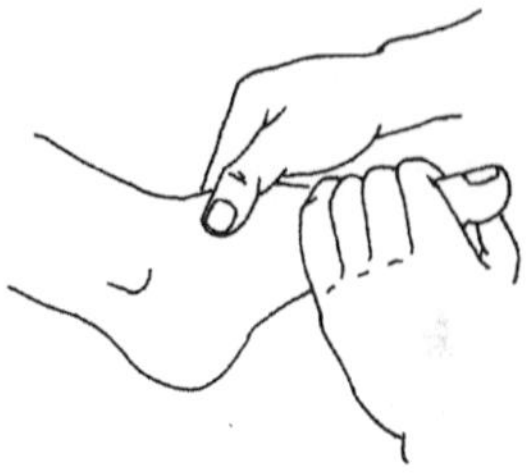

Abb. 4.2-16

Ausführung: drücken bis der individuell notwendige Druck erreicht ist und dann eine kreisend knetende Bewegung ausführen. Die vier Finger drücken von der Gegenseite her in Richtung Daumen, wodurch dieser weniger Kraft aufzuwenden braucht.
Hinweis: Die rechte Hand massiert den linken Fuß und die linke Hand den rechten Fuß.
Funktionen: beruhigt die Leber, stillt Schmerzen.
Indikationen: Beklemmungsgefühl in der Brust, Schmerzen in der Brust, costale Chondritis, Rippenverletzungen, Schmerzen in der Brust bei der Atmung.

Leistenbeuge

Lage: auf beiden Fußinnenseiten, vor dem Innenknöchel.
Lokalisation: Die kleine ebenen Fläche vor der Spitze des Innenknöchels (→ Abb. 4.2-17).
Massagetechnik: drücken und kneten mit der Daumenbeere.
Kraft ausübender Punkt: Daumenbeere.
Handhaltung und Fingerstellung

- **Aktive Hand:** Der Daumen greift von hinten über den Innenknöchel, die Daumenbeere liegt auf der Reflexzone. Die vier Finger liegen hinter der Achillessehne.
- **Unterstützende Hand:** Mit dem Handrücken nach oben hält sie den Fuß in seinem vorderen Drittel. Der Daumen befindet sich auf der Fußsohle und die vier Finger liegen auf dem Fußrücken. So wird der Fuß leicht nach unten gedrückt, um die zu behandelnde Fläche besser ins Gesichtsfeld des Behandlers zu rücken (→ Abb. 4.2-18).

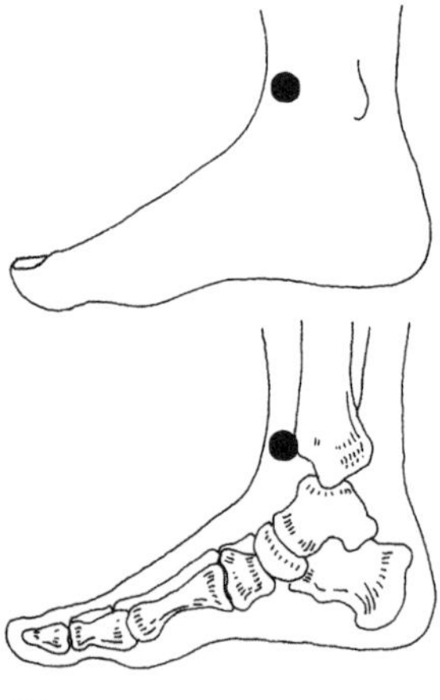

Abb. 4.2-17

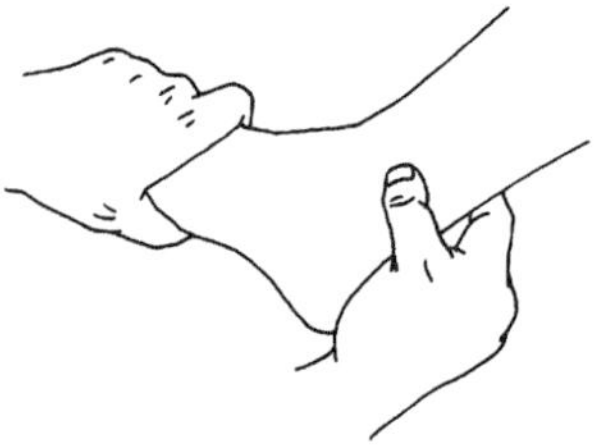

Abb. 4.2-18

Ausführung: drücken bis der individuell notwendige Druck erreicht ist und dann eine kreisend knetende Bewegung ausführen. Die vier Finger drücken von der Gegenseite her in Richtung Daumen, wodurch dieser weniger Kraft aufzuwenden braucht.
Hinweis: Die linke Hand massiert den linken Fuß und die rechte Hand den rechten Fuß. Wenn der Daumen von der Spitze des Innenknöchels nach vorne geschoben wird, landet er genau auf der kleinen ebenen Fläche der Reflexzone.

Funktionen: wärmt die Nieren und kräftigt das Yang, führt ausbauchendes Qi (Hernien) zurück, zögert die Alterung hinaus.
Indikationen: Erkrankungen in der Leistenbeuge, ausbauchendes Qi (Leistenhernien), Lympadenitis, Erkrankungen der Fortpflanzungsorgane, sexuelle Funktionsstörungen.

Beckenlymphknoten

Lage: auf beiden Fußrücken, distal des Sprunggelenks, vor dem Innenknöchel, medial der Sehne des vorderen Schienbeinmuskels (Musculus tibialis anterior).
Lokalisation: in der Vertiefung vor und unter dem Innenknöchel. Wird der Fuß im Sprunggelenk gebeugt und nach innen rotiert, ist die Vertiefung deutlich zu sehen (→ Abb. 4.2-19).
Massagetechnik 1: kneifen und kneten mit der Daumen- oder Fingerbeere.
Kraft ausübender Punkt: Daumenbeere oder Zeigefingerbeere.
Handhaltung und Fingerstellung

- **Aktive Hand:** Der Daumen oder der Zeigefinger liegt auf der Reflexzone.
- **Unterstützende Hand:** hält den Fuß in seiner Mitte. Der Daumen befindet sich auf der Fußsohle und die vier Finger liegen auf dem Fußrücken. (→ Abb. 4.2-20).

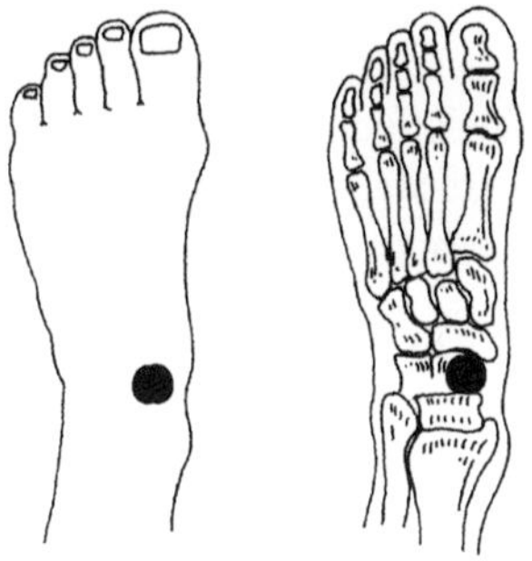

Abb. 4.2-19

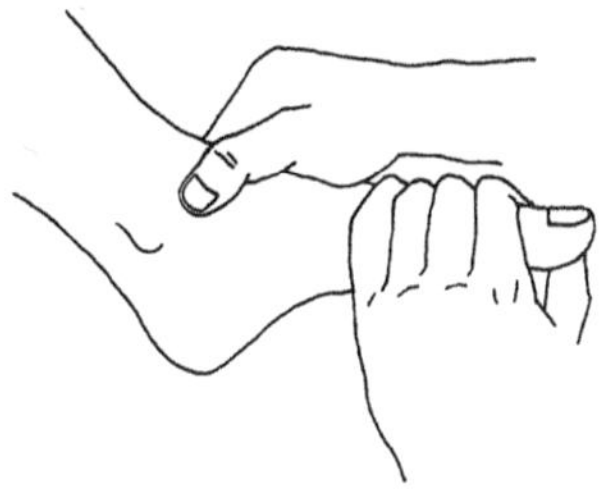

Abb. 4.2-20

Ausführung: An dieser Zone benutzt man nicht allein die Technik des Drückens und Knetens mit den Fingerbeeren, sondern man manipuliert sie zusammen mit der gegenüberliegenden Reflexzone der Bauchlymphknoten. Daumenbeere oder Zeigefingerbeere befinden sich jeweils auf einer dieser beiden

gegenüberliegenden Zonen und üben einen zangenartigen kneifenden Druck aus.
Wenn der individuell notwendige Druck erreicht ist, wird mit beiden Fingerbeeren eine kreisend knetende Bewegung ausgeführt.
Massagetechnik 2: drücken und kneten mit gekrümmtem Finger.
Kraft ausübender Punkt: radiale Kante des Interphalangealgelenks des Daumens.
Handhaltung und Fingerstellung

- **Aktive Hand:** Daumen gekrümmt.
- **Unterstützende Hand:** hält den Fuß in seiner Mitte. Der Daumen befindet sich auf dem Fußrücken. Die vier Finger liegen auf der Fußsohle und strecken den Fuß leicht, d. h. sie schieben ihn etwas zum Schienbein hin hoch.

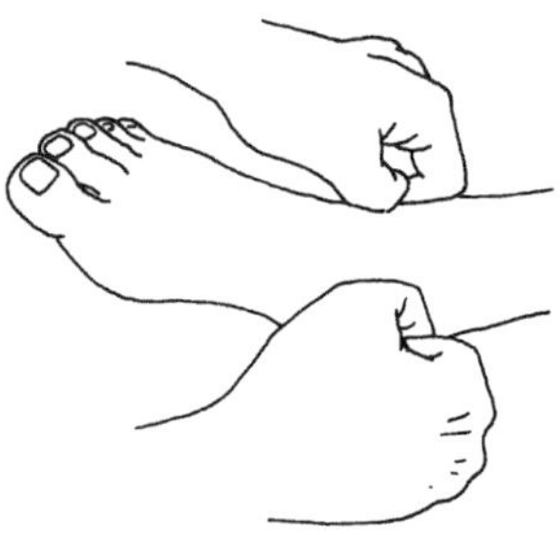

Abb. 4.2-21

Ausführung: Man drückt, bis der individuell notwendige Druck erreicht ist und führt dann eine kreisend knetende Bewegung aus. Diese Technik kann allein benutzt werden. Häufiger allerdings wendet man sie gleichzeitig auch an [der gegenüberliegenden Reflexzone der] Bauchlymphknoten an. Dabei drücken die Interphalangealgelenke der beiden Daumen jeweils auf ihrer Seite auf die beiden Reflexzonen und vollziehen dann eine kreisend knetende Bewegung (→ Abb. 4.2-21).
Hinweis: Diese Zone ist nicht sehr deutlich auszumachen. Man kann mit den Fingern vor dem Außenknöchel nach der tiefsten Stelle suchen. Wird der Fuß nach dorsal gebeugt und nach innen rotiert, wird diese Stelle deutlicher.
Funktionen: stützt das reguläre Qi und vertreibt pathogene Faktoren, stärkt die Abwehrkraft.
Indikationen: alle Arten von Entzündungen, Fieber oder erhöhte Temperatur, Ödeme der unteren Gliedmaßen, Schwellungen der Knöchelregion, Abwehrschwäche.

Hüftgelenk (Fußinnenseite)

Lage: auf beiden Fußinnenseiten, unterhalb des Innenknöchels.
Lokalisation: eine halbkreisförmige, bandförmige Zone unterhalb des Innenknöchels (→ Abb. 4.2-22).

Massagetechnik: schieben mit der Daumenbeere.
Kraft ausübender Punkt: Daumenbeere.
Handhaltung und Fingerstellung
- **Aktive Hand:** Die Daumenbeere liegt auf der Reflexzone. Die vier Finger liegen auf der gegenüberliegenden Seite vor dem Außenknöchel.
- **Unterstützende Hand:** Diese überkreuzt sich mit der aktiven Hand. Mit dem Handrücken nach oben hält sie den Fußrücken in seiner vorderen Hälfte. Die vier Finger liegen auf dem Fußrücken und der Daumen auf der Fußunterseite. Dabei drückt die unterstützende Hand den Fuß leicht nach unten und außen in die Abduktion (→ Abb. 4.2-23).

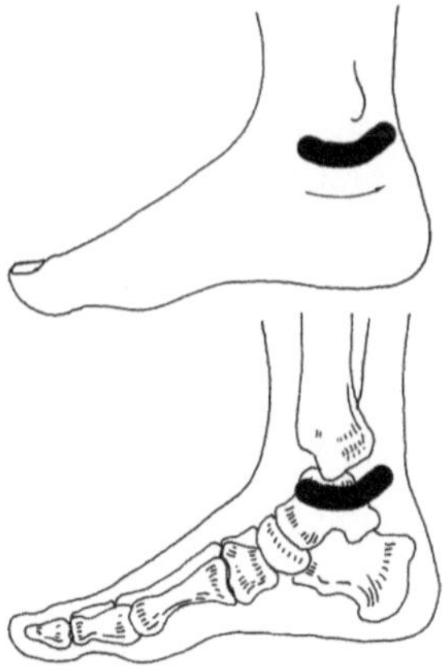
Abb. 4.2-22

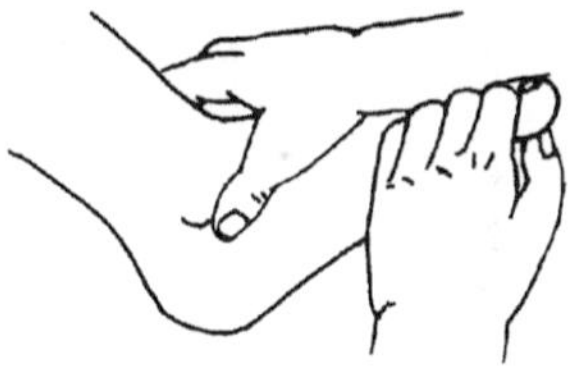
Abb. 4.2-23

Ausführung: Dicht unterhalb des Innenknöchels bleibend, vollzieht der Daumen eine halbkreisförmige schiebende Bewegung von vorn nach hinten. Die vier Finger drücken von der Gegenseite her in Richtung Daumen, wodurch dieser weniger Kraft aufzuwenden braucht.
Hinweis: Die rechte Hand massiert den linken Fuß, die linke Hand den rechten Fuß.
Funktionen: belebt das Blut, macht die Netzgefäße durchgängig, stillt Schmerzen.
Indikationen: Hüftgelenkschmerzen, Ischialgie, Verletzungen der Gesäßmuskulatur, Schultergelenkschmerzen.

Rektum – Anus (Fußinnenseite)

Lage: auf beiden Innenseiten des Unterschenkels. Diese bandförmige Zone beginnt auf der dorsalen Seite des Innenknöchels und erstreckt sich zwischen der Tibia und der Achillessehne etwa 7 cm nach proximal (bei Erwachsenen).
Lokalisation: Diese bandförmige Zone beginnt dorsal der Spitze des Innenknöchels und führt in der Furche hinter dem Knöchel vier Fingerbreiten nach oben. Man nimmt die Fingerbreiten des Behandelten als Maßstab (→ Abb. 4.2-24).
Massagetechnik: schieben mit der Daumenbeere.
Kraft ausübender Punkt: Daumenbeere.
Handhaltung und Fingerstellung

- **Aktive Hand:** Der Daumen liegt auf der Reflexzone. Die vier Finger liegen auf der vorderen und äußeren Seite des Unterschenkels.
- **Unterstützende Hand:** Diese überkreuzt sich mit der aktiven Hand. Mit dem Handrücken nach oben hält sie den Fußrücken in seiner vorderen Hälfte. Die vier Finger liegen auf dem Fußrücken und der Daumen auf der Fußsohle. Dabei drückt die unterstützende Hand den Fuß leicht nach unten und außen in die Abduktion (→ Abb. 4.2-25).

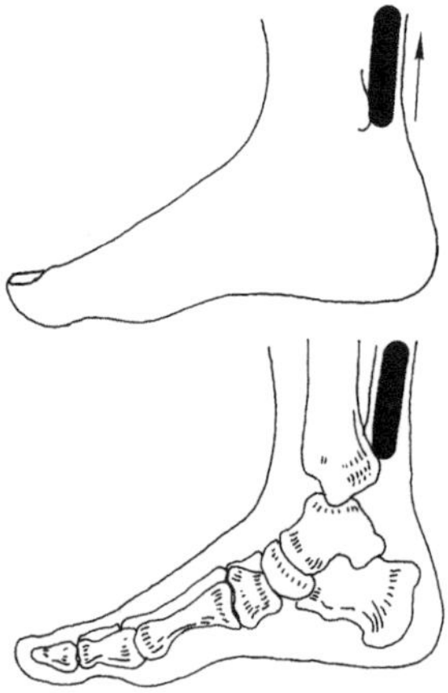

Abb. 4.2-24

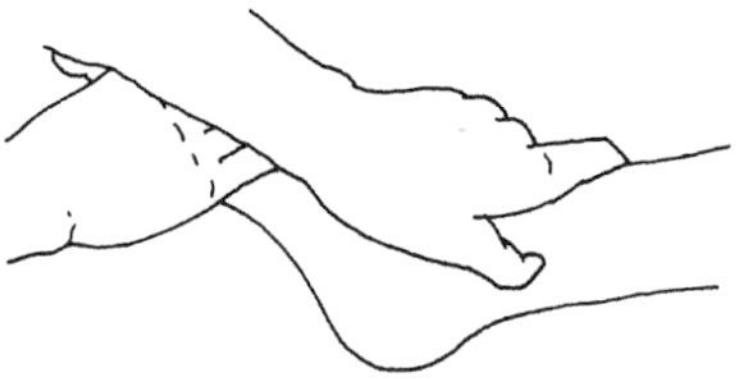

Abb. 4.2-25

Ausführung: drücken bis der individuell notwendige Druck erreicht ist und dann in der Furche hinter dem Knöchel eine schiebende Bewegung nach oben vollziehen.
Hinweis: Die rechte Hand massiert den linken Fuß, die linke Hand den rechten Fuß. Das distale Ende dieser Zone schließt am dorsalen Ende der Zone der

inneren Hüfte an. Bei der Behandlung kann die Zone von Rektum und Anus direkt im Anschluss an die schiebende Manipulation der inneren Hüfte, die von vorn nach hinten massiert wird, behandelt werden.
Funktionen: entspannt bzw. entkrampft den Darm, beseitigt Hämorrhoiden, fördert den Stuhlgang.
Indikationen: Hämorrhoiden, Proktitis, Obstipation, Diarrhö.

Ischiasnerv (Fußinnenseite)

Lage und Lokalisation: auf beiden Innenseiten des Unterschenkels. Die längliche Zone beginnt oberhalb des Innenknöchels und erstreckt sich entlang des inneren und hinteren Randes der Tibia nach proximal bis zum Condylus medialis der Tibia (→ Abb. 4.2-26).
Massagetechnik: schieben mit der Daumenbeere.
Kraft ausübender Punkt: Daumenbeere.
Handhaltung und Fingerstellung
- **Aktive Hand:** Der Daumen liegt auf der Reflexzone. Die vier Finger liegen auf der vorderen und äußeren Seite des Unterschenkels.
- **Unterstützende Hand:** Diese überkreuzt sich mit der aktiven Hand. Mit dem Handrücken nach oben hält sie den Fußrücken in seiner vorderen Hälfte. Die vier Finger liegen auf dem Fußrücken und der Daumen auf der Fußsohle. Dabei drückt die unterstützende Hand den Fuß leicht nach unten und außen in die Abduktion (→ Abb. 4.2-27).

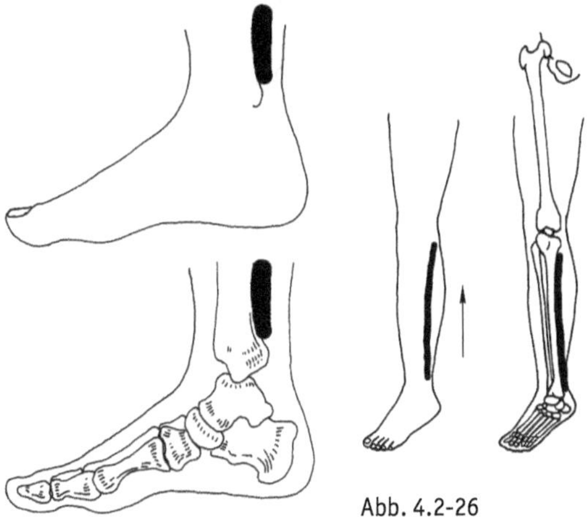

Abb. 4.2-26

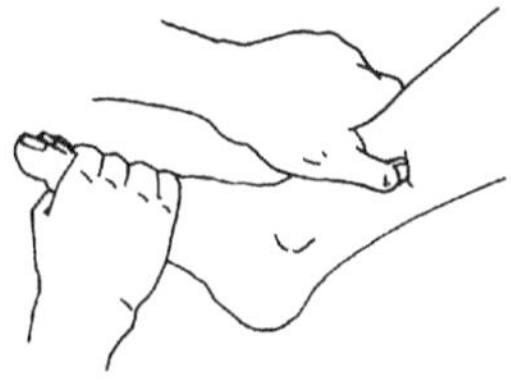

Abb. 4.2-27

Ausführung: Am inneren und hinteren Rand des Schienbeins vollzieht der Daumen eine schiebende Bewegung nach proximal. Die vier Finger drücken von der Gegenseite her in Richtung Daumen, wodurch dieser weniger Kraft aufzuwenden braucht.
Hinweis: Die rechte Hand massiert den linken Fuß, die linke Hand den rechten Fuß. Bei der schiebenden Bewegung nach oben reagiert die Haut oft mit Schmerzen. Daher sollte in dieser Region reichlich Massageöl bzw. -salbe benutzen werden, insbesondere bei behaarten Beinen.
Funktionen: belebt das Blut, macht die Netzgefäße durchgängig, stillt Schmerzen.
Indikationen: Ischialgie, Entzündung des Ischiasnerven, Knie- und Unterschenkelschmerzen, Diabetes mellitus.

4.3 Reflexzonen der Fußaußenseite

Schulter

Lage: auf beiden Fußaußenseiten, am Grundgelenk der kleinen Zehe.
Lokalisation: Diese Zone beginnt am knöchernen Vorsprung auf der Außenseite des Grundgelenks der kleinen Zehe und erstreckt sich bis etwa zur Mitte des fünften Mittelfußknochens (→ Abb. 4.3-1).

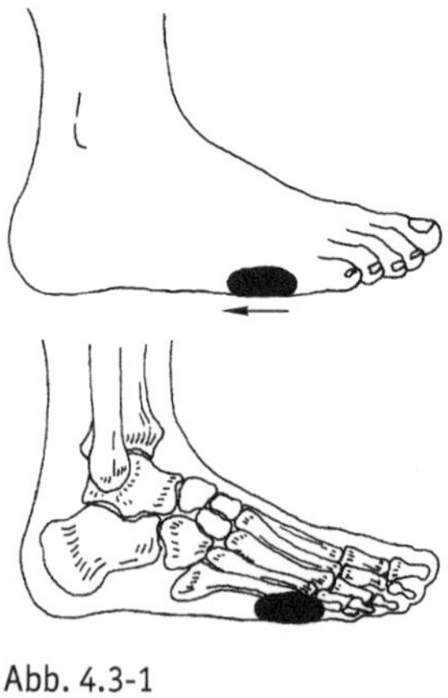

Abb. 4.3-1

Massagetechnik 1: schieben mit der Daumenbeere.
Kraft ausübender Punkt: Daumenbeeren beider Hände.
Handhaltung und Fingerstellung

- **Aktive Hand:** Die beiden Daumenbeeren liegen übereinander und werden so auf die Reflexzone aufgelegt. Die Finger der beiden Hände greifen getrennt jeweils über die Fußsohle und über den Fußrücken zur gegenüberliegenden Fußinnenseite, wo sie sich überlappen.

Ausführung: Beide Daumen vollziehen gleichzeitig eine schiebende Bewegung nach proximal. Die übrigen acht Finger drücken von der Gegenseite her in Richtung der Daumen.

Hinweis: Hier sind beide Hände aktiv und stabilisieren zudem gleichzeitig den Fuß. Je nachdem, in welcher Position Behandler und Patient zueinander sitzen, können sich die beiden Hände des Behandlers entweder oberhalb oder unterhalb des zu behandelnden Fußes befinden. Doch die Massagetechnik, die Handhaltung und die schiebende Bewegung sind stets gleich (→ Abb. 4.3-2, 4.3-3).

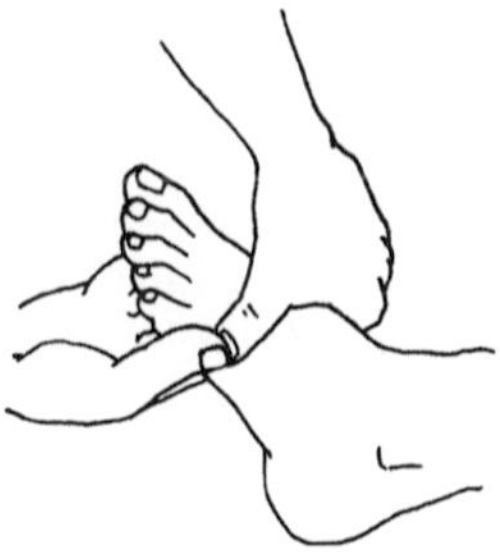

Abb. 4.3-2

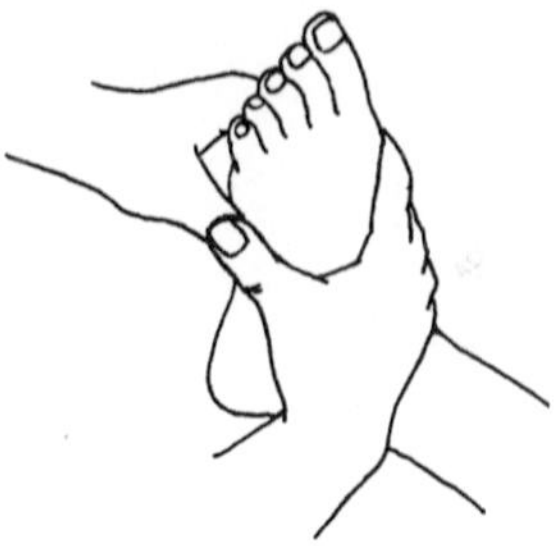

Abb. 4.3-3

Massagetechnik 2: drücken und kneten mit der Daumenbeere.
Kraft ausübender Punkt: Daumenbeere.
Handhaltung und Fingerstellung

- **Aktive Hand:** Der Daumen liegt auf der Reflexzone. Die Finger liegen direkt gegenüber auf der Fußsohle.
- **Unterstützende Hand:** stützt den Fuß von der Innenseite her, wobei der Daumen auf dem Fußrücken liegt und die vier Finger auf der Fußsohle liegen (→ Abb. 4.3-4).

Ausführung: drücken bis der individuell notwendige Druck erreicht ist und dann eine kreisend knetende Bewegung ausführen.
Hinweis: Die rechte Hand massiert den linken Fuß, die linke Hand den rechten Fuß.
Funktionen: macht die Leitbahnen und Netzgefäße durchgängig, vertreibt Wind und beseitigt Feuchtigkeit, stillt Schmerzen, fördert die Beweglichkeit der Gelenke.
Indikationen: schmerzhafte Schultersteife (Periarthritis humeroscapularis, Frozen Shoulder), Taubheitsgefühl oder Parästhesien der Arme, Schmerzen des Schultergelenks.

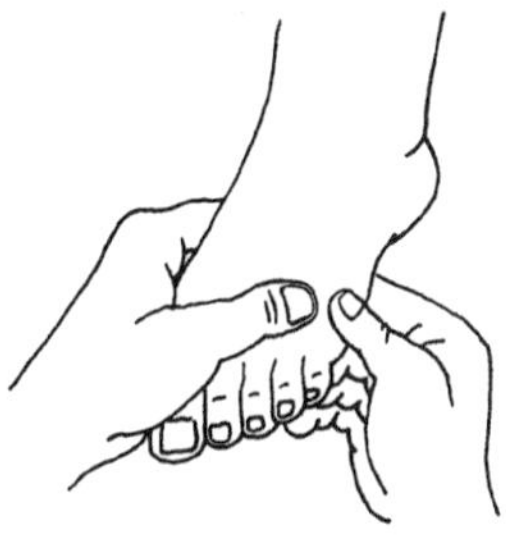

Abb. 4.3-4

Ellenbogen

Lage: auf beiden Fußaußenseiten, an der Tuberositas des 5. Mittelfußknochens.

Lokalisation: am knöchernen Vorsprung in der Mitte des äußeren Randes des Fußes (→ Abb. 4.3-5).

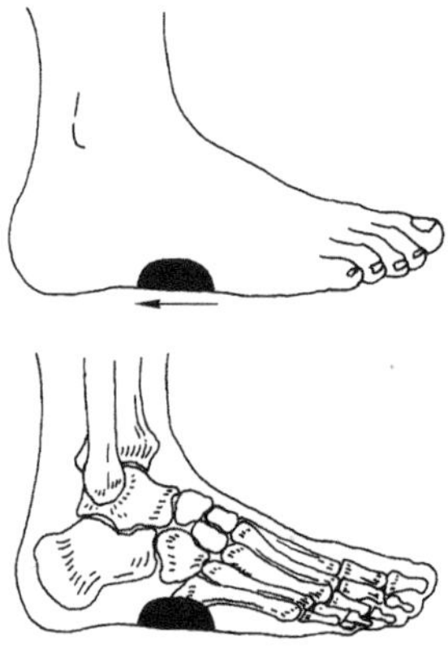

Abb. 4.3-5

Massagetechnik: schieben mit der Daumenbeere.

Kraft ausübender Punkt: Daumenbeeren beider Hände.

Handhaltung und Fingerstellung: Die beiden Daumenbeeren liegen übereinander und werden so auf die Reflexzone aufgelegt. Die Finger der beiden Hände greifen getrennt jeweils über die Fußsohle und über den Fußrücken zur gegenüberliegenden Fußinnenseite, wo sie sich überlappen.

Ausführung: Beide Daumen vollziehen gleichzeitig eine schiebende Bewegung nach proximal. Die übrigen acht Finger drücken von der Gegenseite her in Richtung der Daumen.

Hinweis: beide Hände sind aktiv und stabilisieren zudem gleichzeitig den Fuß. Je nachdem, in welcher Position Behandler und Patient zueinander sitzen, können sich die beiden Hände des Behandlers entweder oberhalb oder unterhalb des zu behandelnden Fußes befinden. Die Massagetechnik, die Handhaltung und die schiebende Bewegung sind stets gleich (→ Abb. 4.3-6, 4.3-7). Bei der prophylaktischen Fußmassage zur Gesunderhaltung kann die Schulter- und Ellenbogenzonen gemeinsam in einem Zug von distal nach proximal massiert werden.

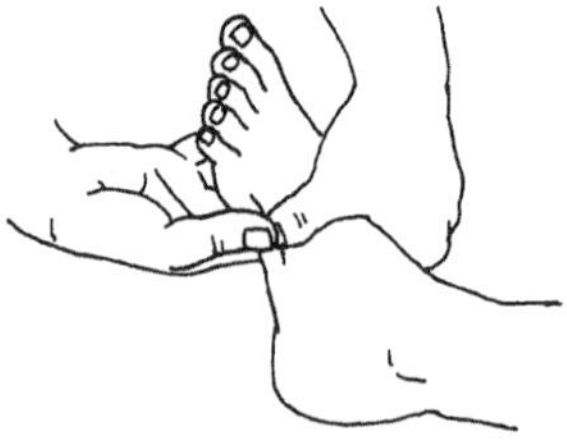

Abb. 4.3-6

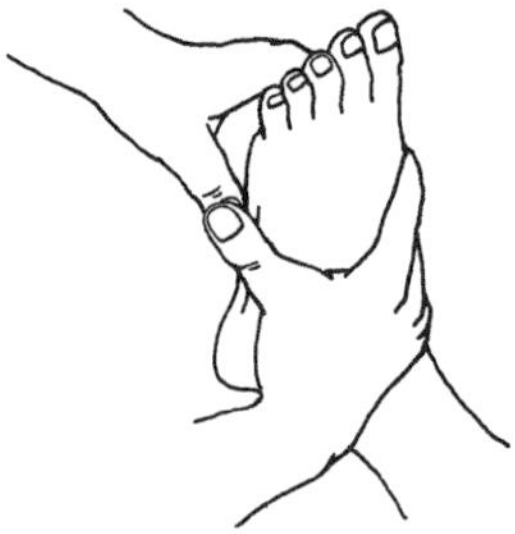

Abb. 4.3-7

4

Funktionen: belebt das Blut, macht die Netzgefäße durchgängig, vertreibt Wind und beseitigt Feuchtigkeit, stillt Schmerzen, fördert die Beweglichkeit der Gelenke.
Indikationen: Verletzungen des Ellenbogengelenks, Tennisellenbogen (Epicondylitis humeri radialis), Golferellenbogen (Epicondylitis medialis humeri/ Epicondylitis ulnaris humeri), Schmerzen des Kniegelenks.

Knie

Lage: auf beiden Fußaußenseiten, zwischen der Tuberositas des 5. Mittelfußknochens und dem Fersenhöcker (Tuber calcanei).
Lokalisation: in der weichen Vertiefung zwischen dem knöchernen Vorsprung in der Mitte des äußeren Randes des Fußes und der Ferse. Diese Zone bildet einen Halbkreis mit dem Fußsohlenrand als Basis (→ Abb. 4.3-8).
Massagetechnik: schieben mit dem Fingerglied.
Kraft ausübender Punkt: Streckseite des Mittelgliedes des Zeigefingers.
Handhaltung und Fingerstellung

- **Aktive Hand:** Zeigefinger gekrümmt.
- **Unterstützende Hand:** stützt den Fuß von der Innenseite her, wobei der Daumen auf dem Fußrücken liegt und die vier Finger auf der Fußsohle liegen.

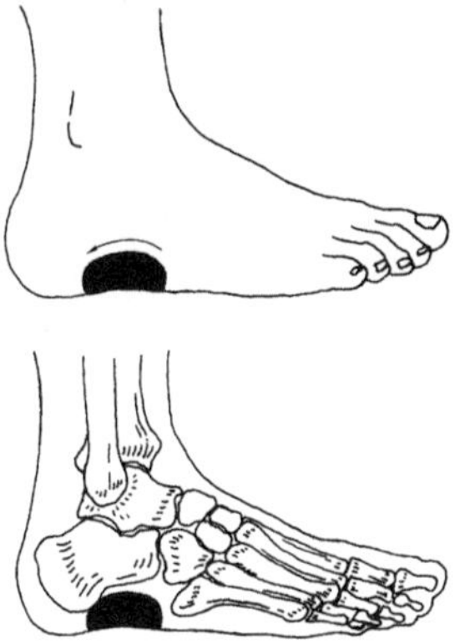

Abb. 4.3-8

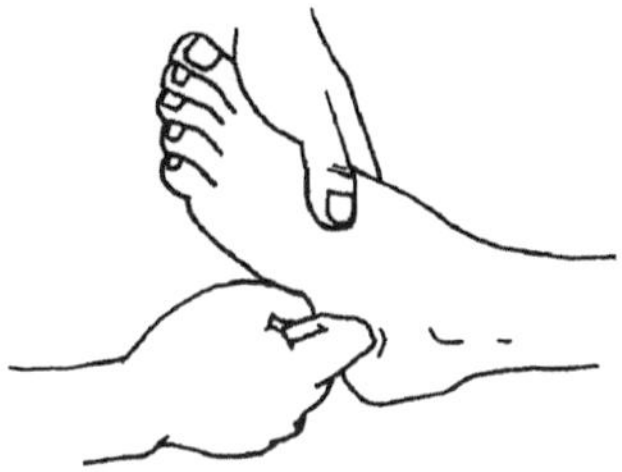

Abb. 4.3-9

Ausführung: Mit dem distalen Ende des Mittelgliedes des Zeigefingers am Rand der Fußsohle anliegend und dem Mittelglied als Radius beschreibt man eine halbkreisförmige schiebende Bewegung (→ Abb. 4.3-9).

Hinweis: Die rechte Hand massiert den linken Fuß, die linke Hand den rechten Fuß.
Funktionen: belebt das Blut, macht die Netzgefäße durchgängig, vertreibt Wind und beseitigt Feuchtigkeit, stillt Schmerzen.
Indikationen: Verletzungen des Kniegelenks, Gonarthritis, Schmerzen und Erkrankungen des Ellenbogengelenks.

Steißbein (Fußaußenseite)

Lage: auf beiden Fußaußenseiten, am hinteren und unteren Rand der Außenseite der Ferse.
Lokalisation: Diese Zone besteht aus zwei Anteilen, dem hinteren und dem unteren Abschnitt. Beide Abschnitte bilden in etwa einen rechten Winkel. Diese Zone beginnt am oberen Ende des Fersenbeins am Ansatz der Achillessehne, verläuft entlang des hinteren Randes der Außenseite der Ferse nach distal bis ganz nach unten und zieht dann an der Grenze von der Fußinnenseite zur Fußsohle weiter bis an den vorderen Rand des Fersenpolsters, wo die Reflexzone des Knies liegt (→ Abb. 4.3-10).
Massagetechnik: schieben mit der Fingerseite.
Kraft ausübender Punkt: radiale Seite des Mittelgliedes des Zeigefingers.
Handhaltung und Fingerstellung

- **Aktive Hand:** Zeigefinger gekrümmt; der Daumen liegt in der Mitte des Fersenpolsters auf der Fußsohle.
- **Unterstützende Hand:** greift den Fuß von der Achillessehne her und hebt ihn hoch, wobei der Daumen in der Beugefalte des Fußgelenks liegt (→ Abb. 4.3-11).

Ausführung: Vom hinteren äußeren Rand des Fersenbeins oder vom Ansatz der Achillessehne ausgehend vollzieht man eine schiebende Bewegung bis zum plantaren Ende der Ferse. Dort ändert man die Richtung und schiebt weiter nach vorn in Richtung Zehen. Der Daumen drückt gleichzeitig zum Zeigefinger, so dass der Zeigefinger weniger Kraft aufzuwenden braucht.
Hinweis: Die rechte Hand massiert den linken Fuß, die linke Hand den rechten Fuß. Der hintere Abschnitt dieser Zone befindet sich nicht auf der dorsalen Mittellinie der Ferse, sondern auf der Grenze von der Hinter- zur Außenseite der Ferse.
Es ist nicht nötig, die Achillessehne zu massieren. Wenn der Fuß entspannt ist, er sich also in der Mittelstellung befindet, weder stark gebeugt, noch gestreckt, kann der Übergang von der relativ weichen Achillessehne zum harten Fersenbein leicht ertastet werden. Die Manipulation beginnt an dieser Stelle.

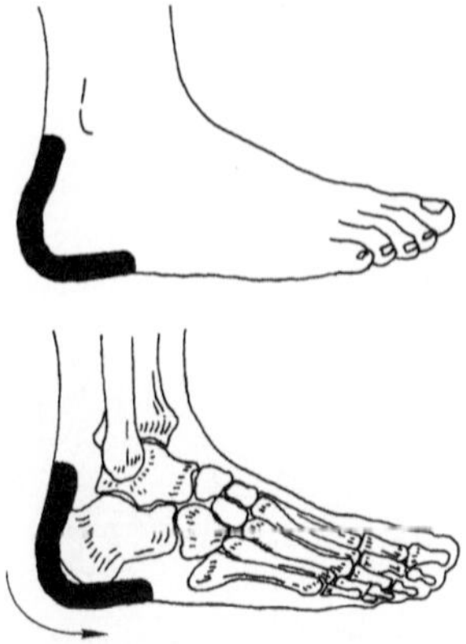

Abb. 4.3-10

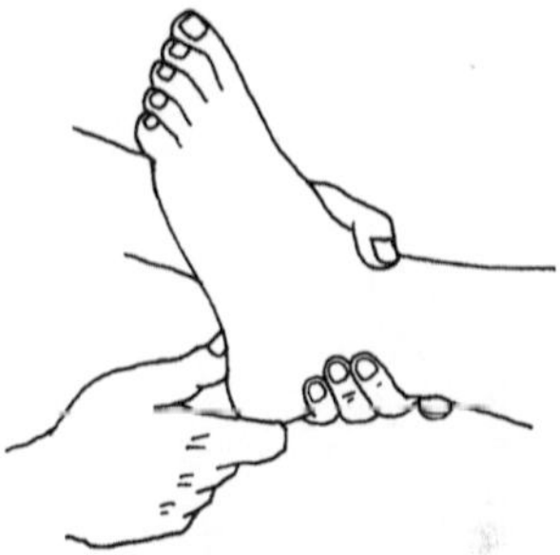

Abb. 4.3-11

Funktionen: supplementiert die Nieren, mehrt die Essenz, zögert die Alterung hinaus.
Indikationen: sexuelle Funktionsstörungen, Infertilität, unregelmäßige Menstruation, Prostatahypertrophie, Eierstockzysten (Ovarialzysten).

Geschlechtsdrüsen (Hoden – Ovarien)

Lage: auf beiden Fußaußenseiten, hinter und unterhalb des Innenknöchels, auf der lateralen Fläche des Fersenbeins.
Lokalisation: Diese Zone bildet in etwa ein rechtwinkliges Dreieck, bei dem der hintere Rand und der untere Rand der Außenseite der Ferse die beiden Schenkel bilden (also die rechtwinklige Steißbeinzone). Die Basis dieses Dreiecks bildet die Linie vom vorderen Rand des Fersenpolsters (Reflexzone des Knies) bis hinter und unterhalb des Außenknöchels (→ Abb. 4.3-12).
Massagetechnik: schieben mit der Fingerseite.
Kraft ausübender Punkt: radiale Seite des Mittelgliedes des Zeigefingers.
Handhaltung und Fingerstellung

- **Aktive Hand:** Zeigefinger gekrümmt; der Daumen liegt in der Mitte des Fersenpolsters auf der Fußsohle.
- **Unterstützende Hand:** greift den Fuß von der Achillessehne her und hebt ihn hoch, wobei der Daumen in der Beugefalte des Fußgelenks liegt (→ Abb. 4.3-13).

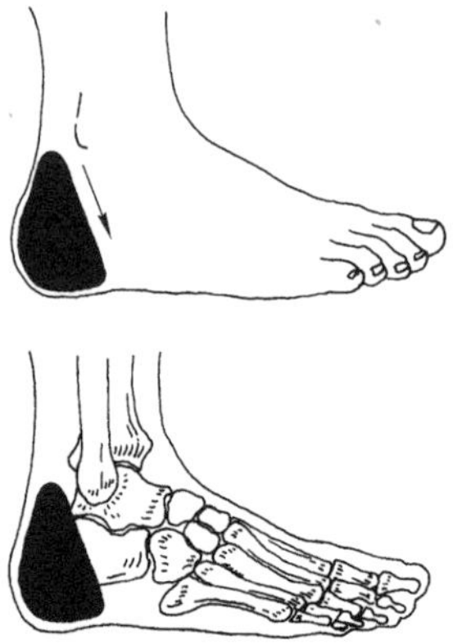

Abb. 4.3-12

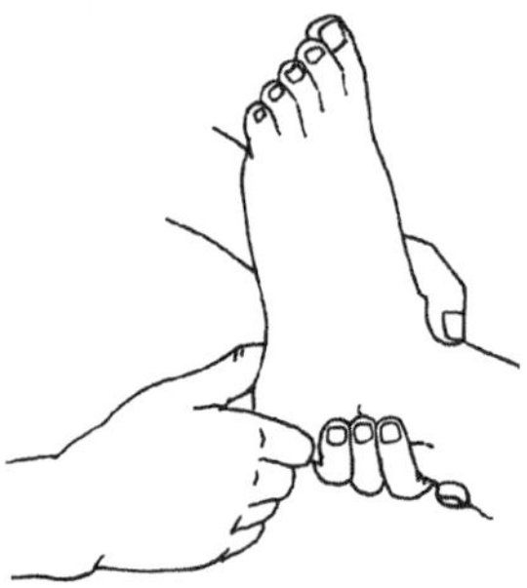

Abb. 4.3-13

Ausführung: Eine schiebende Bewegung von hinten und oben nach vorn und unten vollziehen.
Hinweis: Die rechte Hand massiert den linken Fuß und die linke Hand den rechten Fuß. Diese Zone ist dreieckig, also eng an der Spitze und breit an der Basis. Darauf achten, dass die ganze Zone massiert wird. Bei Männern ist dies die Reflexzone der Hoden, bei Frauen die der Ovarien.
Funktionen: supplementiert die Nieren, mehrt die Essenz, zögert die Alterung hinaus.
Indikationen: sexuelle Funktionsstörungen, Infertilität, unregelmäßige Menstruation, Prostatahypertrophie, Eierstockszysten (Ovarialzysten).

Schulterblatt

Lage: auf beiden Fußaußenseiten, auf der proximalen Hälfte der Mittelfußknochen 4 und 5 bis hin zu deren Gelenk mit dem Würfelbein.
Lokalisation: Diese Zone beginnt am Mittelpunkt der distalen Hälfte der Fußaußenseite und erstreckt sich zwischen den Mittelfußknochen 4 und 5 nach proximal bis zum knöchernen Vorsprung am Mittelpunkt der Linie von der Zehenbasis bis zum Außenknöchel (→ Abb. 4.3-14).
Massagetechnik: schieben mit der Daumenbeere.
Kraft ausübender Punkt: Daumenbeeren beider Hände.

Handhaltung und Fingerstellung

- **Aktive Hand:** Die beiden Daumen liegen nebeneinander, wobei die Daumenspitzen nach hinten zur Ferse zeigen. Die Finger der beiden Hände greifen getrennt jeweils über die Fußaußenseite und die Fußinnenseite zur Fußsohle, wo sie sich überlappen (→ Abb. 4.3-15).

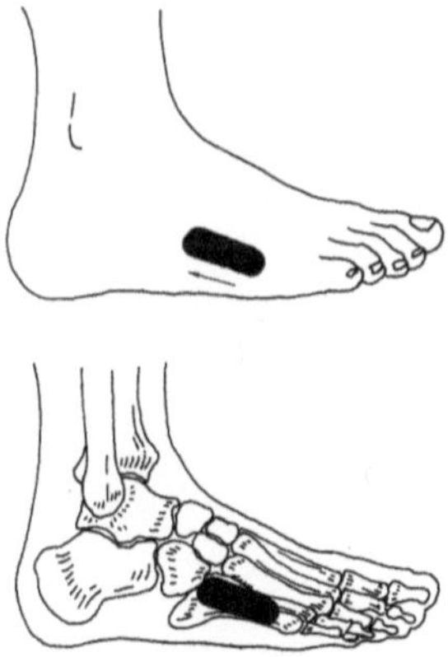

Abb. 4.3-14

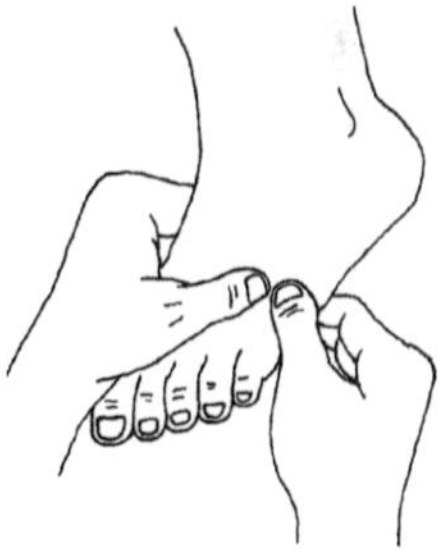

Abb. 4.3-15

Ausführung: Die beiden Daumenbeeren vollziehen gemeinsam eine schiebende Bewegung von distal nach proximal. Die übrigen acht Finger drücken von der Gegenseite her in Richtung der Daumen, so dass diese weniger Kraft aufzuwenden brauchen.
Funktionen: belebt das Blut, macht die Netzgefäße durchgängig, stillt Schmerzen.
Indikationen: schmerzhafte Schultersteife (Periarthritis humeroscapularis, Frozen Shoulder), Schmerzen oder Verspannungen in der Schulterblattregion, eingeschränkte Beweglichkeit des Schultergelenks.

Rippen (Fußaußenseite)

Lage: auf beiden Fußrücken, auf dem ersten Würfelbein, lateral der Sehne des langen Zehenstreckers (Musculus extensor digitorum longus).
Lokalisation: Bei der Streckung der Zehen tritt eine Sehne deutlich hervor, die von der kleinen Zehe bis vor den Außenknöchel gut sicht- und tastbar ist

(Sehne des Musculus extensor digitorum longus). Man folgt der lateralen Seite dieser Sehne zwischen den Mittelfußknochen 4 und 5 nach proximal. Auf Höhe der Tuberositas des fünften Mittelfußknochens befindet sich auf einer ebenen Fläche die Reflexzone (→ Abb. 4.3-16).

Massagetechnik: drücken und kneten mit der Daumenbeere.

Kraft ausübender Punkt: Daumenbeere.

Handhaltung und Fingerstellung

- **Aktive Hand:** Der Daumen liegt auf der Reflexzone und die vier Finger liegen auf der gegenüberliegenden Fußinnenseite.
- **Unterstützende Hand:** hält den Fuß in seiner vorderen Hälfte. Die vier Finger liegen auf dem Fußrücken. Der Daumen befindet sich auf der Fußsohle (→ Abb. 4.3-17).

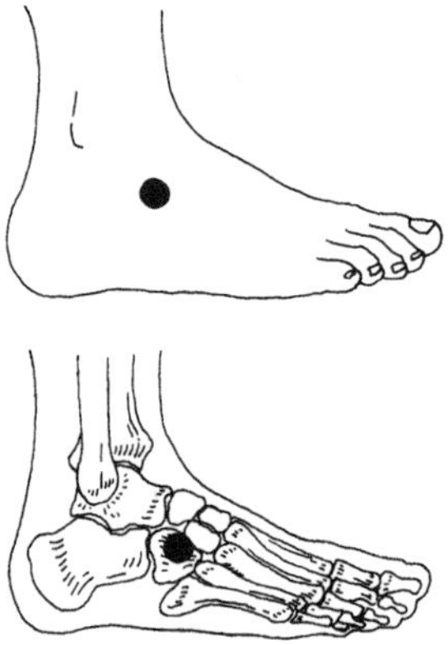

Abb. 4.3-16

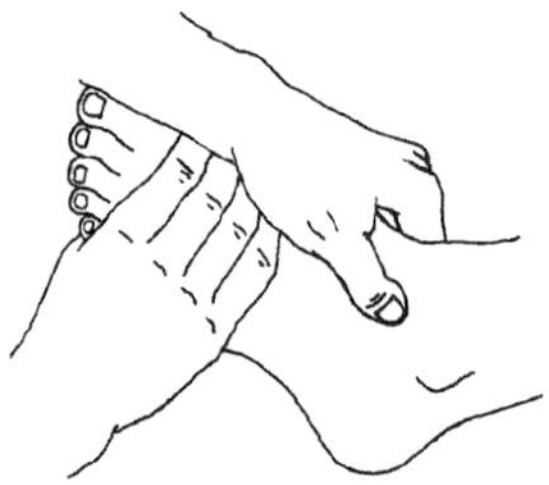

Abb. 4.3-17

Ausführung: drücken bis der individuell notwendige Druck erreicht ist und dann eine kreisend knetende Bewegung ausführen. Die vier Finger drücken von der Gegenseite in Richtung Daumen, wodurch dieser weniger Kraft aufzuwenden braucht.

Hinweis: Die linke Hand massiert den linken Fuß, die rechte Hand den rechten Fuß.

Funktionen: beruhigt die Leber, stillt Schmerzen.

Indikationen: costale Chondritis, Rippenverletzungen, Beklemmungsgefühl in der Brust, Schmerzen in der Brust, Schmerzen in der Schulterblattregion, Schulterschmerzen, Schmerzen im oberen Rücken.

Bauchlymphknoten

Lage: auf beiden Fußrücken, distal des Sprunggelenks, vor dem Außenknöchel, lateral der Sehne des dritten Wadenbeinmuskels (Musculus fibularis tertius).
Lokalisation: in der Vertiefung vor und unter dem Außenknöchel. Wird der Fuß im Sprunggelenk nach dorsal gebeugt und nach außen rotiert, wird diese Stelle noch deutlicher (→ Abb. 4.3-18).
Massagetechnik 1: kneifen und kneten mit der Daumen- oder Fingerbeere.
Kraft ausübender Punkt: Daumenbeere oder Zeigefingerbeere.
Handhaltung und Fingerstellung
- **Aktive Hand:** Der Daumen oder der Zeigefinger liegt auf der Reflexzone.
- **Unterstützende Hand:** hält den Fuß in seiner Mitte. Der Daumen befindet sich auf der Fußsohle und die vier Finger liegen auf dem Fußrücken. (→ Abb. 4.3-19).

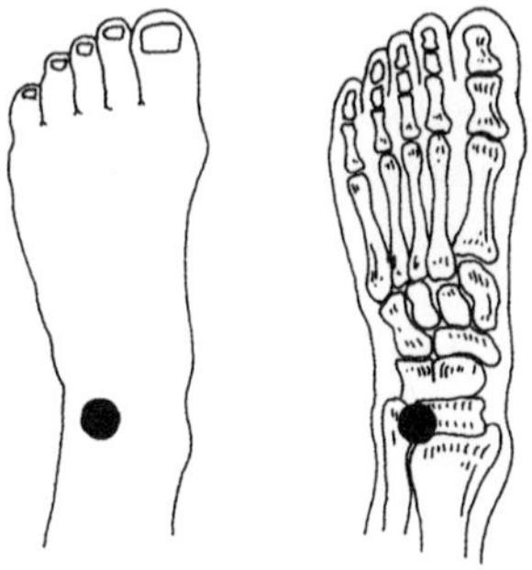

Abb. 4.3-18

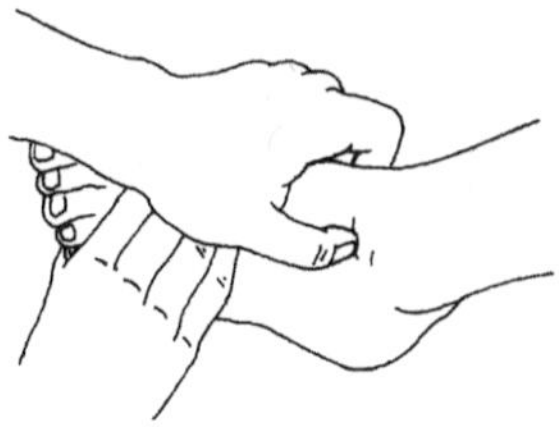

Abb. 4.3-19

Ausführung: Dieser Zone wird nicht allein mittels drücken und kneten mit den Fingerbeeren massiert, sondern zusammen mit der gegenüberliegenden Reflexzone der Beckenlymphknoten. Daumenbeere oder Zeigefingerbeere befinden sich jeweils auf einer dieser beiden gegenüberliegenden Zonen und üben einen zangenartigen kneifenden Druck aus. Wenn der individuell notwendige Druck erreicht ist, mit beiden Fingerbeeren eine kreisend knetende Bewegung ausführen.
Massagetechnik 2: drücken und kneten mit gekrümmtem Finger.
Kraft ausübender Punkt: radiale Kante des Interphalangealgelenks des Daumens.

Handhaltung und Fingerstellung

- **Aktive Hand:** Daumen gekrümmt.
- **Unterstützende Hand:** hält den Fuß in seiner Mitte. Der Daumen befindet sich auf dem Fußrücken. Die vier Finger liegen auf der Fußsohle und strecken den Fuß leicht, d.h. sie schieben ihn etwas zum Schienbein hin hoch.

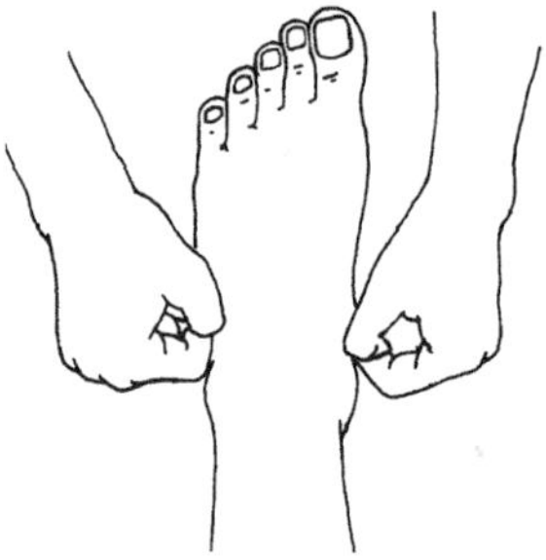

Abb. 4.3-20

Ausführung: drücken bis der individuell notwendige Druck erreicht ist und dann eine kreisend knetende Bewegung ausführen. Diese Technik kann allein benutzt werden. Häufiger allerdings wendet man sie gleichzeitig auch an der gegenüberliegenden Reflexzone der Beckenlymphknoten an. Dabei drücken die Interphalangealgelenke der beiden Daumen jeweils auf ihrer Seite auf die beiden Reflexzonen und vollziehen dann eine kreisend knetende Bewegung (→ Abb. 4.3-20)

Hinweis: Diese Zone ist nicht sehr deutlich auszumachen. Man kann mit den Fingern vor dem Außenknöchel nach der tiefsten Stelle suchen. Wird der Fuß nach dorsal gebeugt und nach außen rotiert, wird diese Stelle deutlicher.

Funktionen: stützt das reguläre Qi und vertreibt pathogene Faktoren, stärkt die Abwehrkraft.

Indikationen: alle Arten von Entzündungen, Fieber oder erhöhte Temperatur, Abwehrschwäche.

Hüftgelenk (Fußaußenseite)

Lage: Auf beiden Fußaußenseiten, unterhalb des Außenknöchels.

Lokalisation: eine halbkreisförmige, bandförmige Zone unterhalb des Außenknöchels (→ Abb. 4.3-21).

Massagetechnik: schieben mit der Daumenbeere.

Kraft ausübender Punkt: Daumenbeere.

Handhaltung und Fingerstellung

- **Aktive Hand:** Die Daumenbeere liegt auf der Reflexzone. Die vier Finger liegen auf der gegenüberliegenden Seite vor dem Innenknöchel.
- **Unterstützende Hand:** Diese überkreuzt sich mit der aktiven Hand. Mit dem Handrücken nach oben hält sie den Fußrücken in seiner vorderen Hälfte. Die vier Finger liegen auf dem Fußrücken und der Daumen auf der

Fußunterseite. Dabei drückt die unterstützende Hand den Fuß leicht nach unten und innen in die Adduktion, um die zu behandelnde Fläche besser ins Gesichtsfeld des Behandlers zu rücken (→ Abb. 4.3-22).

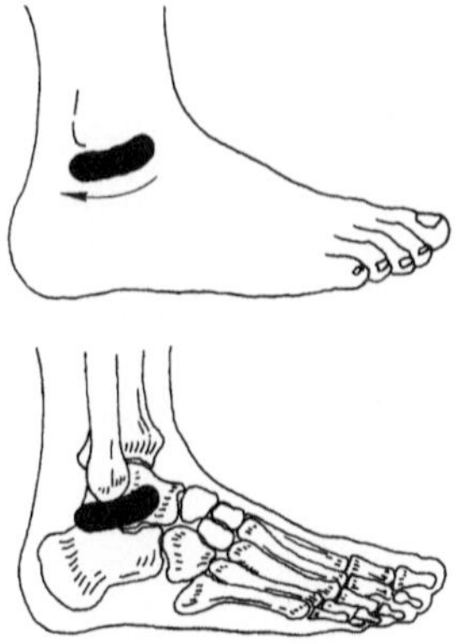

Abb. 4.3-21

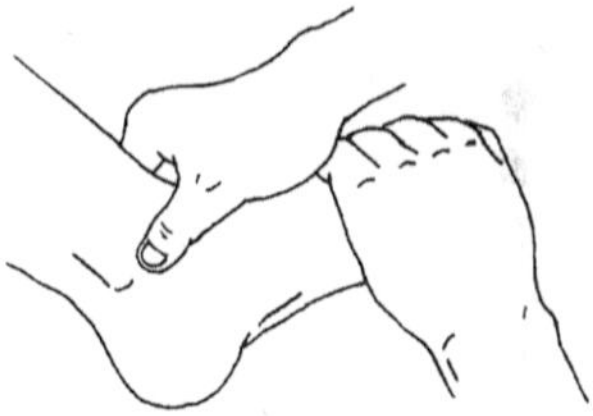

Abb. 4.3-22

Ausführung: Der Daumen bleibt dicht unterhalb des Außenknöchels und vollzieht eine halbkreisförmige schiebende Bewegung von vorn nach hinten. Die vier Finger drücken von der Gegenseite in Richtung Daumen, wodurch dieser weniger Kraft aufzuwenden braucht.
Hinweis: Die linke Hand massiert den linken Fuß, die rechte Hand den rechten Fuß.
Funktionen: belebt das Blut, macht die Netzgefäße durchgängig, stillt Schmerzen.
Indikationen: Hüftgelenksverletzungen, Verletzungen der epidermalen Nerven im Gesäßbereich, Schultergelenkschmerzen.

Unterbauch

Lage: auf beiden Außenseiten des Unterschenkels. Diese bandförmige Zone beginnt auf der dorsalen Seite des Außenknöchels und erstreckt sich zwischen der Fibula und der Achillessehne etwa 7 cm nach proximal (bei Erwachsenen).
Lokalisation: Diese bandförmige Zone beginnt dorsal der Spitze des Außenknöchels und führt in der Furche hinter dem Knöchel vier Fingerbreiten

nach oben. Man nimmt die Fingerbreiten des Behandelten als Maßstab (→ Abb. 4.3-23).

Massagetechnik: schieben mit der Daumenbeere.

Kraft ausübender Punkt: Daumenbeere.

Handhaltung und Fingerstellung

- **Aktive Hand:** Der Daumen liegt auf der Reflexzone. Die vier Finger liegen auf der vorderen und inneren Seite des Unterschenkels.
- **Unterstützende Hand:** Diese überkreuzt sich mit der aktiven Hand. Mit dem Handrücken nach oben hält sie den Fußrücken in seiner vorderen Hälfte. Die vier Finger liegen auf dem Fußrücken und der Daumen auf der Fußsohle. Dabei drückt die unterstützende Hand den Fuß leicht nach unten und innen in die Adduktion (→ Abb. 4.3-24).

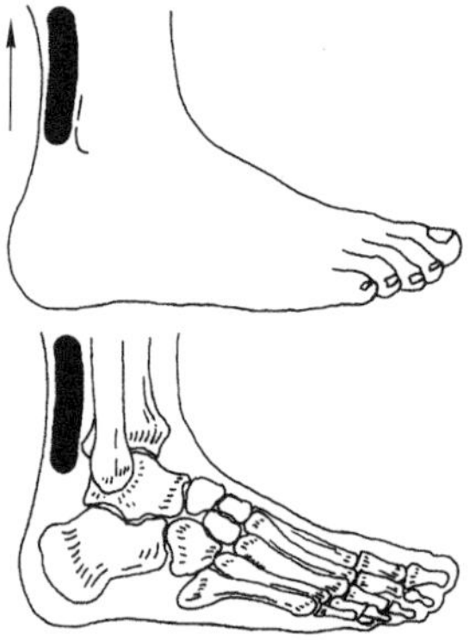

Abb. 4.3-23

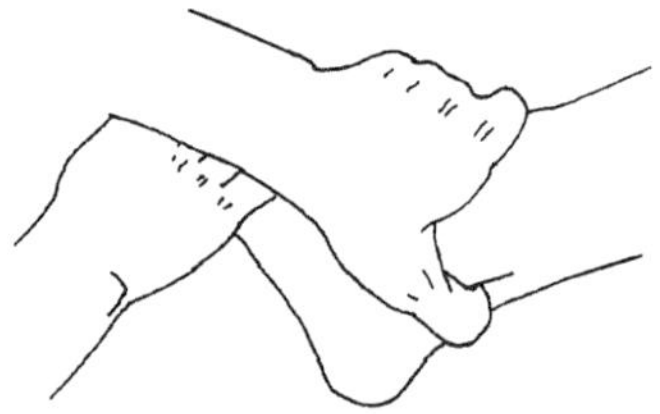

Abb. 4.3-24

Ausführung: drücken bis der individuell notwendige Druck erreicht ist und dann in der Furche hinter dem Knöchel eine schiebende Bewegung nach oben ausführen. Die vier Finger drücken von der Gegenseite in Richtung Daumen, wodurch dieser weniger Kraft aufzuwenden braucht.

Hinweis: Die linke Hand massiert den linken Fuß, die rechte Hand den rechten Fuß. Das distale Ende dieser Zone schließt am dorsalen Ende der Zone der äußeren Hüfte an. Bei der Behandlung kann die Zone des Unterbauchs direkt im Anschluss an die schiebende Manipulation der äußeren Hüfte, die von vorn nach hinten massiert wird, behandel werden.

Funktionen: belebt das Blut, macht die Netzgefäße durchgängig, fördert den Stuhlgang, fördert die Harnausscheidung, supplementiert die Nieren, mehrt die Essenz.

Indikationen: Obstipation, beschwerliches Wasserlassen, unregelmäßige Menstruation, sexuelle Funktionsstörungen, Erkrankungen im Beckenraum, Erkrankungen in der Dammregion.

4.4 Reflexzonen des Fußrückens

Oberkiefer

Lage: auf beiden Fußrücken, distal des Interphalangealgelenks der großen Zehe.
Lokalisation: distal des Gelenks zwischen Grundglied und Endglied der großen Zehe (→ Abb. 4.4-1).
Massagetechnik: schieben mit der Daumenspitze.
Kraft ausübender Punkt: Daumenspitze.
Handhaltung und Fingerstellung

- **Aktive Hand:** Der Daumen liegt auf der Reflexzone, während der Zeigefinger unter dem Grundglied der großen Zehe liegt und Gegendruck leistet.
- **Unterstützende Hand:** hält die große Zehe an ihrem distalen Ende, wobei der Daumen auf der dorsalen Seite der Zehe liegt und der Zeigefinger auf der plantaren (→ Abb. 4.4-2).

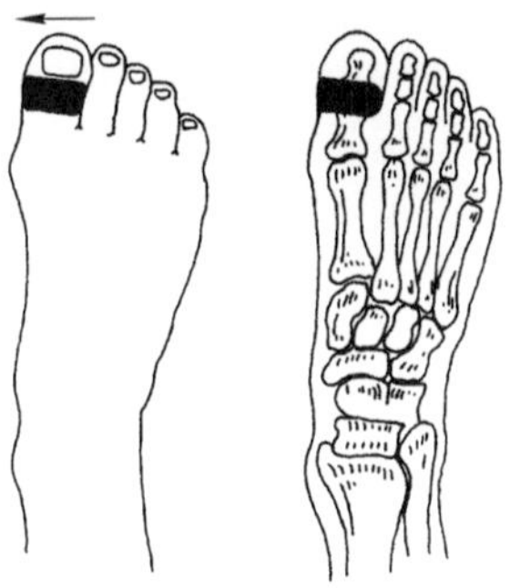

Abb. 4.4-1

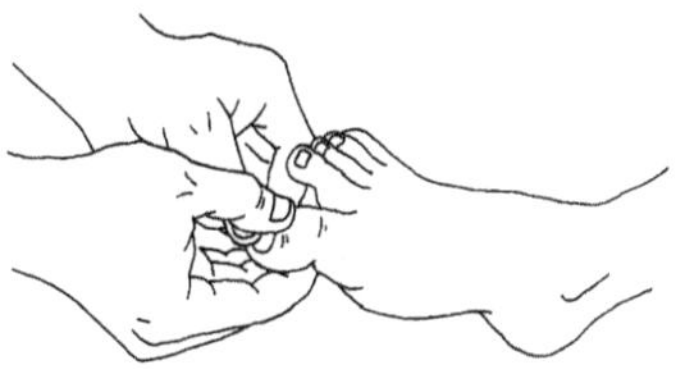

Abb. 4.4-2

Ausführung: Der Daumen vollzieht eine schiebende Bewegung von lateral nach medial.

Hinweis: Wird die große Zehe nach plantar gekrümmt, tritt das Interphalangealgelenk noch deutlicher hervor. Der behandelnde Daumen sollte längs ausgerichtet sein, also in einer Linie mit der großen Zehe. Wenn der Daumen quer zur Zehe steht, wird er bei der Manipulation kaum genug Kraft aufbringen können, es sei denn, der Behandler strengt sich über die Maßen an.
Funktionen: belebt das Blut, macht die Leitbahnen und Netzgefäße durchgängig, stillt Schmerzen, verschönert das Antlitz.
Indikationen: Zahnschmerzen, Erkrankungen der Mundhöhle, kosmetische Probleme im Gesichtsbereich.

Unterkiefer

Lage: Auf beiden Fußrücken, proximal des Interphalangealgelenks der großen Zehe.
Lokalisation: distal des Gelenks zwischen Grundglied und Endglied der großen Zehe (→ Abb. 4.4-3).
Massagetechnik: schieben mit der Daumenspitze.
Kraft ausübender Punkt: Daumenspitze.
Handhaltung und Fingerstellung

- **Aktive Hand:** Der Daumen liegt auf der Reflexzone, während der Zeigefinger auf der Unterseite der großen Zehe liegt und Gegendruck leistet.
- **Unterstützende Hand:** hält die große Zehe an ihrem distalen Ende, wobei der Daumen auf der dorsalen Seite der Zehe liegt und der Zeigefinger auf der plantaren (→ Abb. 4.4-4).

Ausführung: Der Daumen vollzieht eine schiebende Bewegung von lateral nach medial.

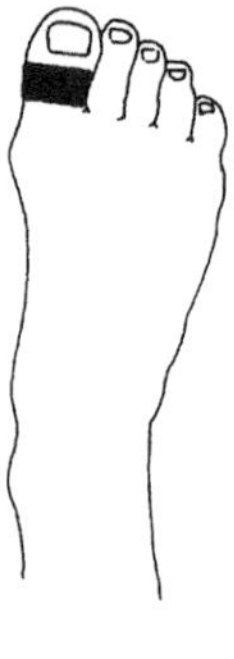

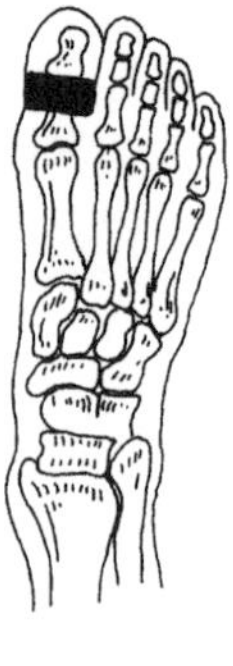

Abb. 4.4-3

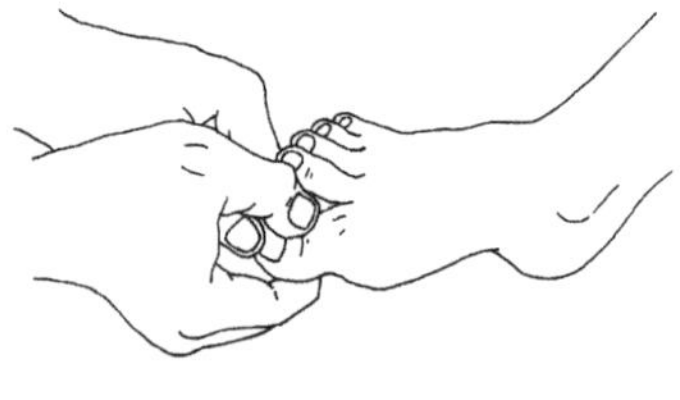

Abb. 4.4-4

Hinweis: Wird die große Zehe nach plantar gekrümmt, tritt das Interphalangealgelenk noch deutlicher hervor. Der behandelnde Daumen sollt längs ausgerichtet sein, also in einer Linie mit der großen Zehe. Wenn der Daumen quer zur Zehe steht, wird er bei der Manipulation kaum genug Kraft aufbringen können, es sei denn, der Behandler strengt sich über die Maßen an.
Funktionen: belebt das Blut, macht die Leitbahnen und Netzgefäße durchgängig, stillt Schmerzen, verschönert das Antlitz.
Indikationen: Zahnschmerzen, Erkrankungen der Mundhöhle, kosmetische Probleme im Gesichtsbereich.

Tonsillen

Lage: auf beiden Fußrücken, auf der medialen und lateralen Seite des Körpers des Grundgliedes der großen Zehe.
Lokalisation: auf der inneren und äußeren Seite des Grundgliedes der großen Zehe. Auf der medialen Seite überschneidet sich diese Zone mit der HWS-Zone, auf der lateralen Seite mit der Zone des Hirnstamms und auf der plantaren Seite mit der Hals- und Nacken-Zone (→ Abb. 4.4-5).
Massagetechnik: punktuelles drücken und kneten mit den Daumenspitzen.
Kraft ausübender Punkt: Daumenspitzen beider Hände.
Handhaltung und Fingerstellung
Aktive Hand: Die Daumen der beiden Hände liegen jeweils auf der Reflexzone auf einer der beiden Seiten der großen Zehe, während die beiden Zeigefinger auf der Unterseite der großen Zehe übereinander liegen (→ Abb. 4.4-6).

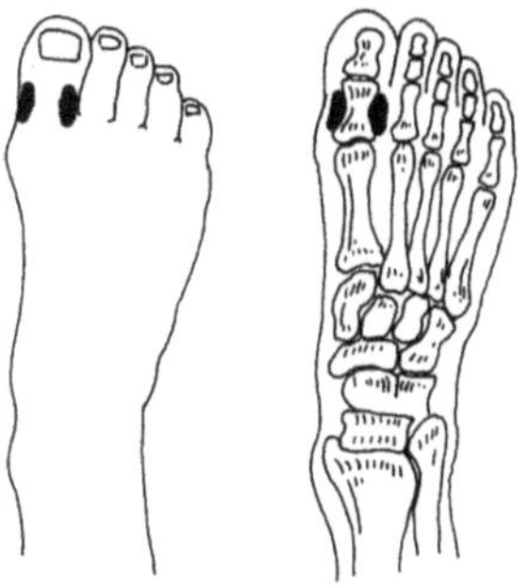

Abb. 4.4-5

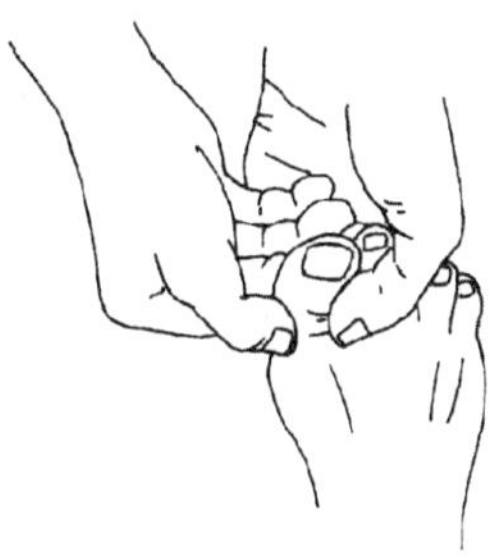

Abb. 4.4-6

Ausführung: Die beiden Daumen drücken bis der individuell notwendige Druck aufgebaut ist und führen dann eine kreisend knetende Bewegung aus. Die beiden Zeigefinger drücken von der Gegenseite in Richtung der Daumen, so dass diese weniger Kraft aufzuwenden brauchen.
Funktionen: wirkt entzündungswidrig, stärkt die Abwehrkraft.
Indikationen: Infektionen der oberen Atemwege, Tonsillitis, Pharyngitis, Laryngitis, Rhinitis.

Rachen und Kehlkopf (Hals)

Lage: auf beiden Fußrücken, lateral des Grundgelenks der großen Zehe.
Lokalisation: lateral des knöchernen Vorsprungs nahe der Wurzel der großen Zehe zwischen den Köpfchen der Mittelfußknochen 1 und 2 (→ Abb. 4.4-7).
Massagetechnik 1: schieben mit der Fingerseite.
Kraft ausübender Punkt: radiale Seite des Mittelgliedes und Endgliedes des Zeigefingers.
Handhaltung und Fingerstellung

- **Aktive Hand:** Der Zeigefinger ist im Grundgelenk und im proximalen Gelenk gekrümmt; das distale Fingergelenk ist gestreckt. Der Daumen liegt auf der Fußsohle, direkt gegenüber des zu behandelnden Areals.
- **Unterstützende Hand:** stützt den Fuß in dessen Mitte von der Fußaußenseite her, wobei die vier Finger auf dem Fußrücken liegen und der Daumen auf der Fußsohle (→ Abb. 4.4-8).

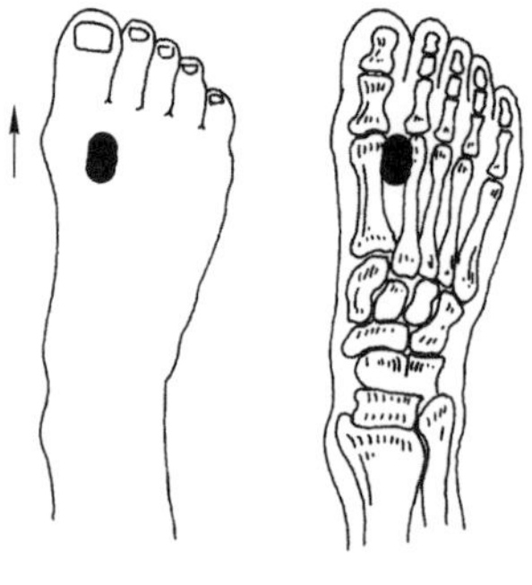

Abb. 4.4-7

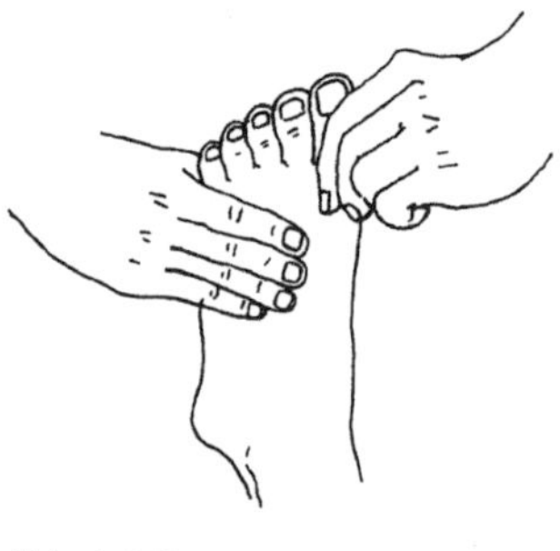

Abb. 4.4-8

Ausführung: drücken bis der individuell notwendige Druck erreicht ist und dann eine schiebende Bewegung von proximal nach distal vollziehen. Der Daumen drückt von der Gegenseite, so dass der Zeigefinger weniger Kraft aufzuwenden braucht.
Hinweis: Die linke Hand massiert den linken Fuß und die rechte Hand den rechten Fuß.
Massagetechnik 2: drücken und kneten mit der Daumenbeere.
Kraft ausübender Punkt: Daumenbeere.
Handhaltung und Fingerstellung

- **Aktive Hand:** Der Daumen liegt auf der Reflexzone und die vier Finger liegen auf der gegenüberliegenden Stelle auf der Fußsohle.
- **Unterstützende Hand:** stützt den Fuß in dessen Mitte von der Fußaußenseite her, wobei der Daumen auf dem Fußrücken liegt und die vier Finger auf der Fußsohle. Dabei drückt die unterstützende Hand den Fuß leicht nach unten in die Streckung (→ Abb. 4.4-9).

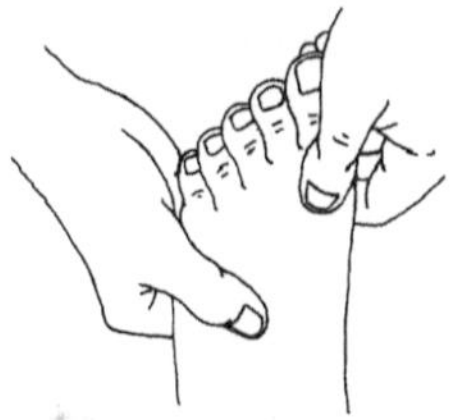
Abb. 4.4-9

Ausführung: drücken bis der individuell notwendige Druck erreicht ist und dann eine kreisend knetende Bewegung ausführen. Die vier Finger drücken von der Gegenseite her in Richtung Daumen, wodurch dieser weniger Kraft aufzuwenden braucht.
Hinweis: Die linke Hand massiert den linken Fuß, die rechte Hand den rechten Fuß.
Die Reflexzone des Halses (Rachen und Kehlkopf) und die der Luftröhre überlappen sich mit der Zone der Brustlymphknoten. Wird die Gesamtzone mit der radialen Seite des Zeigefingers schiebend von proximal nach distal manipuliert, erfahren diese drei Reflexzonen gleichermaßen Stimulierung. Möchte man eine dieser Zonen schwerpunktmäßig behandeln, sollte die Methode des Drückens und Knetens mit der Daumenbeere angewendet werden. Bei der prophylaktischen Fußmassage zur Gesunderhaltung können diese drei Zonen gemeinsam mittels der Methode des Schiebens mit der Fingerseite massiert werden.
Funktionen: reguliert Qi und Blut, drainiert Feuer, klärt die Stimme.
Indikationen: Pharyngitis, Laryngitis, Tonsillitis, Heiserkeit, Infektionen der oberen Atemwege.

Brustlymphknoten

Lage: Auf beiden Fußrücken, zwischen den Mittelfußknochen 1 und 2.
Lokalisation: Diese Zone beginnt am höchsten Punkt des Fußrückens, an der Reflexzone des Zwerchfells über dem Tarsometatarsalgelenk und erstreckt sich zwischen den Mittelfußknochen 1 und 2 bis zu den Zehengrundgelenken (→ Abb. 4.4-10).
Massagetechnik: schieben mit der Fingerseite.
Kraft ausübender Punkt: radiale Seite des Mittelgliedes und Endgliedes des Zeigefingers.
Handhaltung und Fingerstellung

- **Aktive Hand:** Der Zeigefinger ist im Grundgelenk und im proximalen Gelenk gekrümmt; das distale Fingergelenk ist gestreckt. Der Daumen liegt auf der Fußsohle, direkt gegenüber des zu behandelnden Areals.
- **Unterstützende Hand:** stützt den Fuß in dessen Mitte von der Fußaußenseite her, wobei die vier Finger auf dem Fußrücken liegen und der Daumen auf der Fußsohle (→ Abb. 4.4-11).

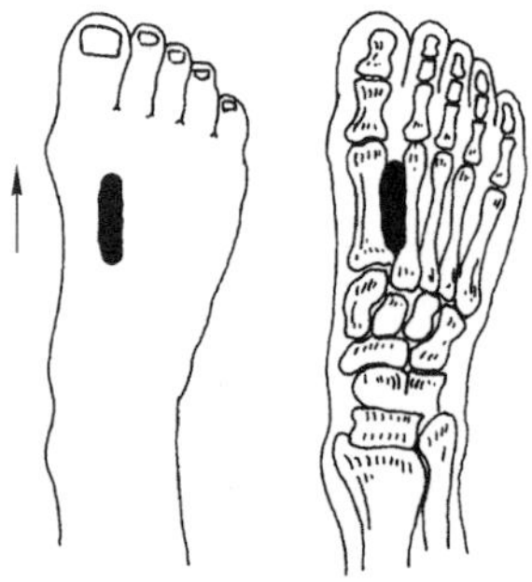

Abb. 4.4-10

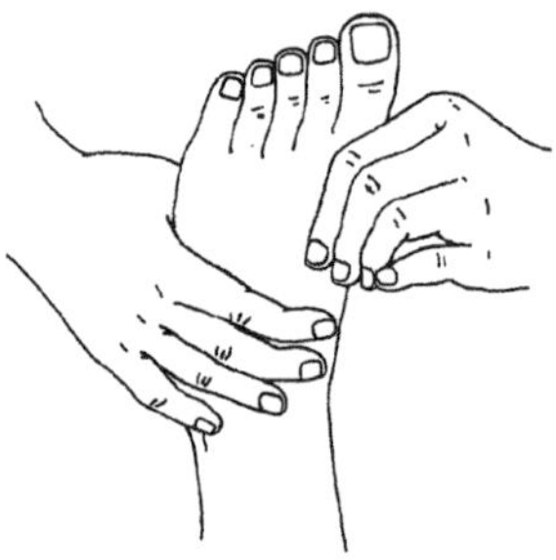

Abb. 4.4-11

Ausführung: drücken bis der individuell notwendige Druck erreicht ist und dann eine schiebende Bewegung von proximal nach distal vollziehen. Der Daumen drückt von der Gegenseite, so dass der Zeigefinger weniger Kraft aufzuwenden braucht.
Hinweis: Die linke Hand massiert den linken Fuß und die rechte Hand den rechten Fuß. Der Zwischenraum zwischen den Mittelfußknochen 1 und 2 ist vergleichsweise tief und schmal. Die Seite des Zeigefingers ist besonders gut geeignet, um tief in diesen Zwischenraum einzudringen.

Funktionen: stützt das reguläre Qi und vertreibt pathogene Faktoren, stärkt die Abwehrkraft.
Indikationen: alle Arten von Entzündungen, Fieber oder erhöhte Temperatur, Schmerzen in der Brust.

Luftröhre

Lage: auf beiden Fußrücken, lateral des ersten Mittelfußknochens.
Lokalisation: zwischen den Körpern der Mittelfußknochen 1 und 2, in der Mitte der Linie vom höchsten Punkt des Fußrückens über dem Tarsometatarsalgelenk bis zur „Schwimmhaut" zwischen den Zehen 1 und 2 (→ Abb. 4.4-12).
Massagetechnik 1: schieben mit der Fingerseite.
Kraft ausübender Punkt: radiale Seite des Mittelgliedes und Endgliedes des Zeigefingers.
Handhaltung und Fingerstellung

- **Aktive Hand:** Der Zeigefinger ist im Grundgelenk und im proximalen Gelenk gekrümmt; das distale Fingergelenk ist gestreckt. Der Daumen liegt auf der Fußsohle, direkt gegenüber des zu behandelnden Areals.
- **Unterstützende Hand:** stützt den Fuß in dessen Mitte von der Fußaußenseite her, wobei die vier Finger auf dem Fußrücken liegen und der Daumen auf der Fußsohle (→ Abb. 4.4-13).

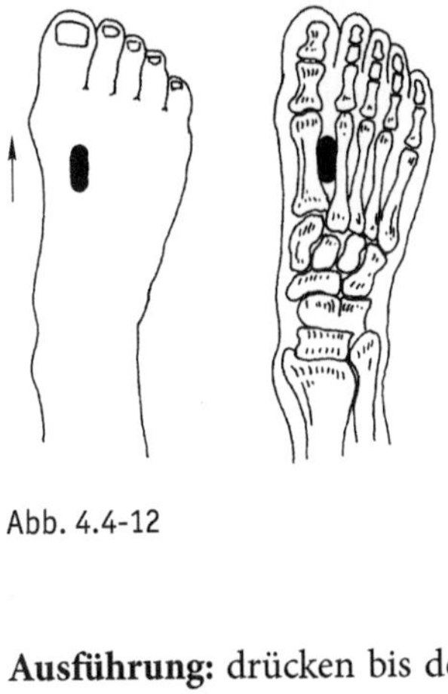

Abb. 4.4-12

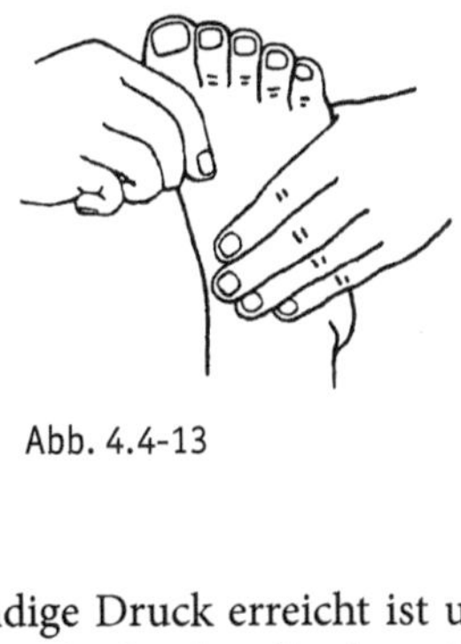

Abb. 4.4-13

Ausführung: drücken bis der individuell notwendige Druck erreicht ist und dann eine schiebende Bewegung von proximal nach distal vollziehen. Der

Daumen drückt von der Gegenseite, so dass der Zeigefinger weniger Kraft aufzuwenden braucht.
Hinweis: Die linke Hand massiert den linken Fuß, die rechte Hand den rechten Fuß.
Massagetechnik 2: drücken und kneten mit der Daumenbeere.
Kraft ausübender Punkt: Daumenbeere.
Handhaltung und Fingerstellung

- **Aktive Hand:** Der Daumen liegt auf der Reflexzone und die vier Finger liegen auf der gegenüberliegenden Stelle auf der Fußsohle.
- **Unterstützende Hand:** stützt den Fuß in dessen Mitte von der Fußaußenseite her, wobei der Daumen auf dem Fußrücken liegt und die vier Finger auf der Fußsohle. Dabei drückt die unterstützende Hand den Fuß leicht nach unten in die Streckung (→ Abb. 4.4-14).

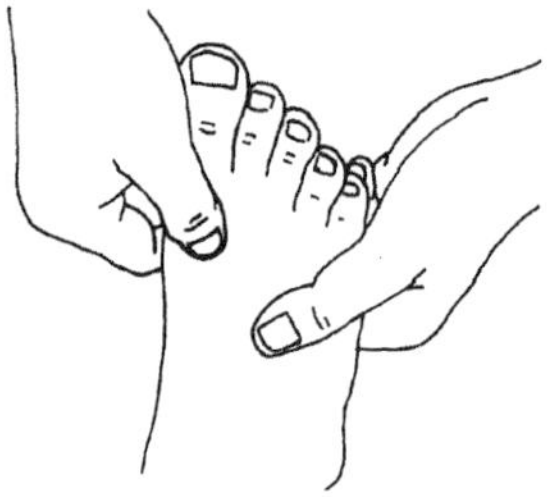
Abb. 4.4-14

Ausführung: drücken bis der individuell notwendige Druck erreicht ist und dann eine kreisend knetende Bewegung ausführen. Die vier Finger drücken von der Gegenseite in Richtung Daumen, wodurch dieser weniger Kraft aufzuwenden braucht.
Hinweis: Die linke Hand massiert den linken Fuß, die rechte Hand den rechten Fuß. Wird diese Zone schwerpunktmäßig behandelt, sollte die Methode des Drückens und Knetens mit der Daumenbeere angewendet werden. Bei der prophylaktischen Fußmassage zur Gesunderhaltung kann die Methode des Schiebens mit der Fingerseite angewendet werden.
Funktionen: reguliert das Qi in der Brust, wirkt entzündungswidrig, klärt Hitze, stillt Husten und beruhigt Atemnot.
Indikationen: akute und chronische Tracheitis, Husten, Asthma, Halstrockenheit.

Innenohr

Lage: auf beiden Fußrücken, zwischen den Mittelfußknochen 4 und 5, proximal der Zehengrundgelenke der Zehen 4 und 5.
Lokalisation: im Zwischenraum proximal des knöchernen Vorsprungs der Zehengrundgelenke der Zehen 4 und 5. Die Reflexzone des Schulterblatts befindet sich proximal dieser Zone. Die andere Reflexzone des Ohres liegt distal davon (→ Abb. 4.4-15).

Massagetechnik 1: schieben mit der Fingerseite.
Kraft ausübender Punkt: radiale Seite des Mittelgliedes und Endgliedes des Zeigefingers.
Handhaltung und Fingerstellung

- **Aktive Hand:** Der Zeigefinger ist im Grundgelenk und im proximalen Gelenk gekrümmt; das distale Fingergelenk ist gestreckt. Der Daumen liegt auf der Fußsohle, direkt gegenüber des zu behandelnden Areals.
- **Unterstützende Hand:** stützt den Fuß in dessen Mitte von der Fußinnenseite her, wobei die vier Finger auf dem Fußrücken liegen und der Daumen auf der Fußsohle (→ Abb. 4.4-16).

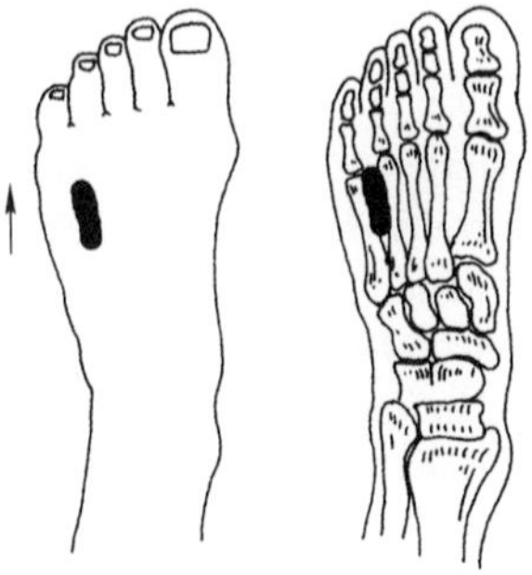

Abb. 4.4-15

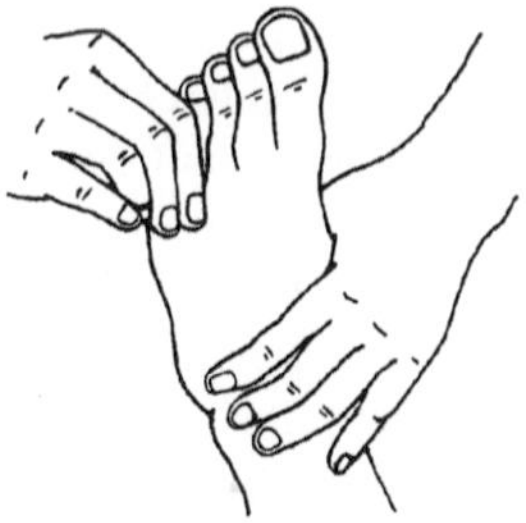

Abb. 4.4-16

Ausführung: drücken bis der individuell notwendige Druck erreicht ist und dann eine schiebende Bewegung von proximal nach distal vollziehen. Der Daumen drückt von der Gegenseite, so dass der Zeigefinger weniger Kraft aufzuwenden braucht.
Hinweis: Die rechte Hand massiert den linken Fuß, die linke Hand den rechten Fuß.
Massagetechnik 2: drücken und kneten mit der Daumenbeere.
Kraft ausübender Punkt: Daumenbeere.
Handhaltung und Fingerstellung

- **Aktive Hand:** Der Daumen liegt auf der Reflexzone und die vier Finger liegen auf der gegenüberliegenden Stelle auf der Fußsohle.
- **Unterstützende Hand:** stützt den Fuß in dessen Mitte von der Fußinnenseite her, wobei der Daumen auf dem Fußrücken liegt und die vier Finger auf der Fußsohle (→ Abb. 4.4-17).

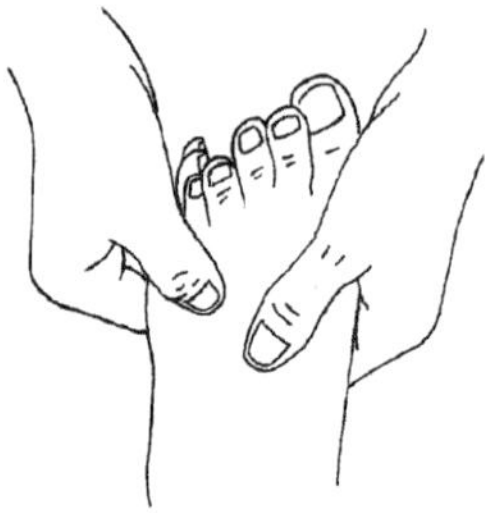

Abb. 4.4-17

Ausführung: drücken bis der individuell notwendige Druck erreicht ist und dann eine kreisend knetende Bewegung ausführen. Die vier Finger drücken von der Gegenseite in Richtung Daumen, wodurch dieser weniger Kraft aufzuwenden braucht.
Hinweis: Die rechte Hand massiert den linken Fuß, die linke Hand den rechten Fuß.
Funktionen: beruhigt die Leber, supplementiert die Nieren, gleicht Yin und Yang aus.
Indikationen: Schwindel, Kinetosen, Morbus Meniere, Tinnitus, Hörsturz, Schwerhörigkeit, Taubheit, Hypertonie, Hypotonie.

Brustkorb und Brüste

Lage: auf beiden Fußrücken, vom zweiten bis zum vierten Mittelfußknochen.
Lokalisation: auf der distalen Hälfte der Strecke von der dorsalen Beugefalte des Fußgelenks bis zu den „Schwimmhäuten" zwischen den Zehen. Dies ist eine relativ breite und ebene Zone, die sich zwischen den Reflexzonen der Brustlymphknoten und der des Labyrinths vom Innenohr befindet. Die Reflexzone des Zwerchfells bildet die proximale Grenze dieser Zone (→ Abb. 4.4-18).
Massagetechnik: schieben mit der Daumenbeere.
Kraft ausübender Punkt: Daumenbeeren beider Hände.
Handhaltung und Fingerstellung

- **Aktive Hand:** beide Daumen liegen einander gegenüber auf der Reflexzone auf dem Fußrücken, wobei die Daumenspitzen zu einander zeigen. Die übrigen acht Finger liegen auf der Fußsohle, direkt gegenüber des zu behandelnden Areals (→ Abb. 4.4-19).

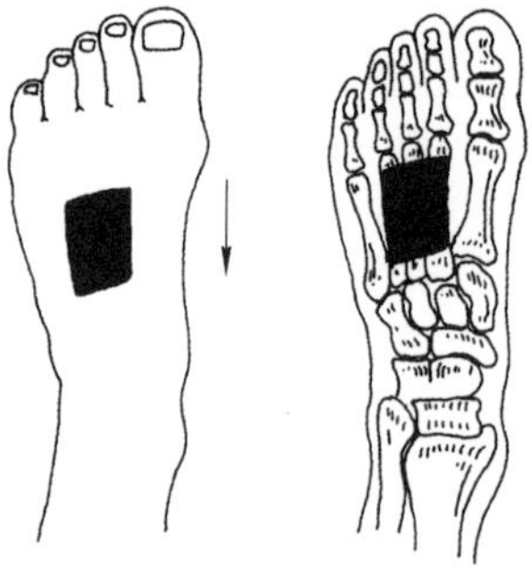

Abb. 4.4-18

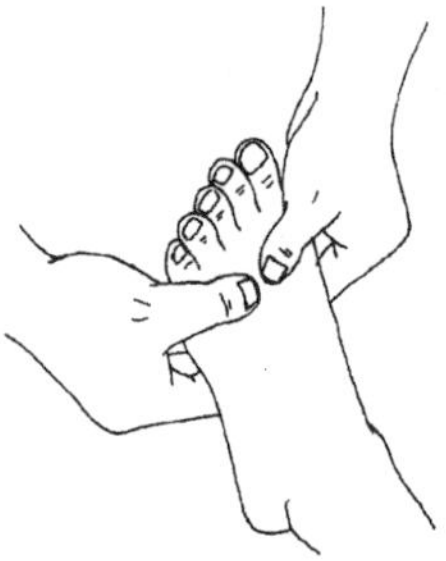

Abb. 4.4-19

Ausführung: Die beiden Daumenbeeren vollziehen gemeinsam eine schiebende Bewegung von distal nach proximal. Die übrigen acht Finger drücken von der Gegenseite in Richtung der Daumen, so dass diese weniger Kraft aufzuwenden brauchen.
Hinweis: Während die schiebende Bewegung nach proximal ausgeführt wird, sollen die Daumenspitzen auf der gesamten Strecke unverändert zueinander zeigen, um damit sicherzustellen, dass die ganze Fläche dieser Zone manipuliert wird.
Funktionen: klärt Hitze, löst Toxine heraus, tumorhemmend, den Brustkorb pflegend.
Indikationen: Beklemmungsgefühl in der Brust, Schmerzen in der Brust, Mastitis, Hyperplasie der Brustdrüsen, Brustkrebs, Laktationsschwäche, Schlaflosigkeit, Menopausensyndrom.

Zwerchfell

Lage: auf beiden Fußrücken, über dem Tarsometatarsalgelenk.
Lokalisation: auf der Mitte der Strecke von der dorsalen Beugefalte des Fußgelenks bis zu den „Schwimmhäuten" zwischen den Zehen, auf der bogenförmigen horizontalen Linie, die von den Basen der Mittelfußknochen gebildet wird (→ Abb. 4.4-20).
Massagetechnik 1: schieben mit der Daumenbeere.
Kraft ausübender Punkt: Daumenbeeren beider Hände.
Handhaltung und Fingerstellung: Die beiden Daumen liegen einander gegenüber auf der Reflexzone auf dem Fußrücken. Die übrigen acht Finger liegen auf der Fußsohle, direkt gegenüber des zu behandelnden Areals (→ Abb. 4.4-21).

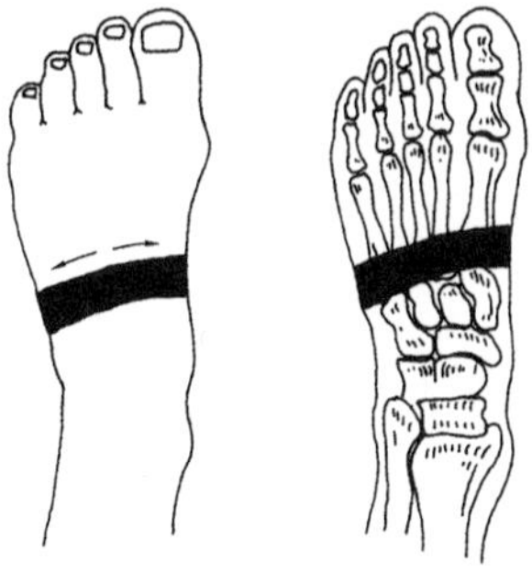

Abb. 4.4-20

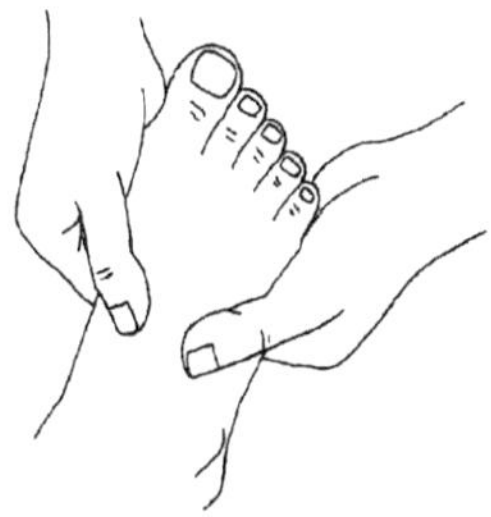

Abb. 4.4-21

Ausführung: Von der Mittellinie des Fußrückens ausgehend schieben die beiden Daumen in entgegengesetzten Richtungen nach innen und außen. Die übrigen acht Finger drücken von der Gegenseite in Richtung der Daumen, so dass diese weniger Kraft aufzuwenden brauchen.
Massagetechnik 2: schieben mit gekrümmtem Finger.
Kraft ausübender Punkt: die radiale Seite des ersten (proximalen) Fingergelenks der Zeigefinger beider Hände.
Handhaltung und Fingerstellung: Die Zeigefinger beider Hände sind gekrümmt und liegen auf der Reflexzone. Die beiden Daumen liegen auf der Fußsohle, direkt gegenüber des zu behandelnden Areals (→ Abb. 4.4-22).

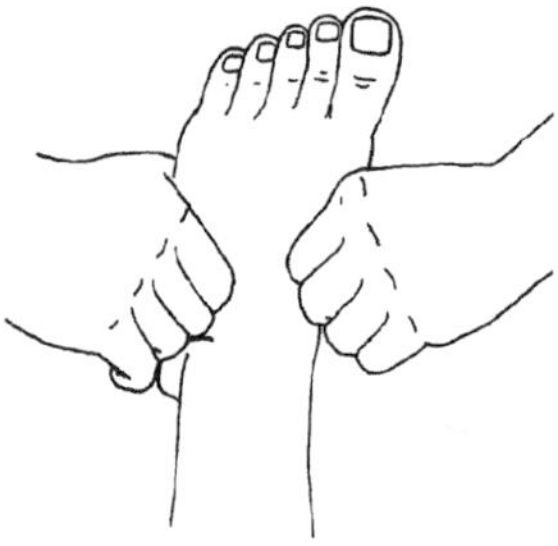
Abb. 4.4-22

Ausführung: Von der Mittellinie des Fußrückens ausgehend schieben die beiden Zeigefinger in entgegengesetzten Richtungen nach innen und außen. Die beiden Daumen drücken von der Gegenseite in Richtung der Zeigefinger, so dass diese weniger Kraft aufzuwenden brauchen.
Funktionen: führt gegensinnig aufsteigendes Qi herab, harmonisiert den Magen.
Indikationen: Schluckauf, Übelkeit, Erbrechen, Beklemmungsgefühl in der Brust, abdominelle Blähung.

Eileiter – Samenleiter

Lage und Lokalisation: Diese bandförmige Zone liegt auf der dorsalen Beugefalte des Fußgelenks, über dem Gelenk von Schienbein und Sprungbein (Articulatio talocruralis) vor den Knöcheln. Auf der Innenseite ist sie mit der Reflexzone von Uterus bzw. Prostata unter und hinter dem Innenknöchel verbunden, auf der Außenseite mit der Reflexzone von Hoden bzw. Ovarien auf der lateralen Seite des Fersenbeins (→ Abb. 4.4-23).
Massagetechnik: schieben mit gekrümmtem Finger.
Kraft ausübender Punkt: die radiale Seite des ersten (proximalen) Fingergelenks des Zeigefingers.
Handhaltung und Fingerstellung

- **Aktive Hand:** Zeigefinger gekrümmt; der Daumen liegt in der Mitte des Fersenpolsters auf der Fußsohle.
- **Unterstützende Hand:** greift den Fuß von der Achillessehne her und hebt ihn hoch, wobei der Daumen in der Beugefalte des Fußgelenks liegt (→ Abb. 4.4-24).

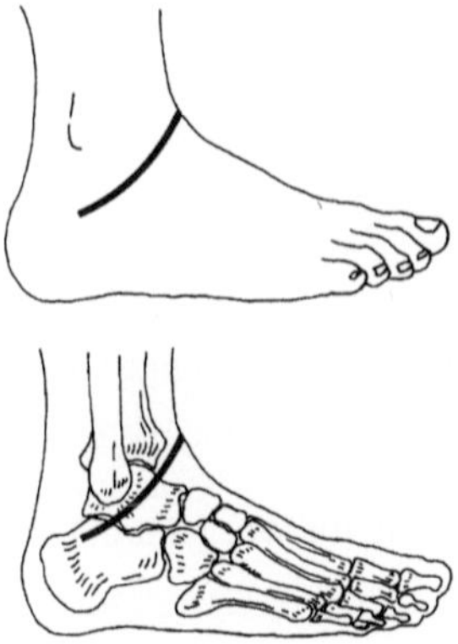

Abb. 4.4-23

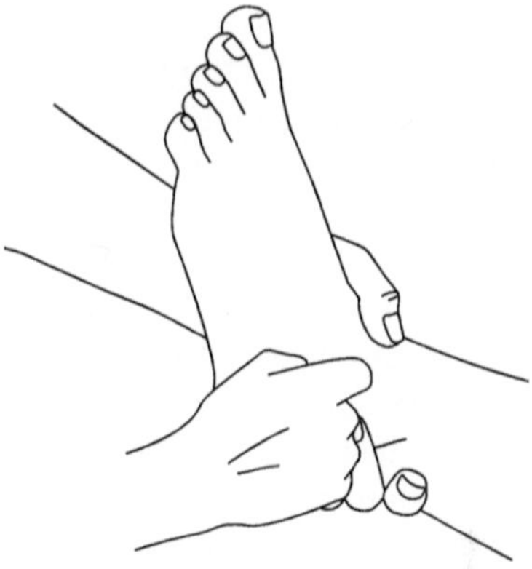

Abb. 4.4-24

Ausführung: eine schiebende Bewegung von hinten und oben nach vorn und unten vollziehen.
Hinweis: Die rechte Hand massiert den linken Fuß, die linke Hand den rechten Fuß. Diese Zone liegt sehr eng mit der Reflexzone von Hoden bzw. Ovarien zusammen. Die Handhaltung und Ausführung ist auch nahezu identisch. Der Unterschied liegt allein im Kraft ausübenden Punkt. Bei der Zone von Hoden bzw. Ovarien benutzt man die Seite des Fingergliedes, da jene Zone etwas breiter ist. Hier benutzt man stattdessen das Interphalangealgelenk des gekrümmte Zeigefingers, da diese bandförmige Zone relativ schmal ist. Bei Männern ist dies die Reflexzone der Samenleiter, bei Frauen die der Eileiter.
Funktionen: supplementiert die Nieren, mehrt die Essenz, klärt Hitze, wirkt entzündungswidrig.
Indikationen: Adnexitis, Entzündung der Samenleiter, Infertilität, sexuelle Funktionsstörungen, Erkrankungen der Hoden oder der Prostata.

Hexenschusspunkt

Lage: auf den Fußrücken beider Füße, in den Furchen zwischen den Keilbeinen.
Lokalisation: Diese beiden Punkte findet man auf dem Spann des Fußes, indem man mit den Fingern zwischen den Mittelfußknochen 1 und 2 sowie 2 und 3 nach proximal zieht (→ Abb. 4.4-25).

Massagetechnik: schieben mit der Daumenbeere.
Kraft ausübender Punkt: Daumenbeeren beider Hände.
Handhaltung und Fingerstellung: Die beiden Daumen liegen jeweils auf einem der beiden Punkte auf dem Fußrücken. Die übrigen acht Finger liegen auf der Fußsohle, direkt gegenüber des zu behandelnden Areals (→ Abb. 4.4-26).
Ausführung: Während die Finger von der Fußsohle her Gegendruck leisten, drücken die beiden Daumen in die Tiefe, bis der individuell notwendige Druck erreicht ist und vollziehen dann eine kleine schiebende Bewegung nach distal.
Funktionen: stillt Schmerzen, bewegt stagniertes Qi.
Indikationen: Hexenschuss, akute Lumbalgie, Bandscheibenvorfall im Lendenbereich.

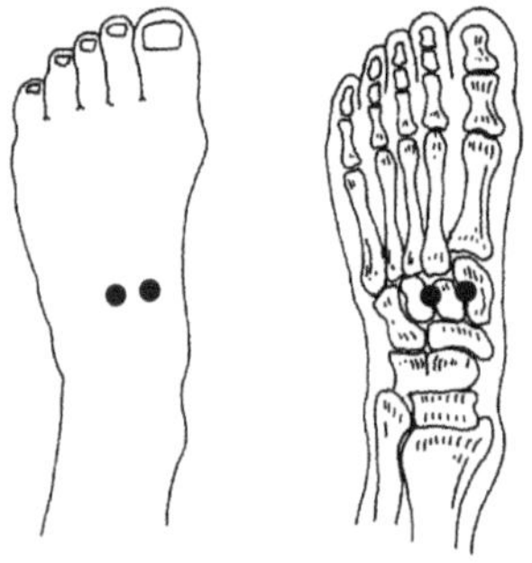

Abb. 4.4-25

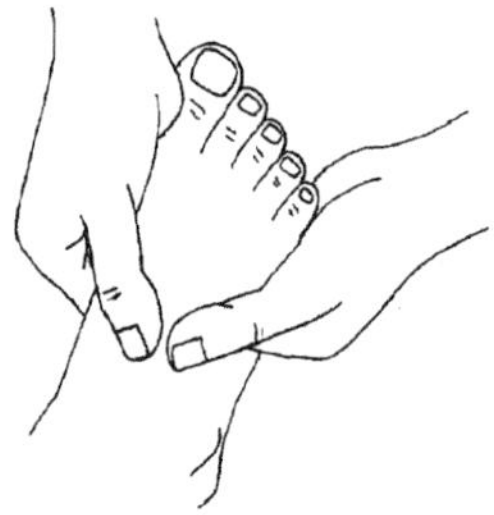

Abb. 4.4-26

5 Behandlung von Erkrankungen

5.1 Prinzipien der Fußmassage

Basisreflexzonen

Untersuchung der Reflexzone des Herzens
Bevor die Reflexzonenmassage am Fuß durchgeführt wird, sollte in jedem Falle, gleichgültig ob bei der therapeutischen oder prophylaktischen Behandlung, zuerst die Reflexzone des Herzens am linken Fuß untersucht werden. Ziel dieser Untersuchung ist die Einschätzung des Gesundheitszustandes des Herzens des Patienten. Denn nur bei gutem Gesundheitszustand des Herzens kann die Reflexzonenmassage am Fuß bedenkenlos durchgeführt werden; andernfalls sind ernsthafte Zwischenfälle nicht auszuschließen. Darüber hinaus kann auf diese Weise die Empfindlichkeit des Patienten feststellen werden, die großen individuellen Schwankungen unterliegen kann. Nach diesem Test wird man den Patienten sicherer und effektiver behandeln können.

Massage der Basisreflexzonen
Das grundlegende Motto der Reflexzonenmassage am Fuß lautet: „Massiere stets den ganzen Fuß, setze aber jeweils Schwerpunkte". Bei der therapeutischen Fußmassage werden diese Schwerpunkte an den besonders empfindlichen oder anderweitig auffälligen Zonen durch besonders intensive Manipulation dieser Areale gesetzt. Bei der prophylaktischen Fußmassage zur Gesunderhaltung werden die Schwerpunkte an den so genannten Basisreflexzonen gesetzt. Nachdem die Untersuchung der Reflexzone des Herzens am linken Fuß durchgeführt wurde, beginnt man mit der Massage der Basisreflexzonen am linken Fuß.

Es existieren zwar unterschiedliche Ansichten in Hinblick auf den Umfang der Basisreflexzonen, doch sind die grundlegenden Konzepte sehr ähnlich. Manche Autoren bezeichnen die drei Reflexzonen Niere, Harnleiter und Blase als Basisreflexzonen. Da diese drei Reflexzonen das Ausscheidungssystem des Körpers repräsentieren, kann mittels Massage dieser Zonen die Leistungsfähigkeit dieses Systems gestärkt werden. Dadurch wird die Ausscheidung von im Körper angesammelten Giftstoffen und sauren Stoffwechselprodukten beschleunigt. Diese Entgiftung ist ein grundlegender Faktor bei der Regulierung der Funktionen aller Organe und Gewebe des Körpers, wodurch dem Entstehen von Erkrankungen vorgebeugt, die Behandlung bereits bestehender Krankheiten unterstützt und der Körper allgemein gekräftigt werden kann. Manche Autoren betrachten allerdings die fünf Reflexzonen Nebenniere, Solarplexus, Niere, Harnleiter und Blase als Basisreflexzonen.

Massage des ganzen Fußes

Nach der Massage der Basisreflexzonen wird die Behandlung fortgesetzt, indem alle Reflexzonen am linken Fuß der Reihe nach einmal manipuliert werden. Danach wird die Massage der Basisreflexzonen einmal wiederholt.

Mit der Massage des ganzen Fußes als Grundlage und der gezielten Schwerpunktsetzung kann einerseits die Organfunktionen des gesamten Körpers reguliert werden und andererseits die Gesundung pathologisch gestörter Organe und Gewebe gefördert werden.

Die Reihenfolge der Behandlung am Fuß ist wie folgt: zuerst behandelt man die Fußsohle, dann nacheinander die Fußinnenseite, die Fußaußenseite und den Fußrücken. Nachdem man die Massage des linken Fußes abgeschlossen hat, geht man zum rechten Fuß über, führt dort wie oben beschrieben die Massage der Basisreflexzonen durch und massiert dann der Reihe nach alle Reflexzonen auf dieser Seite. Abschließend wiederholt man dort noch einmal die Massage der Basisreflexzonen.

Reihenfolge bei der Massage

Die Reflexzonenmassage am Fuß sollte stets in einer bestimmten Reihenfolge durchgeführt werden. Wenn ein Anfänger die Reihenfolge einmal durcheinanderbringt oder eine Zone vergisst und sie dann später nachträglich massiert, wird dies die Wirksamkeit der Fußmassage nicht wesentlich beeinträchtigen.

Zuerst untersucht man die **Reflexzone des Herzens,** dann führt man die Massage in der folgenden Reihenfolge durch:

Linke Fußsohle: Nebenniere → Solarplexus → Niere → Harnleiter → Blase → Harnröhre (Vagina bzw. Penis) → Stirnhöhle (Stirn) → Trigeminus → Kleinhirn und Hirnstamm → Hals und Nacken → Nase → Großhirn → Hypophyse → Nebenschilddrüse → Schilddrüse → Stirnhöhle an der zweiten bis fünften Zehe (Kopfregion) → Auge → Ohr → Trapezius → Lunge und Bronchien → Herz → Milz → Magen → Pankreas → Duodenum → Dünndarm → Querliegender Dickdarm → Absteigender Dickdarm → Sigmaschleife und Rektum → Anus → Geschlechtsdrüsen → Insomniapunkt → Durchfallpunkt.

Linke Fußinnenseite: Halswirbelsäule → Brustwirbelsäule → Lendenwirbelsäule → Kreuzbein → Inneres Steißbein / Steißbein auf der Fußinnenseite → Uterus bzw. Prostata → Innenseite der Rippen / Rippen auf der Fußinnenseite → Leistenbeuge → Lymphknoten der unteren Körperhälfte (Beckenlymphknoten) → Hüftgelenk auf der Fußinnenseite / Inneres Hüftgelenk → Rektum und Anus auf der Fußinnenseite → Ischiasnerv auf der Fußinnenseite.

Linke Fußaußenseite: Schulter → Ellenbogen → Knie → Äußeres Steißbein / Steißbein auf der Fußaußenseite → Geschlechtsdrüsen auf der Fußaußenseite

→ Schulterblatt → Außenseite der Rippen / Rippen auf der Fußaußenseite → Lymphknoten der oberen Körperhälfte (Bauchlymphknoten) → Hüftgelenk auf der Fußaußenseite / Äußeres Hüftgelenk → Unterbauch → Ischiasnerv auf der Fußaußenseite.

Linker Fußrücken: Oberkiefer → Unterkiefer → Tonsillen → Rachen und Kehlkopf → Brustlymphknoten → Luftröhre → Innenohr → Brustkorb und Brüste / Brust und Brüste → Zwerchfell → Eileiter bzw. Samenleiter → Lymphknoten der oberen und unteren Körperhälfte → Ma 41 *jiexi* (Befreiter Bach).

Rechte Fußsohle: Nebenniere → Solarplexus → Niere → Harnleiter → Blase → Harnröhre (Vagina bzw. Penis) → Stirnhöhle (Stirn) → Trigeminus → Kleinhirn und Hirnstamm → Hals und Nacken → Nase → Großhirn → Hypophyse → Nebenschilddrüse → Schilddrüse → Stirnhöhle an der zweiten bis fünften Zehe (Kopfregion) → Auge → Ohr → Trapezius → Lunge und Bronchien → Leber → Gallenblase → Magen → Pankreas → Duodenum → Dünndarm → Blinddarm und Wurmfortsatz → Ileozökalklappe → Aufsteigender Dickdarm → Querliegender Dickdarm → Geschlechtsdrüsen → Insomniapunkt → Durchfallpunkt.

Rechte Fußinnenseite: Halswirbelsäule → Brustwirbelsäule → Lendenwirbelsäule → Kreuzbein → Inneres Steißbein / Steißbein auf der Fußinnenseite → Uterus bzw. Prostata → Innenseite der Rippen / Rippen auf der Fußinnenseite → Leistenbeuge → Lymphknoten der unteren Körperhälfte (Beckenlymphknoten) → Hüftgelenk auf der Fußinnenseite / Inneres Hüftgelenk → Rektum und Anus auf der Fußinnenseite → Ischiasnerv auf der Fußinnenseite.

Rechte Fußaußenseite: Schulter → Oberarm → Ellenbogen → Knie → Äußeres Steißbein / Steißbein auf der Fußaußenseite → Geschlechtsdrüsen auf der Fußaußenseite → Schulterblatt → Außenseite der Rippen / Rippen auf der Fußaußenseite → Lymphknoten der oberen Körperhälfte (Bauchlymphknoten) → Hüftgelenk auf der Fußaußenseite / Äußeres Hüftgelenk → Unterbauch → Ischiasnerv auf der Fußaußenseite.

Rechter Fußrücken: Oberkiefer → Unterkiefer → Tonsillen → Rachen und Kehlkopf → Brustlymphknoten → Luftröhre → Innenohr → Brustkorb und Brüste / Brust und Brüste → Zwerchfell → Eileiter bzw. Samenleiter → Lymphknoten der oberen und unteren Körperhälfte → Ma 41 *jiexi* (Befreiter Bach).

5.2 Behandlung häufiger Erkrankungen

Akne

Die Akne ist eine chronische Entzündung der Haarfollikel und Talgdrüsen, die in engem Zusammenhang mit der Zunahme der männlichen Geschlechtshormone (Androgene) stehen. Eine Disharmonie des Nervensystems und Verdauungsstörungen spielen hierbei eine Rolle. Am häufigsten tritt sie bei pubertierenden Jungen und Mädchen auf.

Hauptsächliche klinische Manifestationen
Anfangs zeigen sich Mitesser, auch Komedone genannt. Dies sind weiße Knötchen mit zentralen schwarzen Pünktchen. Wenn sich die Komedone durch bakterielle Infektion entzündlich verändern, entstehen Papeln (umschriebene dauerhafte Hauterhabenheiten), Pusteln (mit Eiter gefüllte Hohlräume), Knoten und schließlich Narben. Vorwiegend sind das Gesicht, der Nacken und der obere Rücken befallen, also Regionen mit besonders vielen Talgdrüsen. Im Allgemeinen klingt die Akne im Erwachsenenalter allmählich ab.

Vorbeugung
Die Haut stets gründlich reinigen.

Schwerpunktmäßig zu behandelnde Reflexzonen
Nebenniere, Stirnhöhle, Hypophyse, Geschlechtsdrüsen, Milz, Brustlymphknoten, Bauchlymphknoten, Beckenlymphknoten.
Unterstützende Reflexzonen: Leber, Gallenblase, Solarplexus.
Geeignete Akupunkturpunkte am Fuß und Unterschenkel: Mi 6 *sanyinjiao* (Verbindung der drei Yin), Ma 40 *fenglong* (Üppige Fülle), Ma 36 *zusanli* (Drei Dörfer am Bein).

Allergische Rhinitis

Eine allergische Rhinitis wird hauptsächlich durch die Einatmung von Allergenen, wie z. B. Blütenpollen, Staub, Milben, Tierhaare oder -hautpartikel, Federn, Baumwollfasern etc., ausgelöst. Blütenpollen lösen eine saisonal begrenzte allergische Rhinitis aus, während die anderen Allergene das ganze Jahr hindurch allergische Reaktionen hervorrufen können. Darüber können auch manche Nahrungsmittel eine allergische Rhinitis auslösen.

Hauptsächliche klinische Manifestationen

Die Erkrankung beginnt plötzlich. Typisch sind Niesattacken, bei denen mehrmals hintereinander geniest wird, mitunter sogar 20 – 30 Mal. Diese Niesattacken setzen oft nach dem Aufwirbeln von Staub ein. Bei manchen Patienten treten sie auch nachts gehäuft auf. Weiterhin leidet der Patient an einer verstopften Nase; oft wird reichlich klares Nasensekret abgesondert.

Vorbeugung

Das Einatmen von Allergenen vermeiden.

Schwerpunktmäßig zu behandelnde Reflexzonen

Nebenniere, Nase, Stirnhöhle, Milz, Brustlymphknoten, Bauchlymphknoten, Beckenlymphknoten.
Geeignete Akupunkturpunkte am Fuß und Unterschenkel: Ni 1 *yongquan* (Emporsprudelnde Quelle), Ma 36 *zusanli* (Drei Dörfer am Bein), Ma 38 *tiaokou* (Vertikale Öffnung).
Zusätzliche Behandlungsmöglichkeit: Akupressur des Punktes Di 20 *yingxiang* (Wohlgeruch aufnehmend).

Alzheimer-Krankheit

5

Die Alzheimer-Krankheit, auch als senile Demenz oder Alzheimer-Demenz bezeichnet ist die häufigste Form der Demenz. Das Gehirn des Erkrankten weist eine Abnahme des Volumens auf, wobei sich insbesondere die Großhirnrinde zurückbildet. Diese Krankheit kann in allen Lebensabschnitten jenseits des 30sten Lebensjahres auftreten, doch tritt sie bevorzugt nach dem 60sten Lebensjahr auf.

Hauptsächliche klinische Manifestationen

Morbus Alzheimer beginnt schleichend. Zu Beginn der Erkrankung liegt eine markante Vergesslichkeit vor. Insbesondere geht das Kurzzeitgedächtnis verloren. Allmählich kommt es zu einer fortschreitenden Abnahme von Hirnfunktionen. Dies manifestiert sich in verlangsamter Reaktionsfähigkeit, Verminderung der kognitiven Fähigkeiten und des Entscheidungsvermögens, sinnlosen Bewegungen oder mehrfacher Wiederholung bestimmter Phrasen. Die Krankheit endet im Verlust des Verstandes. Der Patient wird bettlägerig.

Schwerpunktmäßig zu behandelnde Reflexzonen
Nebenniere, Stirnhöhle, Kleinhirn, Hirnstamm, Großhirn, Hypophyse, Schilddrüse, Halswirbelsäule, Geschlechtsdrüsen.

Angina pectoris

Angina pectoris kann als Symptom verschiedener Erkrankungen in der Brusthöhle oder im Epigastrium auftreten. Eine fachärztliche Untersuchung ist hierbei unerlässlich. Angina pectoris ist das Hauptsymptom der koronaren Herzkrankheit (KHK). Diese geht mit einer Unterversorgung des Herzmuskels oder einem gesteigerten Sauerstoffbedarf des Körpers einher. Die koronare Herzkrankheit ist Ausdruck der Arteriosklerose der Herzkranzarterien und gehört zu den wichtigsten Volkskrankheiten in den entwickelten Ländern. Insbesondere eine Ernährung, die zu fett- und eiweißreich ist, sowie ein Mangel an körperlicher Aktivität werden als Ursachen dieses Leidens diskutiert.

Hauptsächliche klinische Manifestationen
Die typischen Beschwerden sind Schmerzen in der Herzgegend, vor allem hinter dem Brustbein, Engegefühl im Brustkorb und Atembeklemmungen. Meist verstärken sich die Beschwerden bei körperlicher Belastung, Sport, psychischer Erregung, durch Kälte oder nach zu üppigen Mahlzeiten. Die Schmerzen können auch in die linke Schulter, den Hals, den Rücken, die Magenregion oder in den linken Arm ausstrahlen. Oft gehen auch Kurzatmigkeit, Blässe, kalter Schweiß und Angstgefühle mit den Beschwerden einher. Derartige Schmerzen im Brustbereich können ein Hinweis auf einen Herzinfarkt sein. Treten sie akut auf, sollte ein Notarzt gerufen werden. Im Allgemeinen dauert eine pektanginöse Attacke einige Sekunden bis wenige Minuten. Bei manchen Patienten bilden sich die Symptome auch erst nach etwa 15 Minuten wieder zurück.

Schwerpunktmäßig zu behandelnde Reflexzonen
Herz, Lunge, Bronchien, Hypophyse, Schilddrüse, Nebenschilddrüse, Beckenlymphknoten, Bauchlymphknoten.
Unterstützende Reflexzonen: Magen, Solarplexus.
Geeignete Akupunkturpunkte am Fuß: Ni 3 *taixi* (Mächtiger Gebirgsbach), Mi 4 *gongsun* (Gingko-Punkt), Ni 1 *yongquan* (Emporsprudelnde Quelle), Gb 40 *qiuxu* (Hügellandschaft), Gb 41 *zulinqi* (Den Tränen nah am Fuß), Gb 43 *xiaxi* (Ritterlicher Bach).
Anmerkung: Bei der koronaren Herzkrankheit ist die Reflexzone des Herzens oft besonders schmerzhaft. In diesen Fällen sollte nur mit geringem Druck

massiert werden, dabei muss der Patient stets gut beobachtet werden. Schweißausbrüche oder ein Erblassen des Gesichts weisen auf eine zu starke Stimulation hin. Die Massage mit ganz leichtem Druck beginnen und die Kraft allmählich steigern bis zu mittlerem Druck.

Asthma bronchiale

→ Kapitel 6.2

Bronchialasthma wird oft einfach als Asthma bezeichnet. Typische Symptome sind anfallsartige Atemnot, Husten, Giemen und glasig-zähes Sputum bei erhöhtem Atemwegswiderstand. Asthma kann in allen Altersgruppen auftreten. Doch in über der Hälfte der Fälle tritt die Erkrankung bereits vor dem zwölften Lebensjahr auf. Ein Großteil der Patienten hat eine Geschichte von allergischen Reaktionen beispielsweise auf Blütenpollen, Fisch, Garnelen, Milch, bestimmte Medikamente oder andere Allergene. Oft wird Asthma auch durch nicht-allergene Reize ausgelöst, wie z. B. durch eine Bronchitis, kalte Luft, Medikamente, Sport, kräftiges Lachen usw.

Hauptsächliche klinische Manifestationen

Anfallsartiger Husten mit Atemnot. Dem eigentlichen Asthmaanfall gehen oft Vorboten einer allergischen Reaktion voraus, wie beispielsweise Jucken der Augen und der Nase, Niesen, klares Nasensekret oder trockener Husten. Darauf folgt dann die typische Atemnot mit Giemen, Beklemmungsgefühl und Orthopnoe. In schweren Fällen laufen die Lippen livide an. Ein Asthmaanfall kann mehrere Minuten bis einige Stunden andauern. Nachdem der Patient reichlich dünnes Sputum abgehustet hat, klingt der Asthmaanfall langsam wieder ab.

Vorbeugung

Allergene oder andere auslösende Faktoren meiden und möglichst früh eine entsprechende Behandlung beginnen.

Schwerpunktmäßig zu behandelnde Reflexzonen

Nebenniere, Hypophyse, Nebenschilddrüse, Bronchien, Lunge, Milz, Brustlymphknoten, Rachen und Kehlkopf (Hals), Luftröhre, Bauchlymphknoten, Beckenlymphknoten.

Geeignete Akupunkturpunkte am Fuß und Unterschenkel: Ni 1 *yongquan* (Emporsprudelnde Quelle), Ma 36 *zusanli* (Drei Dörfer am Bein), Ma 41 *jiexi* (Befreiter Bach), Ni 2 *rangu* (Brennendes Tal), Ni 3 *taixi* (Mächtiger Gebirgsbach).

Bandscheibenvorfall

Ein Bandscheibenvorfall im Lendenwirbelbereich ist die häufigste Ursache der Ischialgie. Aufgrund von degenerativen Veränderungen der Bandscheiben kann der Faserring der Bandscheibe reißen und der so genannte Gallertkern (Nucleus pulposus) vortreten. Dieses Hervortreten kann durch äußere Verletzungen oder Krafteinwirkungen ausgelöst werden. Durch den Druck der vorgewölbten Bandscheibe auf Nervenwurzeln kommt es zu den charakteristischen Beschwerden.

Hauptsächliche klinische Manifestationen

In den meisten Fällen ist nur eine Seite betroffen. Der Patient empfindet Schmerzen in den Lenden und im Gesäß, die in die Hinterseite des Oberschenkels sowie in die hintere und äußere Seite des Unterschenkels ausstrahlen. Die Schmerzen treten wiederholt auf und schwanken in ihrer Intensität. Durch Husten, Niesen, Luftanhalten und Pressen, bei langem Stehen oder Laufen, können sich die Beschwerden verstärken.

Vorbeugung

Regelmäßig Sport treiben, insbesondere den unteren Rücken trainieren und Verletzungen im Lendenbereich vermeiden.

Schwerpunktmäßig zu behandelnde Reflexzonen

Stirnhöhle, Halswirbelsäule, Brustwirbelsäule, Lendenwirbelsäule, Kreuzbein, Inneres Hüftgelenk, Äußeres Hüftgelenk, Nebenschilddrüse.
Geeignete Akupunkturpunkte am Fuß und Unterschenkel: Bl 60 *kunlun* (Kunlun-Gebirge), Bl 40 *weizhong* (Mitte des Staugewässers).

Bronchitis

Patienten mit chronischer Bronchitis leiden unter immer wieder auftretendem Husten und Auswurf während mindestens je drei Monaten in zwei aufeinanderfolgenden Jahren. Zur Diagnosestellung müssen andere Erkrankungen von Herz, Lunge und Bronchien ausgeschlossen werden. Dies ist eine häufig anzutreffende Erkrankung bei Menschen im mittleren und höheren Lebensalter.

Hauptsächliche klinische Manifestationen

Chronischer Husten, Atemnot. Zu Beginn der Erkrankung sind die Symptome noch relativ mild. Rauchen, Inhalation schädlicher Gase oder Staub, Überarbeitung, klimatische Veränderungen oder Kälte können eine akute Exazerbation oder eine Verschlimmerung der Beschwerden auslösen. Im Allgemeinen kommt es in den frühen Morgenstunden oder nachts zu verstärktem Husten. Im Spätherbst und zum Winterbeginn nehmen die Beschwerden oft zu, während sie im Sommer meist abklingen. In schweren Fällen hustet der Patient das ganze Jahr über. Die Menge und die Konsistenz des Sputums sind von Patient zu Patient unterschiedlich. Normalerweise ist das Sputum weiß und zäh oder schaumig. Bei bakteriellen Superinfektionen wird das Sputum gelb und eitrig, wobei sich auch die Menge steigert. Begleitend zeigen sich dann oft auch Fieber und andere Entzündungszeichen. Wenn sich die Bronchien spastisch verengen oder die Atmung durch reichliches Sputum erschwert wird, leidet der Patient unter einem Beklemmungsgefühl in der Brust und unter Kurzatmigkeit.

Vorbeugung

Zuerst sollte das Rauchen eingestellt werden. In der kalten Jahreszeit und bei Wetterumschwüngen sollte man sich besonders warm anziehen. Man sollte Rauch, Staub und reizende Gase meiden. In den weniger akuten Phasen sollte man regelmäßig Sport treiben.

Schwerpunktmäßig zu behandelnde Reflexzonen

Nase, Tonsillen, Luftröhre, Lunge, Milz, Brustlymphknoten, Bauchlymphknoten, Beckenlymphknoten.
Geeignete Akupunkturpunkte am Fuß und Unterschenkel: Ma 43 *xiangu* (Eingebrochenes Tal), Ma 44 *neiting* (Innere Vorhalle), Ma 45 *lidui* (Unterdrückte Heiterkeit), Mi 2 *dadu* (Große Stadt), Gb 43 *xiaxi* (Ritterlicher Bach).

Cholezystitis

Die chronische Cholezystitis ist ein chronischer Entzündungszustand der Gallenblase, der meist mit Gallensteinen einhergeht, welche den Gallenabfluss behindern. Oft ist die chronische Gallenblasenentzündung Folgezustand einer akuten Cholezystitis. Als Ursachen werden einerseits bakterielle Infektionen und anderseits andauernde mechanische Reizung der Gallenblasenwand durch die Gallensteine diskutiert.

Hauptsächliche klinische Manifestationen

Typische Symptome sind Unverträglichkeit von fetten Speisen, Blähungen, Übelkeit, Völlegefühl mit Aufstoßen oder Erbrechen, rasches Sättigungsgefühl,

Brennen und Schmerzen im Oberbauch. Zumeist haben die Patienten zuvor wiederholt Gallenkoliken gehabt, die entweder nach größeren Mahlzeiten oder nachts bzw. nach längerer Ruhe auftreten.

Vorbeugung

Vorwiegend leicht verdauliche, fettarme Kost und niemals zu viel auf einmal essen. Bei einer akuten Verschlimmerung der chronischen Gallenblasenentzündung empfiehlt es sich, ein bis zwei Tage zu fasten, wobei auf die ausreichende Zufuhr von Wasser, Traubenzucker und Elektrolyten zu achten ist.

Schwerpunktmäßig zu behandelnde Reflexzonen

Leber, Gallenblase, Dünndarm, alle Dickdarmabschnitte, Pankreas, Solarplexus, Bauchlymphknoten, Beckenlymphknoten.
Unterstützende Reflexzonen: Magen, Duodenum, Nebenniere.
Geeignete Akupunkturpunkte am Fuß und Unterschenkel: Gb 34 *yanglingquan* (Quelle auf der Sonnenseite des Hügels), Ma 36 *zusanli* (Drei Dörfer am Bein), Gb 38 *yangfu* (Yang-Unterstützung), Le 3 *taichong* (Großer Durchgang), Ni 1 *yongquan* (Emporsprudelnde Quelle), Mi 4 *gongsun* (Gingko-Punkt).

Diabetes mellitus

Diabetes mellitus ist ein Überbegriff für verschiedene Stoffwechselkrankheiten. Er handelt sich um ein sehr komplexes Syndrom mit vielen unterschiedlichen pathologischen Erscheinungen und einer multifaktoriellen Genese. Der erhöhte Blutzuckerspiegel ist das bei diesem Syndrom von allen Patienten geteilte Symptom. Die Krankheit tritt in Erscheinung, wenn die Insulinausschüttung aus den Inselzellen des Pankreas deutlich reduziert oder verzögert ist oder wenn das Zielgewebe eine herabgesetzte Empfindlichkeit gegenüber Insulin aufweist. Beim insulinabhängigen Diabetes mellitus (Typ-1-Diabetes) spielen auch Autoimmunreaktionen eine bedeutende Rolle. Beim nicht insulinabhängigen Diabetes (Typ-2-Diabetes) stellen insbesondere Übergewicht, Infektionen, Stress und Mangel an körperlicher Bewegung wichtige auslösende Faktoren dar.

Hauptsächliche klinische Manifestationen

Klinisch unterteilt man im Wesentlichen zwei Arten der Zuckerkrankheit:

- Der **insulinabhängige Diabetes mellitus** (Typ-1-Diabetes) tritt meist schon im Kindes- und Jugendalter auf. Die Erkrankung beginnt relativ plötzlich und das Krankheitsbild ist vergleichsweise schwer. Die Hauptsymptome dieser Krankheit sind häufiges Wasserlassen, starker Durst mit reichlichem Trinken von Flüssigkeit, starker Hunger mit reichlicher Nahrungsaufnahme, und körperliche Auszehrung (Gewichtsabnahme). Diese Symptomkonstellation wird im Chinesischen als „drei zu viel und eins zu wenig" genannt. Die „drei zu viel" sind also Durst, Hunger und Harnausscheidung; das „eins zu wenig" ist das Körpergewicht. Die Symptomatik beim Typ-1-Diabetes ist schwerwiegend und der Patient kann leicht in die Stoffwechselentgleisung (diabetische Ketoazidose) gleiten, was lebensbedrohliche Ausmaße annehmen kann. Bei dieser Patientengruppe ist die Insulinproduktion entweder absolut oder relativ stark vermindert, wobei ihre Empfindlichkeit gegenüber Insulin voll erhalten ist. Die Patienten sind lebenslang auf die äußere Zufuhr von Insulin angewiesen.

- Der nicht **insulinabhängige Diabetes** (Typ-2-Diabetes) ist wesentlich häufiger als der Typ-1-Diabetes. Er macht über 90% der Fälle aus. Dieser Typ des Diabetes tritt zumeist bei Erwachsenen jenseits des 40sten Lebensjahres auf. Der überwiegende Teil dieser Patienten sind übergewichtig. Die Erkrankung beginnt langsam und das Krankheitsbild ist vergleichsweise leicht. Nicht wenige Patienten leiden praktisch nie unter den klassischen Hauptsymptomen des Diabetes „drei zu viel und eins zu wenig". Der Seruminsulinspiegel im Nüchternzustand ist bei diesen Patienten weitgehend normal. Bei diesen Patienten ist die Empfindlichkeit gegenüber Insulin herabgesetzt.

Die Untersuchung des Blutzuckerspiegels ist ein wichtiges Diagnoseverfahren. Wenn beim Vorliegen von diabetischen Symptomen der Blutzuckerspiegel zu beliebiger Zeit über 200 mg/dl (11,1 mmol/L) oder im Nüchternzustand über 140 mg/dl (7,8 mmol/L) liegt, kann Diabetes mellitus diagnostiziert werden. Wenn der Blutzuckerspiegel zu beliebiger Zeit unter 140 mg/dl (7,8 mmol/L) oder im Nüchternzustand unter 100 mg/dl (5,6 mmol/L) liegt, kann Diabetes mellitus ausgeschlossen werden.

Schwerpunktmäßig zu behandelnde Reflexzonen

Ischiasnerv, Magen, Pankreas, Duodenum, Hypophyse, Schilddrüse, Leber, Milz, Dünndarm, Solarplexus, Aufsteigender Dickdarm, Querliegender Dickdarm, Absteigender Dickdarm, Sigmaschleife.

Diarrhö

→ Kapitel 6.2

Durchfall ist ein Symptom, das im Rahmen vieler verschiedener Erkrankungen auftreten kann. Grundsätzlich wird zwischen infektiösen und nichtinfektiösen

Durchfällen unterschieden. Infektiöse Durchfälle beruhen auf Infektionen mit Viren oder Bakterien, seltener mit Parasiten. Auch Bakteriengifte, die mit der Nahrung aufgenommen werden, können der Auslöser sein (Lebensmittelvergiftung). Bei den nichtinfektiösen Durchfällen kommen verschiedene Arten von Allergien, Unverträglichkeiten, Stoffwechselkrankheiten oder psychische Ursachen in Betracht. Weiterhin gibt es noch die Gruppe der chronisch entzündlichen Darmerkrankungen. Bei allen Durchfallformen vermag die Fußmassage Linderung zu verschaffen, wobei sie vor allem zur Behandlung der chronischen und funktionellen Formen geeignet ist.

Hauptsächliche klinische Manifestationen

Der Betroffene leidet unter vermehrten Ausscheidungen von weichen bis wässrigen Stühlen. Es kann auch zu Schleim- und Blutabgang kommen. Häufig bestehen Bauchschmerzen und Tenesmen.

Schwerpunktmäßig zu behandelnde Reflexzonen

Magen, Zwölffingerdarm, Dünndarm, aufsteigender Dickdarm, querliegender Dickdarm, absteigender Dickdarm, Sigmaschleife, Anus, Beckenlymphknoten, Bauchlymphknoten, Solarplexus, Durchfall-Punkt.
Unterstützende Reflexzonen: Milz, Bauchspeicheldrüse.
Geeignete Akupunkturpunkte am Fuß: Ma 44 *neiting* (Innere Vorhalle), Mi 3 *taibai* (Überragendes Weiß), Mi 2 *dadu* (Große Stadt), Mi 4 *gongsun* (Gingko-Punkt).
Anmerkung: Bei Durchfall ist auf reichliche Flüssigkeitsaufnahme zu achten. Bei mehr als 10 Entleerungen pro Tag und Anzeichen einer Dehydration sollte der Patient ins Krankenhaus gebracht werden.

Dysmenorrhö

Schmerzhafte Menstruation (Dysmenorrhö) ist ein subjektives Symptom. Ist die Dysmenorrhö organischer Natur, redet man von sekundärer Dysmenorrhö. Sind die Fortpflanzungsorgane der Frau nicht organisch erkrankt, spricht man von primärer Dysmenorrhö. Hier ist von letzterer die Rede.

Hauptsächliche klinische Manifestationen

Die typischen Beschwerden der Dysmenorrhö sind heftige, krampfartige Unterleibsschmerzen. Bei einem Teil der Betroffenen treten die Beschwerden bereits einige Stunden vor der Menstruation im Unterleib oder im unteren Rücken auf. Zu Beginn der Menstruation nehmen die Schmerzen dann allmählich zu oder setzen bei einigen Frauen auch abrupt ein. Die Beschwerden halten einige Stunden bis drei Tage an. Sind die Schmerzen heftig, kann es auch zu Blässe, Ausbruch von klarem Schweiß, kalten Händen und Füßen sowie Übelkeit bis zum Erbrechen kommen.

Vorbeugung

Regelmäßiges Leben. Während der Menstruation anstrengende Sportarten und Überarbeitung vermeiden. Verboten ist baden in kaltem Wasser und Essen von rohen und kalten Nahrungsmitteln. Psychische Faktoren wie Angst und depressive Verstimmungen möglichst beseitigen.

Schwerpunktmäßig zu behandelnde Reflexzonen

Unterbauch, Uterus, Ovarien.
Unterstützende Reflexzonen: Solarplexus, Lendenwirbelsäule, Nebenschilddrüse.
Geeignete Akupunkturpunkte am Fuß und Unterschenkel: Le 3 *taichong* (Großer Durchgang), Mi 6 *sanyinjiao* (Verbindung der drei Yin), Mi 8 *diji* (Mechanismus der Erde), Mi 9 *yinlingquan* (Quelle auf der Schattenseite des Hügels).

Enuresis

Bei der Enuresis kann der Betroffene die Harnausscheidung nur eingeschränkt kontrollieren. Es kommt nachts zu Bettnässen.

Hauptsächliche klinische Manifestationen

Ab dem fünften Lebensjahr gelangt das Großhirn allmählich zur vollen Ausreifung; kommt es danach noch zu Bettnässen, gilt dies als behandlungsbedürftig. Von Enuresis bei Erwachsenen spricht man, wenn die nächtliche Harnausscheidung auch jenseits des 15ten Lebensjahres noch nicht kontrolliert werden kann, keine organischen Erkrankungen des Urogenitalsystems vorliegen und mindestens einmal pro Monat ins Bett uriniert wird.

Vorbeugung

Einen regelmäßigen Tagesablauf einrichten und Überanstrengungen vermeiden. Vor dem Schlafen nicht zu viel Flüssigkeit aufnehmen. Das Selbstvertrauen in die Fähigkeit stärken, das Bettnässen überwinden zu können. Schimpfen und Schlagen des Kindes auf jeden Fall vermeiden, da durch eine mentale und psychische Schädigung das Leiden chronisch werden kann.

Schwerpunktmäßig zu behandelnde Reflexzonen

Stirnhöhle, Hypophyse, Großhirn, Solarplexus, Niere, Harnleiter, Blase, Harnröhre (Vagina bzw. Penis), Brustwirbelsäule, Lendenwirbelsäule, Kreuzbein.
Unterstützende Reflexzonen: Großhirn, Kleinhirn, Lendenwirbelsäule.
Geeignete Akupunkturpunkte am Fuß und Unterschenkel: Ni 3 *taixi* (Mächtiger Gebirgsbach), Mi 6 *sanyinjiao* (Verbindung der drei Yin), Ni 1 *yongquan* (Emporsprudelnde Quelle).

Erkältung

→ Kapitel 6.2
Erkältungen werden im chinesischen Volksmund auch als „Schädigung durch Wind" bezeichnet. Sie wird in den meisten Fällen durch eine virale Infektion verursacht.

Hauptsächliche klinische Manifestationen

Die Erkrankung beginnt relativ plötzlich. Am Anfang empfindet man Halstrockenheit oder Brennen im Hals; evtl. Niesen, verstopfte Nase, laufende Nase, Halsschmerzen, leichter Husten. Im Allgemeinen kommt es nicht zu Fieber oder generalisierten Beschwerden, maximal zu subfebrilen Temperaturen und einer allgemeinen Unpässlichkeit, Kopfschmerzen usw. Wenn es zu keiner Superinfektion durch Bakterien bzw. andere Mikroorganismen oder zu anderen Komplikationen kommt, heilt diese Erkrankung innerhalb von fünf bis sieben Tagen aus.

Vorbeugung

Regelmäßig Sport treiben und sich Abhärten, Unterkühlung und Überarbeitung vermeiden.

Schwerpunktmäßig zu behandelnde Reflexzonen

Nase, Tonsillen, Lunge, Bronchien, Nebenniere, Milz, Brustlymphknoten, Bauchlymphknoten, Beckenlymphknoten.
Geeignete Akupunkturpunkte am Fuß und Unterschenkel: Ni 1 *yongquan* (Emporsprudelnde Quelle), Gb 44 *zuqiaoyin* (Pforten-Yin am Fuß), Ni 2 *rangu* (Brennendes Tal), Ni 3 *taixi* (Mächtiger Gebirgsbach).

Fazialisparese

Diese Erkrankung wird auch als Bell-Lähmung bezeichnet. Dabei handelt es sich um eine einseitige periphere Lähmung des Gesichtsnerven (Nervus facialis) unbekannter Genese. Es wird angenommen, dass diese idiopathische Gesichtsnervenlähmung aufgrund einer Mangeldurchblutung und Flüssigkeitsansammlung bei Reizungen im Verlauf des Nervs entsteht. Es wird vermutet, dass diese Reizungen viral oder durch Unterkühlung bedingt sind.

Hauptsächliche klinische Manifestationen

Die Erkrankung beginnt relativ plötzlich. Innerhalb von wenigen Stunden oder ein bis zwei Tagen ist ihr Maximum erreicht. In der betroffenen Gesichtshälfte hängt der Mundwinkel leicht herab, die Nasen-Lippenspalte ist verstrichen, das Auge kann nicht geschlossen werden. Beim Versuch, es zu schließen, wendet der Erkrankte den Augapfel nach oben. Diese Bewegung wird als das Bell-Phänomen bezeichnet. Stirnrunzeln und Naserümpfen ist nur noch schwer möglich. Backenaufblasen und Pfeifen sind für den Betroffenen fast unmöglich. Nach ein bis zwei Wochen beginnt die Rückbildung der Lähmungserscheinungen. Wenn es innerhalb von sechs Monaten zu keiner Spontanheilung kommt, sind die Chancen für eine vollständige Rückbildung der Lähmung gering.

Schwerpunktmäßig zu behandelnde Reflexzonen

Trigeminus, Großhirn, Kleinhirn, Hirnstamm, Oberkiefer, Unterkiefer.

Fehlsichtigkeit (Myopie, Hyperopie, Astigmatismus)

Von Fehlsichtigkeit spricht man, wenn die durch die Linse einfallenden parallelen Lichtstrahlen nicht genau auf dem Brennpunkt der Netzhaut zusammentreffen, sondern davor oder dahinter. Dadurch wird entweder in der Nähe oder in der Ferne unscharf gesehen. Wenn die Brechkraft des Augapfels im Missverhältnis zu seiner Länge steht, liegt der Brennpunkt vor oder hinter der Netzhaut.

- Ist der Augapfel zu lang, so vereinigen sich parallel einfallende Lichtstrahlen nicht mehr auf der Netzhaut, sondern bereits davor. Das hat zur Folge, dass ferne Gegenstände unscharf gesehen werden. Der betroffene Mensch leidet unter Kurzsichtigkeit (Myopie).
- Bei Weitsichtigkeit (Hyperopie) ist häufig der Augapfel infolge einer angeborenen Anomalie zu kurz. Gegenstände in der Nähe können nicht scharf

gesehen werden, da sich die parallel einfallenden Lichtstrahlen erst hinter der Netzhaut vereinigen.

- Eine weitere Art der Fehlsichtigkeit ist der Astigmatismus, die so genannte Zerr- oder Stabsichtigkeit. Dabei kommt es durch eine Hornhautverkrümmung zu einer Streuung des einfallenden Lichts. Ein Punkt wird also nicht nur einmal sondern mehrmals auf der Netzhaut abgebildet. Dadurch erscheint das Gesamtbild verzerrt.

Hauptsächliche klinische Manifestationen

Unterschiedlich ausgeprägte Sehschwäche und verschwommene Sicht sind die typischen Manifestationen. Bei langer, angestrengter Benutzung der Augen kann es eher als bei Normalsichtigen zu Augendruck, Augenschmerzen, Kopfschmerzen, Tränenfluss, Übelkeit, Erbrechen oder zu Erschöpfungsgefühlen kommen.

Vorbeugung

Nicht für zu lange Zeit ununterbrochen die extreme Nahsicht beanspruchen. Geeignete Lesehaltung einnehmen. Lichtquellen sollen weder zu schwach noch zu grell sein.
Arbeit und Freizeit sollen in einem gesunden Verhältnis zueinander stehen. Weder zu viel noch zu wenig essen, vorzugsweise fettarme Nahrungsmittel. Alkohol meiden.

Schwerpunktmäßig zu behandelnde Reflexzonen

Auge, Stirnhöhle an den Zehen, Hypophyse, Leber, Dünndarm, Aufsteigender Dickdarm, Querliegender Dickdarm, Absteigender Dickdarm, Sigmaschleife.
Unterstützende Reflexzonen: Nebenniere, Kopfregion.
Geeignete Akupunkturpunkte am Fuß und Unterschenkel: Gb 37 *guangming* (Glanz und Licht), Gb 38 *yangfu* (Yang-Unterstützung).

Halsentzündung (Pharyngitis, Laryngitis)

Zu einer chronischen Halsentzündung kommt es entweder infolge einer verschleppten Erkältung oder durch Überbeanspruchung des Stimmapparates. Letzteres betrifft vor allem Berufsgruppen, die viel reden müssen, z. B. Lehrer, Vertreter, Redner etc. Inhalierte Reizstoffe wie Staub oder Rauch können ebenso eine Halsentzündung auslösen bzw. verstärken. Auch ist nach Alkohol- und Tabakgenuss oft eine Verschlimmerung der Beschwerden zu beobachten. Weiterhin können allergische Reaktionen oder eine chronische Sinusitis, bei der entzündlicher Schleim ständig in den Rachen tropft, eine chronische Halsentzündung bedingen.

Hauptsächliche klinische Manifestationen

Die Betroffenen leiden unter Halskratzen, Halstrockenheit, Heiserkeit oder Fremdkörpergefühl im Hals; nur selten treten stärkere Halsschmerzen auf. Die Patienten räuspern sich gewohnheitsmäßig, wobei entweder gar kein oder nur sehr wenig Sputum hervorgebracht wird. Morgens nach dem Aufstehen husten die Patienten oft etwas zähen Schleim ab, was gelegentlich auch Übelkeit verursacht. Da Krebserkrankungen im Bereich von Rachen und Speiseröhre anfangs mit sehr ähnlichen Symptomen einhergehen, ist eine gründliche ärztliche Untersuchung zum Ausschluss einer Krebserkrankung anzuraten.

Vorbeugung

Während der Behandlungszeit sollte der Patient auf reizende Nahrungs- und Genussmittel verzichten, insbesondere auf Alkohol, aufs Rauchen sowie auf frittierte, scharf angebratene oder scharfe Nahrungsmittel.

Schwerpunktmäßig zu behandelnde Reflexzonen

Rachen und Kehlkopf (Hals), Lunge, Luftröhre, Bronchien, Tonsillen, Beckenlymphknoten, Bauchlymphknoten, Brustlymphknoten, Brustkorb, Milz, Nebenniere.

Unterstützende Reflexzonen: Nase, Schilddrüse.

Geeignete Akupunkturpunke am Fuß und Unterschenkel: Ni 5 *shuiquan* (Wasserquelle), Ni 3 *taixi* (Mächtiger Gebirgsbach), Ma 42 *chongyang* (Durchströmendes Yang), Ma 40 *fenglong* (Üppige Fülle).

Zusätzliche Behandlungsmöglichkeit: Den Aufguss des chinesischen Arzneimittels Sterculiae lychnophorae Semen *(Pang da hai)* über den Tag verteilt anstelle von Tee oder Wasser trinken. Dieses Mittel wird in der Chinesischen Medizin mit gutem Effekt bei Heiserkeit im Rahmen von Hitze-Mustern verwendet. Außerdem wirkt es gegen Obstipation. Es kann sowohl therapeutisch bei Halsschmerzen und Heiserkeit oder auch prophylaktisch bei langen Reden eingenommen werden. Dosierung: 3 – 5 Samen in einen größeren Krug geben, mit kochendem Wasser aufgießen und ziehen zu lassen.

Hämorrhoiden

Hämorrhoiden sind Erweiterungen des venösen Schwellkörpers oberhalb der Schließmuskeln im After. Man nimmt an, dass eine angeborene Bindegewebsschwäche die Grundlage dieser Erkrankung bildet. Verschiedene sekundäre Faktoren wie ständige Verstopfung, starkes Pressen beim Stuhlgang, eine vorwiegend sitzende Tätigkeit, Übergewicht oder Schwangerschaft das eigentliche können das Leiden auslösen.

Hauptsächliche klinische Manifestationen

Im Anfangsstadium treten meist keine nennenswerten Beschwerden auf. Das erste Symptom ist häufig Blut im Stuhl bzw. am Toilettenpapier beim Abwischen. Juckreiz, Stechen oder Brennen sowie feuchte oder schleimige Ausscheidungen können auf Hämorrhoiden hinweisen. In fortgeschrittenen Stadien wölben sich die Hämorrhoiden in den Analkanal vor und treten mitunter während des Stuhlgangs bei stärkerem Pressen aus. Dabei kann es zu sehr schmerzhaften Einklemmungen kommen.

Vorbeugung

Scharfe oder reizende Nahrungs- und Genussmittel meiden. Ballaststoffreiche Kost ist empfehlenswert, da sie für problemlosen Stuhlgang sorgt.

Schwerpunktmäßig zu behandelnde Reflexzonen

Anus, absteigender Dickdarm, Sigmaschleife, Beckenlymphknoten.
Unterstützende Reflexzonen: Nebenniere, Leber, Magen, Milz, Nebenschilddrüse.
Geeignete Akupunkturpunkte am Fuß und Unterschenkel: Mi 10 *xuehai* (Meer des Blutes), Mi 6 *sanyinjiao* (Verbindung der drei Yin), Mi 3 *taibai* (Überragendes Weiß), Ni 4 *dazhong* (Große Glocke).

Harnwegsinfektion

Harnwegsinfektionen werden durch das Eindringen pathogener Mikroorganismen verursacht. Untere Harnwegsinfektionen umfassen die Entzündung der Harnröhre (Urethritis) und die Entzündung der Blase (Zystitis). Die Nierenbeckenentzündung (Pyelonephritis) bezeichnet man als obere Harnwegsinfektion. Untere Harnwegsinfektionen können unabhängig von einer oberen Harnwegsinfektion bestehen, doch tritt eine Pyelonephritis im Allgemeinen zusammen mit einer unteren Harnwegsinfektion auf. Diese Erkrankung tritt bei Frauen häufiger auf als bei Männern.

Hauptsächliche klinische Manifestationen

Bei unteren Harnwegsinfektionen ist die Miktionsfrequenz erhöht. Die normale Miktionsfrequenz bei Erwachsenen liegt am Tage bei 4 – 5 und nachts bei 0 – 2 Miktionen. Außerdem besteht ein gesteigerter Harndrang und schmerzhaftes Wasserlassen (Dysurie). In akuten Fällen sind diese Beschwerden besonders markant. Oft kommt es dabei auch zu Schmerzen in der Mitte des Unterbauchs und zu Hämaturie. Fieber tritt hierbei nicht auf.
Bei oberen Harnwegsinfektionen kommt es meist zu Lendenschmerzen oder zumindest zu einem Unbehagen in den Lenden. Außerdem treten auch die für untere Harnwegsinfektionen beschriebenen Symptome auf. In der akuten Phase kommt es zu Fieber, allgemeinem Unwohlsein, Kopfschmerzen, Kraftlosigkeit, Abgeschlagenheit und Verminderung des Appetits.

Vorbeugung

Insbesondere Frauen sollten auf gründliche Intimhygiene achten.

Schwerpunktmäßig zu behandelnde Reflexzonen

Niere, Harnleiter, Blase, Harnröhre (Vagina bzw. Penis), Milz, Brustlymphknoten, Bauchlymphknoten, Beckenlymphknoten.

Herpes zoster

Die Gürtelrose, Herpes zoster, ist ein vom Varicella-Zoster-Virus hervorgerufener schmerzhafter Hautausschlag, der meist plötzlich in Erscheinung tritt. Sie äußert sich in Form kleiner Bläschen auf geröteter Haut und tritt einseitig (auf einer Körperseite), im Versorgungsbereich des betroffenen Nervenstrangs auf. Schmerzen und Empfindungsstörungen begleiten diese Erkrankung.

Hauptsächliche klinische Manifestationen

Vor dem eigentlichen Ausbruch des Hautausschlags leiden viele Patienten an allgemeiner Abgeschlagenheit, erhöhter Temperatur, Appetitlosigkeit und ähnlichen generalisierten Beschwerden. In der betroffenen Region kommt es in über 92% der Fälle vor dem Ausbruch des Ausschlags zu Nervenschmerzen. Nach 1 – 4 Tagen kommt es zur Bildung von unregelmäßigen roten Flecken. Im Weiteren entsteht ein papulöser Ausschlag von nicht konfluierenden Papeln in der Größe von Hirsekörnern oder etwas größer. Diese Papeln wandeln sich rasch in dicht stehende, in Gruppen angeordnete Bläschen, die im Versorgungsgebiet des betroffenen Nervenstrangs liegen und dabei eine Band- oder Gürtelform bilden. Meist tritt dieser Ausschlag nur einseitig auf und überschreitet nicht die Körpermittellinie. Häufig tritt die Gürtelrose im Bereich des Brustkorbes auf, doch sie kann auch im Lendenbereich, im Bauchbereich oder im Gesicht, im Versorgungsgebiet des Trigeminusnerven vorkommen. Nervenschmerz ist ein Hauptsymptom dieser Erkrankung. Oft ist der Schmerz sehr heftig, geradezu unerträglich, so dass die Patienten vor Schmerzen nicht schlafen können. Mitunter bleibt der Nervenschmerz noch Monate nach dem Abklingen des Hautausschlags zurück. Die akute Phase der Erkrankung dauert im Allgemeinen 2 – 3 Wochen.

Schwerpunktmäßig zu behandelnde Reflexzonen
Kleinhirn, Innenseite der Rippen, Außenseite der Rippen, Brustkorb, Milz, Brustlymphknoten, Bauchlymphknoten, Beckenlymphknoten.

Herzklopfen

Herzklopfen kann als Symptom verschiedener innerer Erkrankungen auftreten. Selbstverständlich muss vor der Behandlung mittels Fußmassage abgeklärt werden, ob diesem Symptom organische Erkrankungen zugrunde liegen. Oft ist Herzklopfen allerdings rein funktioneller Natur und die Fußmassage vermag hier sehr gut Linderung zu verschaffen.

Hauptsächliche klinische Manifestationen
Die Betroffenen spüren ihr Herz kräftiger und meist auch schneller schlagen als normalerweise. Manche Patienten haben auch das Gefühl, dass ihr Herz sehr mühsam und stockend schlägt. Herzklopfen geht oft mit Unruhe, Nervosität oder Angst einher. Bei der Untersuchung wird meist eine beschleunigte oder auch eine verminderte Herzfrequenz festgestellt. Manche Patienten weisen Arrhythmien auf. In vielen Fällen lässt sich allerdings kein objektiver Befund erheben.

Schwerpunktmäßig zu behandelnde Reflexzonen
Herz, Lunge, Bronchien.
Unterstützende Reflexzonen: Nebenschilddrüse, Magen, Solarplexus.
Geeignete Akupunkturpunke am Fuß: Mi 4 *gongsun* (Gingko-Punkt), Le 2 *xingjian* (Zwischenraum des Gehens), Ni 1 *yongquan* (Emporsprudelnde Quelle).
Anmerkung: Herzklopfen kann ein Frühsymptom der koronaren Herzkrankheit (KHK) sein. Bei dieser und anderen organischen Herzkrankheiten ist die Reflexzone des Herzens oft besonders schmerzhaft. In diesen Fällen sollte

nur mit geringem Druck massiert werden und dabei den Patienten stets gut beobachten. Schweißausbrüche oder ein Erblassen des Gesichts weisen auf eine zu starke Stimulation hin.

Hirninfarkt

Mit Hirninfarkt ist hier ein ischämischer (wörtlich: durch Blutleere bedingter) Hirninfarkt gemeint. Er stellt eine Form des Schlaganfalls dar und umfasst mehrere Arten von Grundkrankheiten. Der ischämische Apoplex ist die häufigste Form des Schlaganfalls. Dabei wird die Blutversorgung im Gehirn durch ein Blutgerinnsel (Thrombus) unterbrochen. Das Blutgerinnsel verengt entweder das Gefäß so weit, dass nicht mehr genügend Blut hindurchfließen kann, oder es führt zu einem vollständigen Verschluss der Arterie. Ein thrombotischer Verschluss ist häufiger als ein embolischer Verschluss. In dem unterversorgten Gebiet stirbt das Hirngewebe aufgrund von Sauerstoff- und Nährstoffmangel schließlich ab. Zu Hirninfarkten kommt es vor allem bei Patienten über 50 oder 60 Jahren, bei denen die Gefäße arteriosklerotisch verändert sind. Häufig sind Hirninfarkte auch mit Hypertonie, koronarer Herzkrankheit oder Diabetes mellitus vergesellschaftet.

Hauptsächliche klinische Manifestationen

Der Hirninfarkt ereignet sich relativ plötzlich, er setzt meistens im Schlaf oder beim Ausruhen ein. Bei den meisten Patienten kommt es innerhalb von ein bis drei Tagen zur vollständigen Ausprägung des Krankheitsbildes. Das Bewusstsein ist dabei im Allgemeinen nicht getrübt.
Im Gegensatz dazu ist bei der schlagartig beginnenden und rapide verlaufenden Forme des Hirninfarkts das Vollbild innerhalb von sechs Stunden ausbildet. Diese Form bezeichnet man als fulminanten Verlauf. Dabei kann es zu komatösen Zuständen kommen.
Zudem gibt es auch Formen, bei denen die Symptomatik noch bis zu zwei Wochen nach dem Hirninfarkt allmählich fortschreitet.
Die klinischen Manifestationen des Hirninfarkts sind vielgestaltig. Sie variieren je nachdem, welches Blutgefäß verschlossen ist. Im Bereich der Arterien des Großhirns ereignen sich besonders häufig Infarkte. Dies kann zu einer Lähmung und auch zu Sensibilitätsstörungen der gegenüberliegenden Körperhälfte führen. Wenn die dominante Großhirnhemisphäre betroffen ist, kann es auch zur Aphasie kommen.

Vorbeugung

Hier gelten die gleichen prophylaktischen Grundsätze wie bei der Hypertonie und der Arteriosklerose. Fett- und zuckerarm ernähren. Blutdruck, Blutfette und Blutzucker sind im Normbereich zu halten.

Schwerpunktmäßig zu behandelnde Reflexzonen

Stirnhöhle, Kleinhirn, Hirnstamm, Großhirn, Hypophyse, Nebenniere, Geschlechtsdrüsen.

Je nach affiziertem Gebiet werden weitere Reflexzonen hinzugefügt:

- Bei Gesichtslähmung plus Trigeminus, Oberkiefer, Unterkiefer.
- Bei Lähmung der oberen Extremität plus Schulter, Ellenbogen und Schulterblatt.
- Bei Lähmung der unteren Extremität plus Knie und Hüftgelenk.

HWS-Syndrom

Das Halswirbelsäulensyndrom (HWS-Syndrom) betrifft vor allem Patienten im Alter über 50 Jahre. Ab diesem Alter weisen die Wirbelkörper, die Bandscheiben, die Zwischenwirbelgelenke, die Blutgefäße und das umliegende Gewebe im Halsbereich häufig degenerative Veränderungen auf, was zu Instabilität, Druck und Reizung des Rückenmarks, der Blutgefäße und der Nerven in dieser Region führt. Diese Verschleißerscheinungen an der Halswirbelsäule können einen Symptomenkomplex bedingen, den man als HWS-Syndrom bezeichnet. Viele Menschen weisen derartige Veränderungen auf, ohne klinisch relevante Beschwerden zu entwickeln. Nur beim Vorliegen der typischen Beschwerden redet man vom HWS-Syndrom.

Hauptsächliche klinische Manifestationen

In den meisten Fällen setzen die Beschwerden allmählich ein. Diese bestehen auch nicht ununterbrochen, sondern treten wiederholt auf. Die typischen Symptome sind: Schmerzen oder Parästhesien im Hinterkopf, Nacken, Hals und in den Armen. Oft kommt es bei Bewegungen des Halses oder nachts zur Verschlimmerung. Wenn es zu einer Einengung der Halsschlagader und damit zu einer Unterversorgung mit Blut kommt, können bei Bewegungen des Halses Schwindelanfälle auftreten.

Schwerpunktmäßig zu behandelnde Reflexzonen

Halswirbelsäule, Hals und Nacken, Kleinhirn, Hirnstamm, Nebenschilddrüse, Trapezius.

Unterstützende Reflexzonen: Brustwirbelsäule, Ellenbogen.
Geeignete Akupunkturpunkte am Fuß und Unterschenkel: Gb 34 *yanglingquan* (Quelle auf der Sonnenseite des Hügels), Gb 39 *xuanzhong* (Hängende Glocke), Ni 1 *yongquan* (Emporsprudelnde Quelle).

Hypertonie

→ Kapitel 6.2
Der Bluthochdruck ist eine der häufigsten Herz-Kreislauf-Erkrankungen. Er ist Hauptrisikofaktor für Gehirn- und Herzinfarkte.

Diagnose der Hypertonie

- Als normal gelten diastolische Werte unter 90 mmHg und systolische Werte unter 140 mmHg.
- Die Diagnose Hypertonie wird beim Erwachsenen gestellt, wenn der systolische Wert über 140 mmHg liegt und der diastolische Wert über 95 mmHg.
- Als grenzwertige Hypertonie gelten Werte zwischen diesen beiden oben beschriebenen Grenzen.

Hypertonie ist eine Sammelbezeichnung für verschiedene Bluthochdruckarten. Bluthochdruck ohne bekannte Ursache bezeichnet man als primäre Hypertonie. Sie macht etwa 90% aller Bluthochdruckerkrankungen aus und wird hier diskutiert. Sekundäre Hypertonie bzw. symptomatische Hypertonie ist dagegen selten. Der Bluthochdruck stellt nur eine Manifestation einer anderen Grunderkrankung dar.

Hauptsächliche klinische Manifestationen

Im Allgemeinen bereitet der Bluthochdruck keine subjektiven Beschwerden; er wird oft bei einer Routineuntersuchung zufällig festgestellt. Mitunter kann es zu einem Erschöpfungsgefühl, zu aufbrausendem Temperament, Schwindel, Herzklopfen, Tinnitus, verschwommener Sicht, oder zu Schlafstörungen kommen. Die Schwere der Beschwerden ist nicht unbedingt Ausdruck der Höhe des Blutdrucks.

Vorbeugung

Starke psychische Reize sowie Anspannung oder Aufregung vermeiden. Salz-, Nikotin- und Alkoholkonsum einschränken. Übergewicht abbauen.

Schwerpunktmäßig zu behandelnde Reflexzonen
Niere, Harnleiter, Blase, Stirnhöhle, Kleinhirn, Hals und Nacken, Großhirn, Labyrinth (Innenohr), Herz, Dünndarm.
Geeignete Akupunkturpunkte am Fuß und Unterschenkel: Ni 1 *yongquan* (Emporsprudelnde Quelle), Ni 3 *taixi* (Mächtiger Gebirgsbach), Gb 31 *fengshi* (Windmarkt), Le 3 *taichong* (Großer Durchgang), Ma 36 *zusanli* (Drei Dörfer am Bein).

Hypotonie

Eine Hypotonie liegt bei Frauen vor, wenn der Blutdruck unter 100/60 mmHg und bei Männern unter 110/70 mmHg liegt. Doch dies ist zunächst nur ein Messwert. Ob die Messwerte auch Krankheitswert besitzen, hängt davon ab, ob die Betroffenen subjektive Beschwerden haben.

Hauptsächliche klinische Manifestationen
Während manche Betroffenen nicht unter dem zu niedrigen Blutdruck leiden, haben andere Patienten Beschwerden wie Schwindel, Benommenheit, Kraftlosigkeit, Herzklopfen, Kurzatmigkeit, Konzentrationsstörungen oder Müdigkeit.

Vorbeugung
Sportliche Betätigung wirkt sich meist sehr vorteilhaft auf zu niedrigen Blutdruck aus.

Schwerpunktmäßig zu behandelnde Reflexzonen
Kopfbereich (große Zehe), Herz, Lunge, Schilddrüse, Nebenschilddrüse, Nebenniere, Geschlechtsdrüsen, Hypophyse, Innenohr.
Unterstützende Reflexzonen: Halswirbelsäule, Brustwirbelsäule, Lendenwirbelsäule, Kreuzbein, Magen, Solarplexus.
Geeignete Akupunkturpunke am Fuß und Unterschenkel: Ma 36 *zusanli* (Drei Dörfer am Bein), Mi 6 *sanyinjiao* (Verbindung der drei Yin), Ni 1 *yongquan* (Emporsprudelnde Quelle).

Impotenz (Erektile Dysfunktion)

Die Krankheitsbegriffe Impotenz und erektile Dysfunktion umfassen verschiedenartige sexuelle Funktionsstörungen des Mannes. Dabei haben die Betroffenen Schwierigkeiten, eine für einen befriedigenden Geschlechtsverkehr ausreichende Gliedversteifung (Erektion) zu bekommen. Manche Männer erzielen keine Erektion mehr; andere bekommen zwar eine Erektion, doch ist der Penis nicht hart genug; bei anderen hält die Erektion nicht lang genug an, wieder andere ejakulieren zu früh. Allen Fällen ist gemeinsam, dass sie kein befriedigendes Sexualleben mehr haben, was für die Betroffenen eine erhebliche psychische Belastung darstellt.

Schwerpunktmäßig zu behandelnde Reflexzonen
Nebenniere, Niere, Hypophyse, Schilddrüse, Geschlechtsdrüsen (Hoden), Harnröhre (Penis), Prostata; bei vorzeitigem Samenerguss (Ejaculatio praecox) zusätzlich Nebenschilddrüse.
Unterstützende Reflexzonen: Unterbauch, Solarplexus, Geschlechtsdrüsen auf der Fußaußenseite, Lendenwirbelsäule, Kreuzbein.
Geeignete Akupunkturpunkte am Fuß und Unterschenkel: Ma 36 *zusanli* (Drei Dörfer am Bein), Mi 9 *yinlingquan* (Quelle auf der Schattenseite des Hügels), Mi 6 *sanyinjiao* (Verbindung der drei Yin), Le 5 *ligou* (Holzwurmkanal).
Anmerkung: Während des Behandlungszyklus, der im Allgemeinen 10 Massagesitzungen umfasst, sollte der Patient keinen Geschlechtsverkehr haben.

Lumbago

Zu Lumbago kommt es aufgrund von Zerrungen des Weichteilgewebes der Lendenwirbelsäule. Die Zerrungen erstrecken sich nicht nur auf die paravertebrale Muskulatur, sondern betreffen auch Bänder, Gelenkkapseln, Sehnen und Faszien in diesem Bereich. Manche Patienten weisen Verletzungen im Lendenwirbelbereich in ihrer Krankengeschichte auf, andere haben in ihrem Leben wiederholt schwere Lasten getragen.

Hauptsächliche klinische Manifestationen
Die Hauptbeschwerden sind Schmerzen, die mit körperlicher Belastung zunehmen und in Ruhe nachlassen. Im Allgemeinen sind die Beschwerden vormittags weniger ausgeprägt und nachmittags bzw. abends stärker. Es kann auch zeitweilig immer wieder zu stärkeren Beschwerden kommen. Typischerweise findet man im Lendenwirbelbereich schmerzhafte Punkte und subjektiv kann der Patient eine lokale Verdickung und Verhärtung des Gewebes spüren. Werden die schmerzhaften Punkte palpiert, können in der Tiefe Knoten oder strangartige Formationen ausgemacht werden. Kräftiges drücken auf die empfindlichen Stellen kann eine Verstärkung und ein Ausstrahlen des Schmerzes auslösen. Die Beweglichkeit ist meist eingeschränkt.

Vorbeugung
Fehlhaltungen bei der Arbeit korrigieren, insbesondere andauernde bückende Bewegungen vermeiden. Regelmäßig Sport treiben.

Schwerpunktmäßig zu behandelnde Reflexzonen
Lendenwirbelsäule, Kreuzbein, Nebenschilddrüse, Inneres Hüftgelenk, Äußeres Hüftgelenk.
Unterstützende Reflexzonen: Brustwirbelsäule, Magen, alle Darmabschnitte, Leber, Gallenblase.
Geeignete Akupunkturpunkte am Fuß, Bein und Gesäß: Gb 30 *huantiao* (Ring-Springen), Bl 40 *weizhong* (Mitte des Staugewässers), Bl 57 *chengshan* (Den Berg schultern).

Menière-Krankheit

Diese Krankheit geht vom Innenohr aus, wo es zu einer vermehrten Wasseransammlung (Hydrops) im Inneren des Innenohres und des Gleichgewichtsorgans kommt. Die Krankheit tritt gehäuft bei Jugendlichen und Erwachsene im mittleren Lebensalter auf. Zu 90% ist nur ein Ohr betroffen.

Hauptsächliche klinische Manifestationen
Plötzliche Drehschwindelanfälle, die oft mit Übelkeit, Erbrechen, Blässe, kaltem Schweiß einhergehen. Beim Öffnen der Augen oder Drehen des Kopfes verstärken sich die Beschwerden. Wenn der Patient mit geschlossenen Augen liegt, erfährt er eine leichte Besserung. Vor der Attacke vernehmen die meisten Patienten Ohrgeräusche (Tinnitus); während der Attacke verspüren sie oft ein Druck- und Schweregefühl im Kopf oder Ohr.

Schwerpunktmäßig zu behandelnde Reflexzonen
Labyrinth (Innenohr), Kleinhirn, Hirnstamm, Halswirbelsäule.
Geeignete Akupunkturpunkte am Fuß und Unterschenkel: Gb 42 *diwuhui* (Der fünfte Versammlungspunkt der Erde), Gb 43 *xiaxi* (Ritterlicher Bach), Ma 41 *jiexi* (Befreiter Bach), Ma 40 *fenglong* (Üppige Fülle), Ma 36 *zusanli* (Drei Dörfer am Bein), Le 2 *xingjian* (Zwischenraum des Gehens), Le 3 *taichong* (Großer Durchgang), Ni 1 *yongquan* (Emporsprudelnde Quelle), Bl 60 *kunlun* (Kunlun-Gebirge), Bl 62 *shenmai* (Das gestreckte Gefäß), Bl 65 *shugu* (Eingeschnürter Knochen), Bl 66 *zutonggu* (Passierbares Tal am Fuß).

Menopausensyndrom

Während des Klimakteriums kommt es zuerst zu einer Rückbildung der Ovarialfunktion, erst danach zu einer Funktionseinschränkung von Hypothalamus und Hypophyse. Dies ist ein physiologischer Prozess, den jede Frau in ihrem Leben durchmacht. In dieser Phase kann der Menstruationszyklus durcheinander geraten. Im Zuge der Rückbildung der Ovarialfunktion kann es bei manchen Frauen zu funktionellen klimakterischen Uterusblutungen kommen. Wenn dann die Produktion von weiblichen Geschlechtshormonen ein Mindestmaß unterschreitet, so dass der hormonelle Reiz zum Abbluten des Endometriums ausbleibt, kommt es zu keiner Blutung mehr. Dies wird als Menopause bezeichnet. Einige Frauen leiden in dieser Phase an einer Reihe von Beschwerden, die durch den Mangel an Östrogen bedingt sind. Dazu gehören vor allem Symptome einer Dysbalance des autonomen Nervensystems. Die Gesamtheit dieser Symptome werden als Menopausensyndrom bezeichnet.

Hauptsächliche klinische Manifestationen

- Unregelmäßige Menstruation: erhöhte Blutungsmenge bei der Menstruation (Hypermenorrhö), gehäufte Menstruationsblutungen (Polymenorrhö), andauernde Schmierblutungen; Blutungsmenge verringert (Hypomenorrhö) oder Ausbleiben der Menstruation (Amenorrhö).
- Herz- und Kreislaufbeschwerden: Herzklopfen, Beklemmungsgefühl in der Brust, erhöhter Bluttdruck, Kopfschmerzen, Schwindel, Tinnitus.
- Nervale, mentale und psychische Symptome: Hitzewallungen, Schweißausbrüche, anhaltendes profuses Schwitzen, heiße Handflächen und Fußsohlen; Juckreiz, Taubheitsgefühle, Kälteempfindungen, Schmerzen, Gefühl von Ameisenlaufen; Verminderung des Gedächtnisses, Schlaflosigkeit, traumgestörter Schlaf, Nervosität, Reizbarkeit, Grübeln, Niedergeschlagenheit etc.
- Stoffwechselbeeinträchtigung: Fettanlagerung am Bauch, Hals und am Gesäß, was zu lokal begrenzter oder generalisierter Fettleibigkeit führen kann.
- Verringerung der Knochendichte, Osteoporose. Gelenkschmerzen, Rücken- und Lendenschmerzen, Schmerzen der Beine, Schulterschmerzen etc.
- Sonstige Symptome: Dysurie, Harninkontinenz, Pollakisurie, Appetitlosigkeit, Verdauungsstörungen, Durchfall, Blähungen, Schluckauf, Erschöpfungsgefühl, Ödeme.

Vorbeugung

Psychische Belastungen meiden und eine positive Grundhaltung anstreben. Gemäßigte sportliche Aktivität ist geeignet, da sie die Blutzirkulation fördert.

Besonders geeignet sind *Taijichuan*, Gesellschaftstanz, Spazieren und Jogging. Auf genügend Ruhe und ausreichend Schlaf achten.
Anmerkung: Auch Männer kommen in die Wechseljahre, obgleich die Symptome bei Männern oft milder ausgeprägt sind. Männer profitieren in dieser Phase ebenso von der Behandlung mit Fußreflexzonenmassage. Hierzu werden die gleichen Reflexzonen wie bei den Frauen ausgewählt.

Schwerpunktmäßig zu behandelnde Reflexzonen
Hypophyse, Hals und Nacken, Nebenniere, Niere, Großhirn, Nebenschilddrüse, Milz, Leber, Geschlechtsdrüsen (Ovarien bzw. Hoden), Uterus.
Unterstützende Reflexzonen: Kopfregion, Solarplexus, Lendenwirbelsäule.
Geeignete Akupunkturpunkte am Fuß und Unterschenkel: Mi 4 *gongsun* (Gingko-Punkt), Le 3 *taichong* (Großer Durchgang), Ni 3 *taixi* (Mächtiger Gebirgsbach), Mi 6 *sanyinjiao* (Verbindung der drei Yin), Ma 36 *zusanli* (Drei Dörfer am Bein).

Migräne

Die Migräne ist eine häufig anzutreffende, anfallsartig auftretende Kopfschmerzerkrankung, die auf neurovaskulären Störungen beruht. Sie tritt wiederholt entweder auf nur einer Seite des Kopfes oder auf beiden Seiten auf.

Hauptsächliche klinische Manifestationen
Vor einer Migräneattacke empfinden manche Patienten bereits Unwohlsein im Kopf, haben das starke Bedürfnis zu schlafen, sind unruhig und gereizt oder leiden vorübergehend an verschwommener Sicht, sehen Blitze oder schwarze Punkte. Nachdem diese Vorboten abgeklungen sind, stellt sich sehr schnell der charakteristische Schmerz ein. Der Schmerz beginnt meist in der Stirn- und Schläfenregion oder in der Augenhöhle, nimmt langsam an Intensität zu und breitet sich dann über eine Kopfhälfte oder über den ganzen Kopf aus. Häufig geht die Migräneattacke mit einer Abneigung gegen Essen, Übelkeit und Erbrechen einher.

Vorbeugung
Arbeit und Freizeit sollen in einem gesunden Verhältnis zueinander stehen. Weder zu viel noch zu wenig essen, vorzugsweise fettarme Nahrungsmittel. Alkohol meiden.

Schwerpunktmäßig zu behandelnde Reflexzonen

Großhirn, Kleinhirn, Stirnhöhle, Trigeminus, Geschlechtsdrüsen, Halswirbelsäule.

Geeignete Akupunkturpunkte am Fuß und Unterschenkel: Le 2 *xingjian* (Zwischenraum des Gehens), Le 3 *taichong* (Großer Durchgang), Gb 34 *yanglingquan* (Quelle auf der Sonnenseite des Hügels), Ma 41 *jiexi* (Befreiter Bach), Ma 43 *xiangu* (Eingebrochenes Tal), Ma 44 *neiting* (Innere Vorhalle), Ma 36 *zusanli* (Drei Dörfer am Bein).

Morbus Parkinson

Die Parkinson-Krankheit wird auch als Paralysis agitans oder Schüttellähmung bezeichnet. Die Parkinson-Krankheit beginnt meistens zwischen dem 50sten und 60sten Lebensjahr und verläuft im Allgemeinen langsam fortschreitend. Früherkrankungen sind auch schon vor dem 40sten Lebensjahr möglich, aber sehr selten.

Hauptsächliche klinische Manifestationen

Morbus Parkinson beginnt schleichend und schreitet langsam fort. Typisch für Morbus Parkinson ist der Ruhetremor (rhythmisches Schütteln insbesondere von Armen und Beinen im Ruhezustand), der meist am distalen Ende einer der beiden oberen Extremitäten beginnt und sich dann allmählich auf alle vier Extremitäten, Unterkiefer, Lippen, Zunge und Hals ausweitet. Der Muskeltonus ist erhöht, was sich als Rigor (Muskelsteifheit, Rigidität) bemerkbar macht. Auch der Rigor breitet sich allmählich von einer auf alle vier Extremitäten und schließlich auf den ganzen Körper aus. Im Gesicht manifestiert sich der erhöhte Muskeltonus Ausdruckslosigkeit (Amimie), was auch als Maskengesicht bezeichnet wird. Weiterhin kommt es zu einer allgemeinen Bewegungsarmut (auch Akinesie, Bradykinese oder Hypokinese genannt). Die Stimme wird leise und modulationsarm, wie eine Flüsterstimme. Der Gang wird kleinschrittig und der Patient schnellt oft unkoordiniert nach vorne.

Schwerpunktmäßig zu behandelnde Reflexzonen

Nebenniere, Stirnhöhle, Kleinhirn, Hirnstamm, Großhirn, Hypophyse, Halswirbelsäule, Nebenschilddrüse, Geschlechtsdrüsen, Schilddrüse, Labyrinth (Innenohr).

Geeignete Akupunkturpunkte am Fuß und Unterschenkel: Bl 60 *kunlun* (Kunlun-Gebirge), Bl 61 *pucan* (Unterwürfiger Beobachter), Bl 62 *shenmai* (Das gestreckte Gefäß), Bl 63 *jinmen* (Das goldene Tor), Bl 64 *jinggu* (Hauptstadtknochen), Bl 67 *zhiyin* (Das äußerste Yin), Gb 34 *yanglingquan* (Quelle auf der Sonnenseite des Hügels).

Myom

Myome der Gebärmutter sind häufig auftretende, gutartige Tumoren des Muskelgewebes der Gebärmutter (Myometrium). Sie sind die häufigsten Tumoren der weiblichen Fortpflanzungsorgane und treten vornehmlich bei Frauen zwischen 30 und 50 Jahren auf.

Hauptsächliche klinische Manifestationen
Die Symptome dieser Erkrankung variieren mit der Lage, Größe und Wachstumsgeschwindigkeit der Myome. Regelanomalien sind die häufigsten Manifestationen. Dabei kann der Zyklus verkürzt oder verlängert sein. Oft kommt es auch zu Hypermenorrhö. Außerdem empfinden die betroffenen Frauen mitunter ein Gefühl von Spannung oder Herabsinken im Unterleib sowie Lendenschmerzen. Bei manchen Frauen tritt auch vermehrt vaginaler Ausfluss auf.

Schwerpunktmäßig zu behandelnde Reflexzonen
Hypophyse, Uterus, Ovarien, Eileiter, Milz, Brustlymphknoten, Bauchlymphknoten, Beckenlymphknoten.

Nierensteine

Nierensteine gehören zu den häufigsten Steinbildungen im Harnwegssystem. Sie treten vor allem in der Jugend und im mittleren Lebensalter auf. Die klinischen Erscheinungen ergeben sich vor allem aus der lokalen Nierenreizung, aus der Blockade der Harnwege und andauernden Harnwegsinfektionen.

Hauptsächliche klinische Manifestationen
Wenn die Nierensteine nicht zu einer vollständigen oder teilweisen Verlegungen der Harnwege führen, bereiten sie keine Beschwerden und können über lange Zeit hinweg unerkannt bleiben. Durch das Hin- und Herbewegen der Nierensteine kann es auch zu intermittierenden oder anhaltenden dumpfen Schmerzen kommen, die insbesondere nach schwerer körperlicher Arbeit oder nach dem Sport auftreten bzw. sich verschlimmern. Wenn ein Nierenstein vom Nierenbecken aus in den Harnleiter rutscht und diesen obstruiert,

kann es zu einer Nierenkolik kommen. Dabei empfindet der Patient sehr heftige stechende Schmerzen, die einseitig entweder vom Oberbauch oder von den Lenden nach unten in den Unterbauch, die Leistenbeuge oder zur Innenseite des Oberschenkels ausstrahlen. Weiterhin leidet der Patient während der Kolik unter Übelkeit, Erbrechen und starker Unruhe. Eine Nierenkolik kann sich über einige Minuten oder einige Stunden hinziehen.
Beim überwiegenden Teil der Patienten kann mit bloßem Auge Blut im Urin festgestellt werden. Der Urin ähnelt dann schwarzem Tee oder Sojasoße. Insbesondere während der Nierenkolik weist der Patient eine Makrohämaturie auf. Wenn gleichzeitig eine Infektion der Harnwege vorliegt, wird der Patient unter gesteigertem Harndrang, Pollakisurie und Dysurie leiden.

Vorbeugung

Eiweißarme und vitaminreiche vegetarische Kost bevorzugen.

Schwerpunktmäßig zu behandelnde Reflexzonen

Solarplexus, Niere, Harnleiter, Blase, Harnröhre (Vagina bzw. Penis).
Unterstützende Reflexzonen: Lendenwirbelsäule, Bauchlymphknoten, Beckenlymphknoten.
Geeignete Akupunkturpunkte am Fuß: Ni 7 *fuliu* (Wieder gleiten), Ni 3 *taixi* (Mächtiger Gebirgsbach), Ni 1 *yongquan* (Emporsprudelnde Quelle).

Obstipation

Als Obstipation bezeichnet man trockenen, harten Stuhl, dessen Ausscheidung schwerfällt und normale Frequenz verlorengegangen ist. Einmal täglich Stuhlgang, leichte Abweichungen sind möglich, gilt als normal. Eine Stuhlfrequenz von zwei- bis dreimal täglich bis Stuhlgang alle zwei oder drei Tage ist unbedenklich, wenn die Stuhlkonsistenz normal ist. Ältere und geschwächte Menschen, die in ihrer Beweglichkeit beeinträchtigt sind, entwickeln besonders leicht eine Verstopfung.

Hauptsächliche klinische Manifestationen

Obstipation bereitet oft keine nennenswerten Beschwerden. Mitunter kann es zu Blähungsgefühl, Unwohlsein im Bauchraum oder zu Bauchschmerzen kommen. Zu harter Stuhl kann bei der Defäkation zu Schmerzen am Anus und zu Hämorrhoiden führen.

Vorbeugung
Auf regelmäßigen Stuhlgang achten, Abführmittel meiden.

Schwerpunktmäßig zu behandelnde Reflexzonen
Rektum und Anus, Querliegender Dickdarm, Absteigender Dickdarm, Solarplexus, Magen, Pankreas, Duodenum, Dünndarm.
Geeignete Akupunkturpunkte am Fuß und Unterschenkel: Mi 3 *taibai* (Überragendes Weiß), Ma 36 *zusanli* (Drei Dörfer am Bein).

Prostatahypertrophie

Diese Erkrankung wird auch als Prostatahyperplasie, benigne Prostatahyperplasie (BPH) oder als Prostataadenom bezeichnet. Dies ist eine bei Männern im höheren Lebensalter häufig anzutreffende Erkrankung, die durch einen gestörten Hormonstoffwechsel der männlichen Hormone bedingt ist.

Hauptsächliche klinische Manifestationen
Die Prostatahyperplasie beginnt im Allgemeinen zumeist zwischen dem 40sten und 50sten Lebensjahr, wobei die ersten Symptome erst im Alter von 55 – 60 Jahren auftreten. Die Frühsymptome sind häufiges Wasserlassen und gehäuftes nächtliches Wasserlassen. Später kommt es zu erschwertem Wasserlassen. Wenn der Patient Wasser lassen möchte, gelingt ihm dies nicht unmittelbar, der Harnstrahl ist kraftlos und dünn. Nach der Miktion verbleibt Restharn in der Blase, was der Patient auch subjektiv als unvollständige Harnausscheidung empfindet. Faktoren wie körperliche Überanstrengung, Alkoholkonsum, Unterkühlung oder Obstipation können die Beschwerden zusätzlich verstärken.

Schwerpunktmäßig zu behandelnde Reflexzonen
Nebenniere, Prostata, Hoden (Geschlechtsdrüsen), Harnröhre.
Unterstützende Reflexzonen: Beckenlymphknoten, Milz, Leistenbeuge.
Geeignete Akupunkturpunkte am Fuß und Unterschenkel: Le 8 *ququan* (Quelle an der Krümmung), Mi 6 *sanyinjiao* (Verbindung der drei Yin).

Reisekrankheit

Zur Reiskrankheit kann es in verschiedenen Fortbewegungsmitteln kommen, wenn durch die damit verbundenen Bewegungen ein zu starker Reiz auf die Rezeptoren des Vestibularorgans ausgeübt wird. Das Auftreten von Kinetosen hängt mit der Geschwindigkeit des Fortbewegungsmittels, mit dem Ausmaß des Ruckelns und Schaukelns, der individuellen Adaptationsfähigkeit und dem Erregungszustand einer Person zusammen. Auch spielt es eine Rolle, ob zu viel oder zu wenig gegessen wurde oder der Patient erschöpft ist.

Hauptsächliche klinische Manifestationen

Schwindel (kein Drehschwindel), Übelkeit, Erbrechen, Blässe, Schweißausbrüche. Im Allgemeinen klingen die Beschwerden nach dem Ausruhen oder Schlafen wieder ab.

Schwerpunktmäßig zu behandelnde Reflexzonen

Labyrinth (Innenohr), Kleinhirn, Hirnstamm.
Geeignete Akupunkturpunkte am Fuß und Unterschenkel: Ma 36 *zusanli* (Drei Dörfer am Bein).
Zusätzliche Behandlungsmöglichkeit: Akupressur des Punktes Pe 6 *neiguan* (Inneres Passtor).

Reizdarmsyndrom

Das Reizdarmsyndrom (Colon irritabile) ist eine häufig anzutreffende funktionelle Erkrankung des Magen-Darm-Trakts. Früher wurde diese Erkrankung auch als Colitis mucosa oder als spastisches Kolon bezeichnet.

Hauptsächliche klinische Manifestationen

Charakteristisch für das Reizdarmsyndrom sind anfallsartig auftretende Bauchschmerzen, vor allem im Unterbauch. Manche Patienten leiden dauerhaft oder intervallartig unter Durchfall. Der Stuhl erscheint schleimig und enthält auch reichlich Schleim. Manche Patienten leiden unter schmerzhafter Obstipation. Bei anderen Patienten wechseln Durchfall und Obstipation in unregelmäßigen Zyklen ab. Häufig kommt es zu Unbehagen im Oberbauch, Völlegefühl, Aufstoßen und Verdauungsstörungen. Ausgelöst oder verschlimmert werden die Beschwerden durch Gefühlsschwankungen, den Verzehr kalter Nahrungsmittel, bestimmte unverträgliche Nahrungsmittel oder Arzneimittel.

Vorbeugung
Lebens- und Ernährungsgewohnheiten optimieren und starke Gefühlsschwankungen meiden.

Schwerpunktmäßig zu behandelnde Reflexzonen
Solarplexus, Magen, Pankreas, Duodenum, Dünndarm, Dickdarm (Blinddarm, aufsteigender, querliegender, absteigender Dickdarm und Sigmaschleife), Stirnhöhle an den Zehen, Großhirn.
Geeignete Akupunkturpunkte am Fuß und Unterschenkel: Mi 2 *dadu* (Große Stadt), Mi 3 *taibai* (Überragendes Weiß), Mi 4 *gongsun* (Gingko-Punkt), Ma 36 *zusanli* (Drei Dörfer am Bein).

Rheumatoide Arthritis

Es wird angenommen, dass die rheumatoide Arthritis durch eine Autoimmunreaktion nach einer Infektion entsteht, wobei die grundlegende pathologische Veränderung in einer Entzündung der Synovialmembran der Gelenke (Synovitis) besteht.

Hauptsächliche klinische Manifestationen
Die Erkrankung verläuft oft schleichend. Manche Patienten haben zu Beginn lediglich Schmerzen oder eine Entzündung in einem oder wenigen Gelenken. Die meisten Patienten weisen allerdings symmetrische Gelenkentzündungen mehrerer Gelenke auf. Die am häufigsten betroffenen Gelenke sind die der Hand (vor allem die proximalen Interphalangealgelenke und die Fingergrundgelenke), das Handgelenk, das Kniegelenk und die Gelenke des Fußes. Am zweithäufigsten sind Ellenbogen-, Sprung-, Schulter- und Hüftgelenk betroffen. Typische Beschwerden sind Schwellungen, Spannungsgefühle, Schmerzhaftigkeit, Druckschmerzhaftigkeit und Steifigkeit der Gelenke. Diese Beschwerden sind im Allgemeinen morgens am stärksten ausgeprägt – bekannt als symptomatische Morgensteife. Nachdem sich der Patient bewegt hat, bessern sich die Symptome. Im Spätstadium dieser Erkrankung kommt es zur Zerstörung und Versteifung der Gelenke. Die Bewegungsfähigkeit wird zunehmend schlechter, die Gelenke verformen sich und verlieren ihre Funktion.

Schwerpunktmäßig zu behandelnde Reflexzonen
Nebenniere, Hypophyse, Nebenschilddrüse, Milz, Brustlymphknoten, Bauchlymphknoten, Beckenlymphknoten.

Je nachdem, welche Gelenke betroffen sind, werden noch die Reflexzonen von Schulter, Ellenbogen, Knie oder Hüfte hinzugefügt.
Unterstützende Reflexzonen: Tonsillen, Schilddrüse.
Geeignete Akupunkturpunkte am Fuß und Unterschenkel: Ma 36 *zusanli* (Drei Dörfer am Bein), Ni 3 *taixi* (Mächtiger Gebirgsbach), Bl 60 *kunlun* (Kunlun-Gebirge); bei Kniegelenksschmerzen zusätzlich Mi 10 *xuehai* (Meer des Blutes) und Ma 35 *dubi* (Kalbsnase).

Schlaflosigkeit

→ Kapitel 6.2
Kann während der üblichen Nachtruhezeit nicht ein- oder durchgeschlafen werden, liegt Schlaflosigkeit (Insomnia) vor. Schlaflosigkeit wird zu 85% durch psychische Faktoren ausgelöst.
Die täglich notwendige Schlafdauer sinkt mit Zunahme des Lebensalters: Kinder benötigen 12 – 14 Stunden Schlaf, Jugendliche und Erwachsene im mittleren Lebensalter 7 – 9 Stunden und Menschen im höheren Lebensalter nur noch 5 – 6 Stunden.

Hauptsächliche klinische Manifestationen

Das Einschlafen fällt schwer, leichtes oder zu frühes Erwachen aus dem Schlaf, viele Träume, Schlaflosigkeit während der ganzen Nacht. Bei langfristig bestehender Schlaflosigkeit leidet der Patient oft unter Kopfschmerzen, Schwindel, Vergesslichkeit, Konzentrationsschwäche, Vitalitätsverlust, Erschöpfungsgefühl, Herzklopfen, Reizbarkeit und Unruhe.

Vorbeugung

Lebens- und Schlafgewohnheiten verbessern und starke psychische Reize sowie Stimmungsschwankungen vermeiden.

Schwerpunktmäßig zu behandelnde Reflexzonen

Niere, Harnleiter, Blase, Stirnhöhle, Kleinhirn, Hypophyse, Großhirn, Herz, Leber, Magen, Pankreas, Duodenum, Dünndarm, Geschlechtsdrüsen.
Geeignete Akupunkturpunkte am Fuß und Unterschenkel: Le 1 *dadun* (Großes Bronzegefäß), Le 2 *xingjian* (Zwischenraum des Gehens), Le 3 *taichong* (Großer Durchgang), Ma 41 *jiexi* (Befreiter Bach), Ma 42 *chongyang* (Durchströmendes Yang), Ma 44 *neiting* (Innere Vorhalle), Ma 45 *lidui* (Unterdrückte Heiterkeit), Mi 2 *dadu* (Große Stadt), Ma 36 *zusanli* (Drei Dörfer am Bein), Ni 6 *zhaohai* (Leuchtendes Meer), Ni 9 *zhubin* (Gästehaus), Bl 62 *shenmai* (Das gestreckte

Gefäß), Bl 63 *jinmen* (Das goldene Tor), Bl 65 *shugu* (Eingeschnürter Knochen), Bl 66 *zutonggu* (Passierbares Tal am Fuß), Gb 35 *yangjiao* (Yang-Kreuzung).

Schlaganfall (Zustand nach Schlaganfall)

Zu einem Schlaganfall kommt es entweder durch eine Minderdurchblutung des Hirngewebes oder durch eine Blutung im Gehirn. Die Schädigung des Nervengewebes kann unterschiedliche Hirnregionen betreffen und die verschiedensten Beschwerden bedingen. Die Beschwerden betreffen das Bewegen, Sehen, Sprechen, Fühlen und Denken. Manche Beschwerden können sich innerhalb kurzer Zeit wieder zurückbilden, andere Beschwerden bilden sich jedoch nur sehr langsam oder gar nicht mehr vollständig zurück. Bei der Rückbildung der Schlaganfallfolgen kann die Chinesische Medizin mit ihren Verfahren Akupunktur, Tuina und Arzneimitteltherapie wertvolle Dienste leisten und auch die Fußmassage kann ihren Beitrag zur Reaktivierung verlorener Körperfunktionen beisteuern.

Hauptsächliche klinische Manifestationen

Die Betroffenen leiden besonders häufig unter halbseitiger Lähmung (Hemiplegie), einseitigem Herabhängen der Mund- und Augenwinkel, Taubheitsgefühlen, Benommenheit, Schwindel, Gleichgewichtsstörungen oder Koordinationsschwäche, erschwertes Sprechen etc.

Vorbeugung

Leicht verdauliche Kost, die arm an Cholesterin und Fetten ist. Viel Ruhe, aber auch ein angemessenes Maß an Bewegung und Krankengymnastik, sind für den Genesungsprozess essentiell.

Schwerpunktmäßig zu behandelnde Reflexzonen

Großhirn, Kleinhirn, Hirnstamm, Hypophyse, Nebenschilddrüse, Herz, Lunge, Magen und alle Darmabschnitte, Schulter, Ellenbogen, Hüftgelenk, alle Abschnitte der Wirbelsäule.

Unterstützende Reflexzonen: Oberkiefer, Unterkiefer, Knie, Solarplexus, Schulterblatt.

Geeignete Akupunkturpunkte am Fuß und Unterschenkel: Bl 40 *weizhong* (Mitte des Staugewässers), Bl 57 *chengshan* (Den Berg schultern), Gb 34 *yanglingquan* (Quelle auf der Sonnenseite des Hügels), Ma 36 *zusanli* (Drei Dörfer am Bein), Ma 40 *fenglong* (Üppige Fülle), Gb 39 *xuanzhong* (Hängende Glocke).

Schluckauf

Schluckauf ist ein Symptom, das durch unterschiedliche Faktoren ausgelöst werden kann, beispielsweise als Folge von starken psychischen Reizen oder durch das Schlucken von trockenen Nahrungsmitteln. Außerdem tritt es im Rahmen von verschiedenen Erkrankungen auf, insbesondere beim apoplektischen Insult, bei diversen Erkrankungen im Bauchraum oder als Folge von Bauchoperationen. Ausgelöst wird der Schluckauf durch eine Überlastung des Zwerchfells, eine Überreizung des Vagusnerven oder durch Erkrankungen des Zentralnervensystems.

Hauptsächliche klinische Manifestationen

Schluckauf tritt anfallsartig auf. Die Frequenz kann zwischen einigen Malen bis zu 120 Mal pro Minute schwanken. Er beginnt spontan und klingt meist spontan wieder ab, kann allerdings ohne erkenntlichen Grund wieder von Neuem beginnen.

Vorbeugung

Ernährungsgewohnheiten optimieren.

Schwerpunktmäßig zu behandelnde Reflexzonen

Stirnhöhle an den Zehen, Kleinhirn, Zwerchfell, Labyrinth (Innenohr).
Geeignete Akupunkturpunkte am Fuß und Unterschenkel: Ma 36 *zusanli* (Drei Dörfer am Bein).
Zusätzliche Behandlungsmöglichkeit: Akupressur des Punktes Pe 6 *neiguan* (Inneres Passtor).

Schultersteife (Frozen Shoulder)

Die schmerzhafte Schultersteife tritt bevorzugt in der Altersgruppe der 40- bis 60-jährigen auf. Dieser Erkrankung liegen chronisch entzündliche und degenerative Prozesse im Schultergelenk zugrunde. Die Reizungen führen zu Adhäsionen in der Gelenkkapsel des Schultergelenks und somit schließlich zur Verklebung des Gleitgewebes zwischen dem Gelenkkopf des Oberarmknochens und dem Schulterdach.

Hauptsächliche klinische Manifestationen

Die Beschwerden setzen allmählich ein. Es können beide Schultern oder auch nur eine betroffen sein. Die meisten Patienten weisen keine Schulterverletzungen in ihrer Krankengeschichte auf. Die Betroffenen leiden unter andauernden Schulterschmerzen, die allmählich immer schlimmer werden. Sogar der Schlaf kann erheblich beeinträchtigt sein, die Patienten können z. B. nicht auf der betroffenen Seite liegen. Die Schmerzen können in die Hals- oder Schulterblattregion oder in den Oberarm ausstrahlen. Charakteristisch für diese Erkrankung ist die Bewegungseinschränkung im Schultergelenk. Die Betroffenen können den Arm kaum noch hochheben, sich z. B. nicht mehr die Haare kämmen, den Nacken oder den oberen Rücken berühren. Auch das Anziehen bereitet Probleme.

Schwerpunktmäßig zu behandelnde Reflexzonen

Schulter, Schulterblatt, Halswirbelsäule, Trapezius, Brustwirbelsäule.
Unterstützende Reflexzonen: Nebenschilddrüse, Bauchlymphknoten.
Geeignete Akupunkturpunkte am Fuß und Unterschenkel: Ni 3 *taixi* (Mächtiger Gebirgsbach), Gb 41 *zulinqi* (Den Tränen nah am Fuß).

Sexuelle Funktionsstörung beim Mann

Dieser Krankheitsbegriff schließt alle Störungen des normalen Sexuallebens des Mannes ein, meint also, dass ein normaler Geschlechtsakt nicht vollzogen werden kann. In schweren Fällen führt dies zur männlichen Infertilität. Eine normale Sexualfunktion umfasst eine starke Libido, die Erektionsfähigkeit des Penis, die Fähigkeit den Geschlechtsverkehr bis zum Ende durchzuführen und einen Orgasmus mit einer Ejakulation. Ist ein Bereich gestört, beeinträchtigt dies die gesamte Sexualfunktion des Mannes. Sexuelle Funktionsstörungen des Mannes stehen mit der Großhirnrinde in Zusammenhang, wobei die Sexualität des Mannes von dort aus entweder übererregt oder gehemmt wird.

Hauptsächliche klinische Manifestationen

Die Symptome dieser Gesundheitsstörung können unterschiedlich gestaltet sein. Die Patienten leiden unter Verlust oder Mangel an Libido, Erektionsschwäche oder völligem Ausbleiben der Erektion, vorzeitigem Samenerguss, spontane Samenergüsse (Pollutionen) oder dem Unvermögen zu ejakulieren.

Schwerpunktmäßig zu behandelnde Reflexzonen

Stirnhöhle, Nebenniere, Schilddrüse, Hypophyse, Hoden, Prostata.
Unterstützende Reflexzonen: Unterbauch, Solarplexus, Geschlechtsdrüsen auf der Fußaußenseite, Lendenwirbelsäule, Kreuzbein.
Geeignete Akupunkturpunkte am Fuß und Unterschenkel: Ma 36 *zusanli* (Drei

Dörfer am Bein), Mi 6 *sanyinjiao* (Verbindung der drei Yin), Mi 9 *yinlingquan* (Quelle auf der Schattenseite des Hügels), Le 5 *ligou* (Holzwurmkanal).

Spondylarthrose der kleinen Halswirbelgelenke

Im Volksmund wird diese Erkrankung auch als steifer Hals bezeichnet, im Chinesischen wörtlich „vom Kissen gefallen". Hierbei kommt es zu Einblutungen und Ödemen der Synovia, wodurch diese anschwillt und in die Gelenke hineindrückt. Dies geschieht üblicherweise an den Halswirbelkörpern 2–7, am häufigsten an den Halswirbelkörpern 2 und 3.

Hauptsächliche klinische Manifestationen
Diese Erkrankung ist durch einen plötzlichen Beginn charakterisiert. Oft wacht der Betroffene am frühen Morgen mit einem steifen Hals auf. Doch kann es praktisch bei jeder abrupten und kräftigen Bewegung des Halses zu diesem Krankheitsbild kommen. Die Schmerzen sind im Allgemeinen im Nacken lokalisiert. Der Hals ist steif, wobei der Kopf zur gesunden Seite geneigt ist. Die Beweglichkeit im Halsbereich ist erheblich eingeschränkt. Das Drehen des Kopfes zur betroffenen Seite intensiviert den Schmerz, der auch in die Schulter und den oberen Rücken ausstrahlen kann.

Schwerpunktmäßig zu behandelnde Reflexzonen
Halswirbelsäule, Hals und Nacken, Schulterblatt, Kleinhirn, Nebenschilddrüse.
Unterstützende Reflexzonen: Trapezius, Brustwirbelsäule, Kopfregion.
Geeignete Akupunkturpunkte am Fuß und Unterschenkel: Gb 34 *yanglingquan* (Quelle auf der Sonnenseite des Hügels), Gb 39 *xuanzhong* (Hängende Glocke).

Tics der Gesichtsmuskulatur

Mit Tics meint man unwillkürliche Zuckungen der Gesichtsmuskeln, die nicht nur das Erscheinungsbild, sondern auch den Schlaf der Betroffenen beeinträchtigen können.

Schwerpunktmäßig zu behandelnde Reflexzonen
Kleinhirn, Hirnstamm, Trigeminus, Nebenschilddrüse, Auge.
Unterstützende Reflexzonen: Halswirbelsäule, Ohr, Oberkiefer, Unterkiefer.

Geeignete Akupunkturpunkte am Fuß und Unterschenkel: Ni 4 *dazhong* (Große Glocke), Ni 6 *zhaohai* (Leuchtendes Meer), Ma 44 *neiting* (Innere Vorhalle), Bl 60 *kunlun* (Kunlun-Gebirge).
Zusätzliche Behandlungsmöglichkeit: Man kann das chinesische Arzneimittel Sinapis albae Semen *(Bai jie zi)*, also weiße chinesische Senfsamen, zu feinem Pulver zermahlen, mit Honig zu einer Paste verrühren und auf den *Taiyang*-Punkt in der Schläfe als Auflage oder Pflaster applizieren.

Tinnitus

Unter Tinnitus, auch „Ohrensausen" genannt, versteht man die andauernde oder wiederkehrende subjektive Wahrnehmung eines Tons oder Geräuschs.

Hauptsächliche klinische Manifestationen

Die Betroffenen hören jeweils individuell unterschiedliche Geräusche. Manche Patienten beschreiben das Geräusch als hohen Pfeifton, andere eher als Rauschen. Auch die Intensität des Geräuschs ist unterschiedlich stark ausgeprägt. Manche Patienten hören es nur bei absoluter Stille, besonders abends im Bett. Bei vielen Betroffenen lässt es sich durch die Geräuschkulisse am Tag überdecken. Doch schwergradig Betroffene leiden unter dem quälenden Ton selbst bei starkem Lärm. Bei manchen Patienten geht mit dem Tinnitus auch eine Beeinträchtigung des Hörvermögens einher.

Schwerpunktmäßig zu behandelnde Reflexzonen

Ohr, Innenohr, Kopfbereich (große Zehe), Kleinhirn, Hirnstamm.
Unterstützende Reflexzonen: Schilddrüse, Solarplexus.
Geeignete Akupunkturpunkte am Fuß und Unterschenkel: Ma 36 *zusanli* (Drei Dörfer am Bein), Ni 1 *yongquan* (Emporsprudelnde Quelle).
Zusätzliche Behandlungsmöglichkeit: Akupressur des Punktes Gb 2 *tinghui* (Hörvereinigung), 3- bis 4-mal täglich, jeweils eine Minute lang, unterstützt die Behandlung des Tinnitus. Diese Technik kann auch vom Patienten selbst angewendet werden.

Transitorische ischämische Attacke (TIA)

Die Blutversorgung des Gehirns wird über zwei Systeme gewährleistet, über den von der inneren Halsschlagader (Arteria carotis interna) gebildeten vorderen Blutstrom den von der Wirbelarterie (Arteria vertebralis) und der Hirnbasisschlagader (Arteria basilaris) gebildeten hinteren Blutstrom.

Die Ursache von transitorischen ischämischen Attacken ist eine umschriebene Durchblutungsstörung einer Gehirnregion. Im Allgemeinen dauert eine Attacke mehrere Minuten bis Stunden an. Die Hauptsymptome bilden sich innerhalb von 24 Stunden wieder zurück. Diese Attacken können wiederholt auftreten. In den meisten Fällen liegt der Durchblutungsstörung eine Arteriosklerose zugrunde. Transitorische ischämische Attacken treten bevorzugt im Alter von 50 – 70 Jahren auf. Je nachdem, welches Blutversorgungssystem betroffen ist, lassen sich die klinischen Manifestationen in zwei Gruppen unterteilen.

Hauptsächliche klinische Manifestationen

- Wenn es in dem von der inneren Halsschlagader (Arteria carotis interna) gebildeten vorderen Blutstrom zu einer akuten Unterversorgung des Gehirns mit Blut kommt, manifestiert sich dies zumeist als leichte, eventuell nur partielle, Lähmung der betroffenen Seite. Diese Lähmung ist meistens an der oberen Extremität und im Gesicht besonders stark ausgeprägt. Wenn es im linksseitigen Versorgungsgebiet der inneren Halsschlagader zu einer akuten Unterversorgung des Gehirns mit Blut kommt, kann sich dies als Aphasie manifestieren. An den Augen manifestiert sich eine TIA als plötzlich auftretende Sehschwäche auf einem Auge oder durch getrübte Sicht und Schwarzwerden vor dem Auge, was sich nach einigen Minuten zurückbilden kann.
- Ist der von der Wirbelarterie (Arteria vertebralis) und der Hirnbasisschlagader (Arteria basilaris) gebildete hintere Blutstrom betroffen, kommt es zumeist zu Schwindel, Benommenheit, verschwommener Sicht sowie zu Lähmungen und Sensibilitätsstörungen auf einer oder beiden Körperhälften, wobei Schwindel das häufigste Symptom ist. Bei plötzlichem Lagewechsel oder bei abrupten Kopfbewegungen, kann es zur Kraftlosigkeit der unteren Gliedmaßen kommen, wobei der Betroffene hinfällt, sich aber im Allgemeinen sofort selbst wieder erheben kann. Das Bewusstsein ist bei diesen Attacken im Allgemeinen nicht beeinträchtigt.

Vorbeugung

Hier gelten die gleichen prophylaktischen Grundsätze wie bei der Hypertonie und der Arteriosklerose. Fett- und zuckerarm ernähren, regelmäßig Sport treiben und das Rauchen aufgeben.

Schwerpunktmäßig zu behandelnde Reflexzonen

Kleinhirn, Hirnstamm, Halswirbelsäule, Großhirn, Hypophyse, Stirnhöhle an den Zehen, Geschlechtsdrüsen.

Tumoren

Wenn sich Zellen des Organismus auf unnötige und unkontrollierte, unregelmäßige Art vermehren und dabei Neubildungen (Neoplasmen) formen, bezeichnet man die entstehenden Geschwülste als Tumoren. Tumoren können sich praktisch in jedem Gewebe des Körpers bilden. Sie lassen sich in gutartige (benigne) und bösartige (maligne) Tumoren unterscheiden.
Maligne Tumoren zeichnen sich durch schnelles und invasives Wachstum aus, neigen dazu, Metastasen (Tochtergeschwülste) zu bilden und leicht zu rezidivieren. Diese Tumoren werden oft als Krebs bezeichnet und stellen eine große, häufig auftretende Bedrohung des Menschen dar.

Hauptsächliche klinische Manifestationen

Die in der Klinik am häufigsten anzutreffenden Tumoren erscheinen als harte Klumpen, deren Grenzen unscharf definiert sind und die äußerlich nicht glatt erscheinen. Indem sie bei ihrem Wachstum andere Gewebe infiltrieren und sie dabei ihrer Blutversorgung berauben, stirbt das ursprünglich gesunde Gewebe ab, was zu Geschwüren und Blutungen führt. Wenn die Tumoren so groß sind, dass sie umliegendes Gewebe und Organe bedrängen und infiltrieren, kann es zu Schmerzen und zur Blockade der Passage in diesen Organen kommen. So kann es beispielsweise bei Speiseröhrenkarzinomen zu Schluckbeschwerden kommen oder bei Kolonkarzinomen zur Verlegung des Darmlumens. Schmerz ist in jedem Fall eines der Hauptsymptome im Spätstadium und Ausdruck der Infiltration von Nerven.

Vorbeugung

Eine positive und optimistische Lebenseinstellung ist bei der Vorbeugung von Krebs von Vorteil. Extreme Gefühlszustände möglichst meiden. Den Kontakt mit kanzerogenen Substanzen meiden.

Schwerpunktmäßig zu behandelnde Reflexzonen

Nebenniere, Schilddrüse, Hypophyse, Nebenschilddrüse, Milz, Brustlymphknoten, Bauchlymphknoten, Beckenlymphknoten, Reflexzone des betroffenen Organs oder Körperteils.

Übergewicht, Fettsucht (Adipositas)

In den westlichen Industrieländern ist in den letzten Jahrzehnten eine enorme Zunahme der Zahl übergewichtiger Menschen zu verzeichnen. Diesem Trend

folgen leider auch die aufstrebenden Staaten Asiens. Mit dem neuen Wohlstand halten auch in China und Taiwan Übergewicht und Fettsucht Einzug. Traditionelle chinesische Behandlungsverfahren werden zur Beseitigung von Übergewicht und deren Folgeschäden angewandt.
Fettsucht (Adipositas) ist eine chronische Krankheit, welche die Lebensqualität erheblich einschränkt und zu schweren gesundheitlichen Schäden führen kann. Insbesondere ist das Risiko, an Diabetes mellitus, koronarer Herzkrankheit, Bluthochdruck, Schlaganfall, Gallensteinleiden oder Gicht zu erkranken, bei adipösen Menschen wesentlich höher als bei normalgewichtigen.
Die Chinesische Medizin geht davon aus, dass das Qi des Menschen in seiner zweiten Lebenshälfte abnimmt, wodurch die Funktionen der inneren Organe geschwächt werden. Dies bringt eine Stoffwechselschwäche mit sich, die insbesondere bei Bewegungsmangel zu Übergewicht führen kann. Bei einem Mangel an Bewegung oder körperlicher Arbeit verlangsamt sich der Qi- und Blut-Fluss. In diesem Zuge wird auch die Verdauungs-, Umwandlungs- und Transportfunktion von Magen und Milz beeinträchtigt. Daher wird die aus der Nahrung gewonnene Essenz nicht mehr adäquat verteilt und lagert sich als Fettgewebe und Wasser in den Muskeln und unter der Haut ab. Selbstredend kann auch eine unkontrollierte, übermäßige Nahrungsaufnahme zu Übergewicht und Fettleibigkeit führen, besonders wenn gleichzeitig Obstipation besteht.

Vorbeugung

Weder zu viel noch einseitig essen. Insbesondere ölige und fettige sowie stark zuckerhaltige Nahrungsmittel meiden. Sportliche Betätigung hilft bei der Gewichtsreduktion erheblich.

Hauptsächliche klinische Manifestationen

Das klinische Erscheinungsbild der Adipositas ist in Abhängigkeit von den jeweiligen Ursachen unterschiedlich. Bei der sekundären Adipositas finden sich neben dem Übergewicht noch die Symptome der jeweiligen Grunderkrankung. Hier soll hauptsächlich die primäre Adipositas besprochen werden. Diese Erkrankung kann praktisch in jedem Alter auftreten. Männer und Frauen zeigen unterschiedliche Muster der Fettverteilung. Bei Männern kommt es zu Fettablagerung vor allem am Hals, Nacken, Stamm und im Gesicht an, bei Frauen eher am Bauch, besonders am Unterbauch, an den Brüsten und am Gesäß. Geringfügig Übergewichtige haben im Allgemeinen keine weiteren Symptome. Mittel- und schwergradig adipöse Menschen weisen dagegen an subjektiven Symptomen eine leichte Erschöpfbarkeit, Kurzatmigkeit und Trägheit auf. Außerdem leiden sie häufig unter Hypertonie,

Arteriosklerose, Hyperlipidämie, Hypercholesterinämie, koronarer Herzkrankheit und Diabetes mellitus.

Schwerpunktmäßig zu behandelnde Reflexzonen
Magen, Hypophyse, Nebenniere, Schilddrüse, Nebenschilddrüse, Milz, Herz, Harnleiter, Blase, Sigmaschleife bis zum Anus.
Geeignete Akupunkturpunkte am Fuß und Unterschenkel: Ma 36 *zusanli* (Drei Dörfer am Bein), Mi 9 *yinlingquan* (Quelle auf der Schattenseite des Hügels).

Ulcus pepticum (Magen- und Zwölffingerdarmgeschwür)

Peptische Ulzera treten besonders häufig in der Jugend und im mittleren Lebensalter auf. Dieser Krankheitsbegriff umfasst Geschwüre des Magens und des Zwölffingerdarms. Je nach der Lokalisation der Geschwüre unterteilt man diese Erkrankung in Magengeschwüre und Zwölffingerdarmgeschwüre.

Hauptsächliche klinische Manifestationen
Für dieses Leiden ist eine lange Krankheitsgeschichte typisch. Es kommt immer wieder, oft zyklisch, zu erneuten Ausbrüchen. Besonders häufig treten diese Geschwüre am Übergang vom Herbst zum Winter und vom Winter zum Frühling auf. Das wichtigste Symptom der peptischen Ulzera sind Oberbauchschmerzen. Diese treten allerdings in Abhängigkeit von der Nahrungsaufnahme nach einem bestimmten Muster auf. Bei Zwölffingerdarmgeschwüren treten die Schmerzen insbesondere vor dem Essen, bei leerem Magen, und gegen Mitternacht auf. Bei Magengeschwüren kommt es nach dem Essen zu Schmerzen, die oft von saurem Aufstoßen, Sodbrennen oder trockenem Aufstoßen begleitet sind. Psychische Anspannung oder Aufregung, Stimmungsschwankungen, unregelmäßiges Essen oder auch bestimmte Medikamente können zum Ausbruch der Erkrankung führen bzw. bestehende Beschwerden verschlimmern.

Vorbeugung
Lebens- und Ernährungsgewohnheiten optimieren. Überarbeitung und starke Gefühlsschwankungen meiden. Rauchen und Alkoholkonsum reduzieren und bestenfalls einstellen.

Schwerpunktmäßig zu behandelnde Reflexzonen
Solarplexus, Magen, Pankreas, Duodenum, Nebenniere, Nebenschilddrüse.
Geeignete Akupunkturpunkte am Fuß und Unterschenkel: Ma 44 *neiting*

(Innere Vorhalle), Mi 1 *yinbai* (Verstecktes Weiß), Mi 3 *taibai* (Überragendes Weiß), Mi 4 *gongsun* (Gingko-Punkt).

Urtikaria

Die Urtikaria, auch als Nesselsucht oder Nesselausschlag bezeichnet, ist eine Hauterkrankung, die oft aufgrund einer Allergie gegen Nahrungsmittel, insbesondere gegen Fisch- und Meeresfrüchteeiweiß oder gegen Medikamente auftritt. Sie kann aber auch bei physischen und psychischen Reizen, wie z. B. bei Infektionen, allgemeinen Erkrankungen, bei Stress, bei Wärme oder Kälte, Sonneneinstrahlung, Reibung oder anderen Reizen auftreten.

Hauptsächliche klinische Manifestationen

Unterschieden wird zwischen einer akuten und einer chronischen Verlaufsform:

- Die akute Form ist durch einen plötzlichen Krankheitsbeginn charakterisiert. Dabei kommt es plötzlich zu starkem Juckreiz der Haut. Es entstehen sehr schnell unregelmäßige rote Erhebungen der Haut. Diese stehen anfangs zumeist einzeln und verstreut, können aber auch zu größeren Quaddeln konfluieren. Nach einigen Stunden schwellen die ödematösen Erhebungen und Quaddeln ab. Zurück bleiben rote Flecken, die nach und nach abblassen; allerdings können sie nach dieser Besserung erneut auftreten. Bei schweren Verlaufsformen kann es zu generalisierten Symptomen wie Herzklopfen, Übelkeit, Erbrechen oder sogar zum Schock kommen.
- Bei der chronischen Form sind die generalisierten Symptome milder ausgeprägt. Es zeigen sich mal mehr und mal weniger Papeln oder Quaddeln. Über Monate oder Jahre hinweg kommt es wiederholt zu neuen Ausschlägen.

Vorbeugung

Die auslösenden Allergene oder Faktoren ausfindig machen und meiden.

Schwerpunktmäßig zu behandelnde Reflexzonen

Nebenniere, Hypophyse, Schilddrüse, Milz, Brustlymphknoten, Bauchlymphknoten, Beckenlymphknoten.

Unterstützende Reflexzonen: Solarplexus, Kopfregion, Kleinhirn, Hirnstamm, Trigeminus.

Geeignete Akupunkturpunkte am Fuß und Unterschenkel: Mi 10 *xuehai* (Meer des Blutes), Mi 6 *sanyinjiao* (Verbindung der drei Yin), Ni 1 *yongquan* (Emporsprudelnde Quelle).

Uterusblutung

Bei funktioneller Uterusblutung kommt es aufgrund von hormoneller Fehlregulation zu einer Störung des regelmäßigen Menstruationszyklus der Frau, wobei die Monatsblutung meist verlängert ist und die Menge des Blutes erhöht ist. Hierbei liegen jedoch keine pathologischen Veränderungen der weiblichen Fortpflanzungsorgane vor.

Hauptsächliche klinische Manifestationen

Diese Erkrankung kann in zwei Arten unterteilt werden:

- Funktionelle Uterusblutungen bei **anovulatorischen Zyklen:** Diese Art tritt am häufigsten auf; sie macht etwa 80% der Fälle aus. Sie tritt bevorzugt während der Jugend und im Klimakterium auf. Dabei ist der Menstruationszyklus sehr unregelmäßig; manchmal sind die Zyklen zu lang, manchmal zu kurz. Manchmal verliert die Frau viel Blut, manchmal nur sehr wenig. Mitunter kommt es auch zu Menorrhagien. Es kommt vor, dass die Blutung für zwei oder drei Wochen anhält (manchmal sogar noch länger) und von selbst nur schwer zum Stillstand kommt.
- Funktionelle Uterusblutungen bei **ovulatorischen Zyklen:** Diese Art tritt seltener auf. Sie ist am häufigsten bei erwachsenen Frauen im gebärfähigen Alter. Klinisch kann diese Störung sehr unterschiedlich in Erscheinung treten. Es kann sein, dass der Zyklus regelmäßig ist, die Blutung dann aber zu stark ausgeprägt ist. Es kann vorkommen, dass die Menstruation normal verläuft und auch die Blutungsmenge weder zu groß noch zu gering, doch der Zyklus insgesamt verkürzt ist, im Allgemeinen kürzer als 21 Tage. Bei manchen Frauen ist der Zyklus normal, aber die Menstruationsphase verlängert, wobei die Blutmenge von Monat zu Monat schwanken kann. Wieder andere Frauen haben leichte Blutungen in der Zyklusmitte.

Vorbeugung

Während der Menstruation auf eine besonders gründliche Intimhygiene achten und Stress vermeiden.

Schwerpunktmäßig zu behandelnde Reflexzonen

Hypophyse, Uterus, Ovarien, Unterbauch.
Geeignete Akupunkturpunkte am Fuß und Unterschenkel: Mi 10 *xuehai* (Meer des Blutes), Le 6 *zhongdu* (Zentrale Großstadt), Mi 6 *sanyinjiao* (Verbindung der drei Yin), Mi 3 *taibai* (Überragendes Weiß), Ni 8 *jiaoxin* (Nachrichten austauschen).

Uterusprolaps, Gebärmuttersenkung

Wenn die Gebärmutter (Uterus) nicht mehr durch die Beckenbodenmuskulatur in ihrer Position gehalten werden kann und absinkt, spricht man von einer Gebärmuttersenkung. Diese Schwäche der Beckenbodenmuskulatur kann zum Teil angeboren sein, wird aber durch verschiedene sekundäre Faktoren begünstigt, insbesondere durch Geburten oder schwere körperliche Arbeit.

Hauptsächliche klinische Manifestationen

Es gibt unterschiedliche Schweregrade der Gebärmuttersenkung. In manchen Fällen rutscht die Gebärmutter teilweise oder sogar ganz aus der Scheide; dies bezeichnet man als Gebärmuttervorfall (Uterusprolaps). Da häufig auch die Blase mitbetroffen ist, kommt es oft begleitend zu Harninkontinenz mit Harnabgang beim Gehen oder sogar dauernd, auch in der Nacht.

Vorbeugung

Starkes Pressen vermeiden, da dies den Druck im Bauchraum erhöht. Ein angemessenes Maß an sportlicher Betätigung, insbesondere Beckenbodengymnastik ist empfehlenswert.

Schwerpunktmäßig zu behandelnde Reflexzonen

Uterus, Blase, Geschlechtsdrüsen, Harnröhre (Vagina).
Unterstützende Reflexzonen: Solarplexus, Lendenwirbelsäule.
Geeignete Akupunkturpunkte am Fuß und Unterschenkel: Ni 1 *yongquan* (Emporsprudelnde Quelle), Ma 36 *zusanli* (Drei Dörfer am Bein).

Verdauungsstörungen

Eine funktionelle Verdauungsstörung geht mit gestörter Motilität des Magens, verminderter Peristaltik und verzögerter Ausscheidung von Gasen einher. Diese Erkrankung steht wahrscheinlich mit depressiver Verstimmung, Sorgen und anderen psychischen Faktoren in Zusammenhang.

Hauptsächliche klinische Manifestationen

Unbehagen im Oberbauch, Völlegefühl oder leichte Oberbauchschmerzen, Zunahme der Beschwerden nach den Mahlzeiten, Aufstoßen, Appetitlosigkeit, Übelkeit, Erbrechen, saures Aufstoßen, Sodbrennen etc.
Verschiedene organische Erkrankungen können mit derartigen Beschwerden einhergehen.

Vorbeugung
Lebens- und Ernährungsgewohnheiten optimieren. Arbeit und Freizeit sollten in einem gesunden Verhältnis zueinander stehen. Starke Gefühlsschwankungen meiden.

Schwerpunktmäßig zu behandelnde Reflexzonen
Nebenniere, Hypophyse, Schilddrüse, Magen, Pankreas, Duodenum, Solarplexus, Leber, Gallenblase, Dünndarm.
Geeignete Akupunkturpunkte am Fuß und Unterschenkel: die gesamte Milz-Leitbahn von Mi 2 *dadu* (Große Stadt) bis Mi 9 *yinlingquan* (Quelle auf der Schattenseite des Hügels); Ma 36 *zusanli* (Drei Dörfer am Bein).

Zahnschmerzen

Eine chinesische Redewendung sagt: „Zahnschmerz ist zwar keine Krankheit, doch wenn er ausbricht, kann er einem das Leben zur Hölle machen". Dies beschreibt, was sicher jeder schon selbst einmal erfahren hat: Zahnschmerzen können wirklich unerträglich sein. Zu Zahnschmerzen kommt es häufig, wenn Kaltes, Heißes, Saures oder Süßes die Zähne reizt. Im Allgemeinen treten sie im Rahmen von Karies oder Parodontose auf, bei Kleinkindern auch beim Zahnen und bei Kindern beim Wechsel von Milchzähnen zu den bleibenden Zähnen. Zahnschmerzen beeinträchtigen das Kauen und beeinflussen somit auch die Verdauung negativ. Zahnschmerzen, Karies oder Parodontose müssen vom Zahnarzt fachgerecht behandelt werden.

Vorbeugung
Auf Mundhygiene achten, und regelmäßig einen Zahnarzt konsultieren.

Schwerpunktmäßig zu behandelnde Reflexzonen
Oberkiefer, Unterkiefer, Tonsillen, Beckenlymphknoten, Bauchlymphknoten.
Unterstützende Reflexzonen: Magen, Duodenum, Dünndarm, Solarplexus.
Geeignete Akupunkturpunkte am Fuß und Unterschenkel: Ni 3 *taixi* (Mächtiger Gebirgsbach), Ni 4 *dazhong* (Große Glocke), Ma 44 *neiting* (Innere Vorhalle), Ma 36 *zusanli* (Drei Dörfer am Bein).
Zusätzliche Behandlungsmöglichkeit: Akupressur von Di 4 *hegu* (Vereinte Täler) lindert Zahnschmerzen. Die kräftige Stimulation dieses Punktes bei der Zahnbehandlung durch den Zahnarzt kann im Allgemeinen eine Lokalanästhesie ersetzen.

5.3 Selbstbehandlung durch Fußmassage

Die Eigenmassage am Fuß kann mit der Hand, mit dem Fuß oder mithilfe von Geräten ausgeführt werden.

5.3.1 Eigenmassage am Fuß mit den Händen

Bei der Eigenmassage am Fuß mit den Händen muss auf die korrekte Körperhaltung geachtet werden, damit die Massage gut ausgeführt und die verschiedenen Massagetechniken flexibel angewendet werden können. Je nach der zu behandelnden Fußregion muss eine unterschiedliche Körperhaltung eingenommen werden.

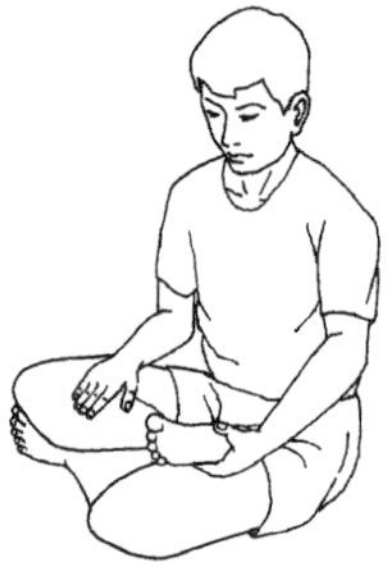

Abb. 5.3-1: Schneidersitz

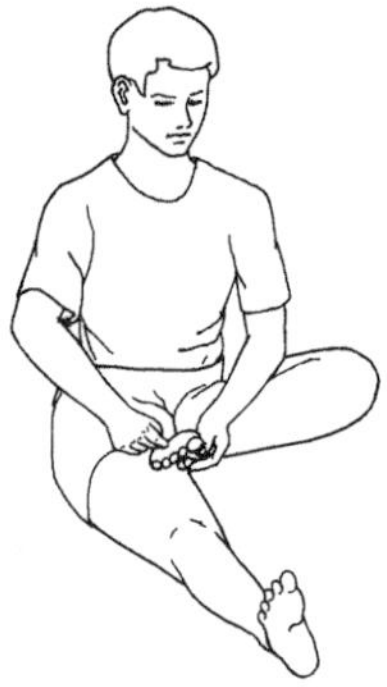

Abb. 5.3-2: Ein Bein gestreckt und das andere überkreuzt

Fußsohle und Fußinnenseite

Zur Massage der Fußsohle oder Fußinnenseite wird im Allgemeinen eine sitzende Position eingenommen.

Schneidersitz

Im Schneidersitz sind beide Beine gekrümmt und überkreuzt. Der zu massierende Fuß wird auf die Innenseite des Oberschenkels des anderen Beins gelegt, etwas oberhalb des Knies. Der Oberkörper ist in dieser Sitzhaltung natürlicherweise etwas nach vorn geneigt. Bei der Massage des linken Fußes hält und fixiert die linke Hand den Fuß. Bei der Massage des rechten Fußes übernimmt die rechte Hand diese Aufgabe. Der Fuß wird so gehalten, dass Fußsohle und Fußinnenseite möglichst gut sichtbar sind. Dann führt die gegenüberliegende Hand die Massage aus (→ Abb. 5.3-1).

Ein Bein gestreckt und das andere überkreuzt

Man nimmt eine sitzende Position ein, wobei ein Bein gestreckt und das zu massierende Bein gekrümmt und überkreuzt ist. Der zu massierende Fuß wird auf den Oberschenkel des anderen Beins gelegt, etwas oberhalb des Knies. Der Oberkörper ist in dieser Sitzhaltung natürlicherweise etwas nach vorn geneigt. Bei der Massage des linken Fußes hält und fixiert die linke Hand den Fuß. Bei der Massage des rechten Fußes übernimmt die rechte Hand diese Aufgabe. Die gegenüberliegende Hand führt die Massage aus (→ Abb. 5.3-2).

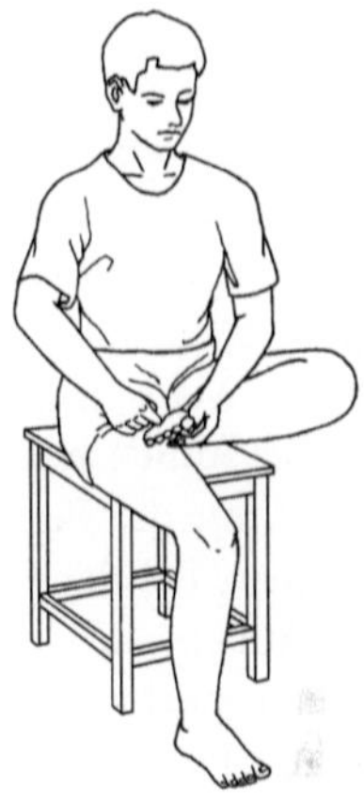

Abb. 5.3-3: Auf dem Stuhl sitzend mit einem Bein überkreuzt

Auf dem Stuhl sitzend mit einem Bein überkreuzt

Man setzt sich auf einen Stuhl mit Lehne. Dabei steht ein Bein natürlich gebeugt auf dem Boden. Der zu massierende Fuß wird auf den Oberschenkel des anderen Beins gelegt. Bei der Massage des linken Fußes hält und fixiert die linke Hand den Fuß. Bei der Massage des rechten Fußes übernimmt die rechte Hand diese Aufgabe. Die gegenüberliegende Hand führt die Massage aus (→ Abb. 5.3-3).

Fußaußenseite

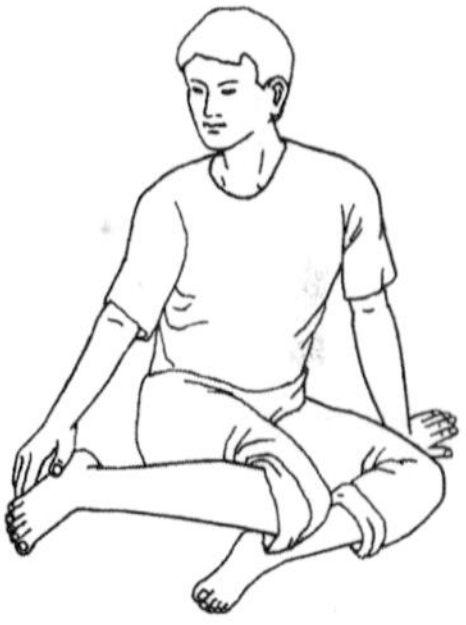

Abb. 5.3-4: Beide Beine seitlich gebeugt

Auf einer Matte oder auf dem Bett nimmt man eine seitlich gedrehte, sitzende Position ein, wobei beide Beine gekrümmt sind und teilweise übereinander liegen. Das zu massierende Bein liegt dabei oben und das andere unten. Die gegenüberliegende Hand ist auf die Matte gestützt und verleiht dem Körper dadurch Stabilität. Die gleichseitige Hand führt die Massage aus (→ Abb. 5.3-4).

Fußrücken

Man setzt sich auf eine Matte und stellt das zu massierende Bein gebeugt mit der Ferse auf der Matte auf. Das andere Bein ist gestreckt. Mit der gleichseitigen Hand wird der Fußrücken und die Außenseite des Unterschenkels massiert. Mit der gegenüberliegenden Hand wird dann die Innenseite des Unterschenkels massiert.

5.3.2 Fuß- und Fersendruckmassage

Hierbei wird im Allgemeinen eine liegende Position eingenommen. Je nachdem, welche Region massiert werden soll, ist entweder eine Seiten- oder Rückenlage einzunehmen. Die Massage wird dann zumeist mit der Ferse des gegenüberliegenden Fußes ausgeführt.

- Bei der Massage der Reflexzonen des Ischiasnerven auf der Innenseite und auf der Außenseite des Unterschenkels wird mit angemessener Kraft 3- bis 6-mal mit der Ferse des gegenüberliegenden Fußes von oben nach unten massiert. Bei der Fußdruckmassage der Reflexzonen des Ischiasnerven auf der Außenseite des Unterschenkels muss das zu massierende Bein nach innen rotiert werden.
- Bei der Fußdruckmassage der Reflexzonen von Rektum und Anus auf der Fußinnenseite sowie Uterus bzw. Prostata wird 3- bis 6-mal mild und langsam mit der hinteren Kante der Ferse des gegenüberliegenden Fußes massiert. Bei der Fußdruckmassage der Reflexzonen der Wirbelsäule wird der zu massierende Fuß etwas nach innen rotiert. Dann wird mild und langsam 3- bis 6-mal mit der Ferse des gegenüberliegenden Fußes von der Reflexzone des Kreuzbeins bis zur Zone der Halswirbelsäule massiert.
- Zur Fußdruckmassage des Fußrückens setzt man sich hin oder legt sich auf den Rücken. Der zu massierende Fuß ist gebeugt und steht fest auf der Unterlage. Der Fußrücken zeigt dabei selbstverständlich nach oben. Mit der Ferse des gegenüberliegenden Fußes werden mild und langsam 3- bis 6-mal die Reflexzonen der Tonsillen, des Oberkiefers und des Unterkiefers massiert.

5.3.3 Fußmassage mit Hilfsmitteln

Zur Fußmassage können auch bestimmte Geräte bzw. Hilfsmittel benutzt werden, namentlich ein Massagestab oder Massagestift, ein Massagebrett mit unterschiedlich geformten Erhebungen oder eine Massagerolle. Durch die Verwendung von Hilfsmitteln kann bei der Massage Kraft gespart werden und zum Teil vermögen Hilfsmittel auch, die Unzulänglichkeiten der Eigenmassage auszugleichen. In der letzten Zeit gibt es mehr und mehr Fußmassagepfade (z. B. in öffentlichen Parkanlagen oder in Schwimmbädern). Dies sind angelegte Wege aus runden oder eiförmigen Steinen, die zur Hälfte in den Boden eingelassen sind. Auf diesen Pfaden wird barfuß gelaufen. Auch dies kann als Maßnahme zur Gesundheitsförderung mittels Fußmassage angesehen werden. Man sollte darauf achten, sich nicht zu verletzen. [Anmerkung des Übersetzers:

Fußmassagepfade sind insbesondere in Taiwan sehr verbreitet und erfreuen sich dort großer Beliebtheit, vor allem unter den Rentnern. Offenbar ist dies eine taiwanische Erfindung. Man sieht sie dort fast in jedem Park. Allerdings kann das barfüßige laufen auf diesen Pfaden in der Tat ziemlich schmerzhaft sein und bedarf einer längerfristigen Gewöhnungs- und Abhärtungsphase.]

6 Fußbäder

6.1 Allgemeines

Die Fußbehandlung, also die am Fuß durchgeführten Heilverfahren, umfasst alle therapeutischen Anwendungen am Fuß zum Zwecke der Gesundung oder Gesunderhaltung. Dazu zählen die Massage an Akupunkturpunkten und Reflexzonen, die Fußakupunktur, die Applikation von Heilkräuterpasten mittels Pflastern und auch die Anwendung von Heilkräutern in Form von Fußbädern oder Fußdampfbädern.

Bei der äußerlichen Anwendung von Heilkräutern oder anderen Arzneimitteln am Fuß unterscheidet man zwei Arten, zum einen die direkte Applikation von Arzneimitteln am Fuß, zum anderen die pharmakophysikalische Anwendung. Erstere Art meint das Aufkleben oder Festbinden von bestimmten Zubereitungsformen von Arzneimitteln am Fuß. Letztere Methode meint, dass arzneiliche Substanzen, meist Heilkräuter, abgekocht, abgebrannt oder heiß gemacht und diese dann in Form von Bädern, Dampfbädern, Waschungen, heißen Auflagen oder Moxibustion am Fuß angewendet werden. Hierbei werden also nicht allein die arzneilichen Eigenschaften dieser Mittel genutzt, sondern auch die Wärmewirkung auf den Fuß.

Von diesen pharmakophysikalischen Anwendungen sind die Fußbäder und die Fußdampfbäder am einfachsten durchzuführen und werden auch am häufigsten benutzt. Diese beiden werden zu den medizinischen Fußbädern im weiteren Sinne gezählt. Bei den medizinischen Fußdampfbädern wird die arzneilichen Wirkungen des heißen Dampfes der Heilkräuterdekokte genutzt. Bei den Fußbädern werden die Füße in einem Aufguss eines Kräuterextrakts oder in einem Heilkräuterdekokt gebadet.

Medizinischen Wirkungen von Fußbädern

6

Bei den Fußbädern werden gleichermaßen die arzneilichen Eigenschaften der angewendeten Heilkräuter wie auch die physikalische Wärmewirkung auf den Fuß genutzt. Eine gewisse Einwirkzeit vorausgesetzt, führen diese heißen Fußbäder zu einer lokalen Weitstellung der Blutgefäße, zu einer Beschleunigung des Blutflusses, zu einer Erhöhung des lokalen Blutvolumens und zu einer Beschleunigung des lokalen Stoffwechsels. Gleichzeitig werden über die Haut auch arzneilich aktive Wirkstoffe aufgenommen, wodurch sie lokal und über das Blut verteilt auch systemisch im ganzen Körper wirken und ihre therapeutischen Effekte entfalten können. Aus der Sicht der Chinesischen Medizin treten die Heilkräuter über die Akupunkturpunkte und die Verbindungsgefäße (*luo mai*) in die Tiefe ein und werden dann über die Leitbahnen von der Körperoberfläche ins Körperinnere zu den inneren Organen geleitet, wobei die Arzneimittel Innen und Außen, Oben und Unten, Qi und Blut sowie Yin und Yang miteinander regulieren, das reguläre Qi stützen und pathogene Faktoren vertreiben. Somit wird das Ziel erreicht, Krankheiten zu heilen und den Körper zu kräftigen.

Methoden medizinischer Fußbäder und Fußdampfbäder

Fußdampfbäder und Fußbäder können getrennt voneinander, aber auch gemeinsam benutzt werden. Beispielsweise können erst die Füße bedampft und anschließend gebadet werden. Je nach den individuellen Erfordernissen können diese Methoden flexibel angewendet werden.

Fußdampfbad

Bestimmte chinesische Heilkräuter werden abgekocht, das kochend heiße Dekokt wird in einen Trog oder in eine Schüssel geeigneter Größe gefüllt. Dieses Gefäß sollte zur Hälfte oder zu zwei Dritteln mit dem Dekokt gefüllt werden. Dann bittet man den Patienten, die Füße in dieses Gefäß zu halten, wobei die Füße allerdings nicht ins Dekokt eintauchen, sondern sich in einem gewissen Abstand zur Wasseroberfläche befinden. Dann wird ein Handtuch um die Füße gewickelt, so dass die Öffnung des Gefäßes abgedeckt ist und der heiße Dampf nicht so leicht entweichen kann. Es empfiehlt sich, ein solches Fußdampfbad ein bis zwei Mal täglich durchzuführen, jeweils für ungefähr 30 Minuten.

Fußbad

Hierzu kocht man bestimmte chinesische Heilkräuter ab, seiht sie ab und gießt das Dekokt in eine Fußbadewanne. Nachdem es abgekühlt ist, kann der Patient seine Füße darin baden. Während des Abkühlens kann sich der Patient auch erst die Füße bedampfen lassen und dann, wenn das Dekokt die geeignete Temperatur hat, die Füße darin baden. Auch dieses Verfahren sollte ein bis zwei Mal täglich durchgeführt werden, jeweils für ungefähr 30 Minuten.

Anwendung der Fußdampfbäder und Fußbäder

Beim Fußdampfbad muss darauf geachtet werden, dass die Füße einen geeigneten Abstand zum heißen Arzneidekokt haben, um Verbrühungen zu vermeiden. Je nach Temperatur des Dekokts sollte dieser Abstand allerdings beständig korrigiert werden. Mit sinkender Temperatur können die Füße näher an das Dekokt gehalten werden. Maßstab hierbei ist, was der Patient als angenehm empfindet.

Die Temperatur von Fußbädern sollte bei etwa 40 – 42 °C gehalten werden. Zu hohe Temperaturen können zu Verbrühungen führen. Wenn das Dekokt abgekühlt ist, kann es entweder durch ein frisches, wärmeres ersetzen oder noch einmal aufgewärmt werden.
[Anmerkung des Übersetzers: Inzwischen gibt es auch eine größere Auswahl von elektrischen Fußbadewannen, bei denen die Wassertemperatur reguliert werden kann.]
Während eines Fußbades oder Fußdampfbades sollte der Patient warm genug bekleidet und vor Zugluft geschützt sein. Anschließend sollen die Füße gründlich abgetrocknet werden.
[Anmerkung des Übersetzers: Da es bei Fußbädern aufgrund der konsensuellen Erwärmung anderer Körperregionen leicht zur Erhitzung des ganzen Körpers kommt und manche Patienten anschließend auch am Oberkörper nassgeschwitzt sind, ist es mitunter ratsam, nach dem Fußbad ein frisches Hemd anzuziehen oder eine Ruhepause einzulegen. Auf keinen Fall sollte man den Patienten verschwitzt nach draußen gehen lassen, wo er sich leicht erkälten könnte.]
Bei malignen Tumoren, Epilepsie, akuten Entzündungen, Herzinsuffizienz oder chronischen Herz-Lungen-Erkrankungen sind Fußbäder und Fußdampfbäder kontraindiziert.

6.2 Rezepturen für arzneiliche Fußbäder

Die äußerlichen Anwendungen in der Chinesischen Medizin entsprechen denselben Prinzipien wie die innerlichen Anwendungen. Beide basieren auf der Grundlagentheorie der Chinesischen Medizin, namentlich auf dem Konzept der Ganzheitlichkeit und auf der Festlegung der Behandlungsstrategie aufgrund einer gründlichen Musterdifferenzierung. So werden also auch die äußerlich anzuwendenden Kräuter gemäß einer Musterdifferenzierung nach den Regeln der Chinesischen Medizin ausgewählt und angewandt. Der einzige Unterschied besteht darin, dass die Kräuter nicht eingenommen, sondern äußerlich appliziert werden, um damit ebenfalls das Ziel zu erreichen, Krankheiten zu heilen und den Körper zu kräftigen.
Medizinische Fußbäder sind eine Form der äußerlichen Anwendungen der Traditionellen Chinesischen Medizin. Es gibt eine große Fülle von Rezepturen für Fußbäder. Diese müssen entsprechend der Erkrankung des Patienten, wie auch entsprechend der Jahreszeit und des Klimas, sorgfältig ausgewählt wer-

den. Im Folgenden soll eine Auswahl von Rezepturen für arzneiliche Fußbäder bei bestimmten Erkrankungen präsentiert werden.

Asthma

→ Kapitel 5.2

Arzneimittel: Houttuyniae Herba *(Yu xing cao)* 60 g, Perillae Semen *(Zi su ye)* 30 g, Schisandrae Fructus *(Wu wei zi)* 20 g, Pheretima seu Lumbricus *(Di long)* 30 g, Aquilariae Lignum *(Chen xiang)* 10 g und zwei Hühnereier.
Zubereitung und Anwendung: Man kocht alle Bestandteile bis auf Aquilariae Lignum *(Chen xiang)* 30 Minuten lang ab. In den letzten Minuten gibt man noch Aquilariae Lignum *(Chen xiang)* hinzu und lässt es kurz mitkochen. Dann seiht man das Dekokt ab, badet die Füße darin und isst die Eier, jeden Abend 1-mal.
Funktion: klärt Hitze, löst Toxine heraus, stillt Husten.
Indikation: Bei allen Arten von Asthma als unterstützende Heilmethode.

Diarrhö

→ Kapitel 5.2

Fußbad 1

Arzneimittel: Caricae Folium (Feigenblätter, *Wu hua guo ye*) 60 g.
Zubereitung und Anwendung: Man kocht die getrockneten Feigenblätter in 2000 ml Wasser ab, bis 500 ml übrig sind, seiht ab und badet die Füße 2-mal täglich, je 30 Minuten, darin.
Funktion: zerstreut Stase, beseitigt Schwellungen, stillt Durchfall.
Indikation: Feuchtigkeit-Hitze-Durchfall.

Fußbad 2

Arzneimittel: Firmianae Folium *(Wu tong ye)* 500 g.
Zubereitung und Anwendung: Man kocht die getrockneten Blätter in 2000 ml Wasser ab, seiht ab und badet die Füße 2-mal täglich darin. Ein Dekokt kann für 2 – 3 Anwendungen wiederholt benutzt werden.
Funktion: leitet Feuchtigkeit aus, stillt Durchfall, klärt Hitze, löst Toxine heraus.
Indikation: Durchfall.

Arzneimittel: Sorghumhülsen *(Gao liang ke)* 9 – 12 g.
Zubereitung und Anwendung: Man kocht die Sorghumhülsen in Wasser ab und badet die Füße darin.
Funktion: stillt Durchfall.
Indikation: Durchfall.

Enteritis

Fußbad 1

Arzneimittel: Rubiae Radix, frisch *(xian Qian cao)* 45 – 75 g.
Zubereitung und Anwendung: Man kocht die Droge in Wasser ab und badet die Füße 3-mal täglich darin.
Funktion: belebt und kühlt das Blut, blutstillend, wandelt Stase.
Indikation: Enteritis, Feuchtigkeit-Hitze-Durchfall, Sommerhitze-Durchfall.

Fußbad 2

Arzneimittel: Humuli scandentis Herba, frisch (Chinesisches Hopfenkraut, *xian Lü cao*) 500 g.
Zubereitung und Anwendung: Man wäscht das frische Kraut und kocht es in 2000 ml Wasser ab, bis 1500 ml übrig sind, seiht ab und badet die Füße 2-mal täglich darin. 15 Tage stellen einen Behandlungszyklus dar.
Funktion: klärt Hitze, löst Toxine heraus, wandelt Stase, schmerzstillend.
Indikation: Chronische Enteritis.
[Anmerkung des Übersetzers: In Ermangelung des chinesisches Hopfenkrauts *(Lü cao)* kann man auch das europäische Hopfenkraut *(Pi jiu hua)* verwenden, obgleich es etwas weniger kalt ist als das chinesische. Auch das europäische Hopfenkraut wird in China innerlich und äußerlich zur Behandlung von Enteritiden verwendet.]

Erbrechen

Arzneimittel: Aconiti Radix lateralis *(Fu zi)* 30 g, Evodiae Fructus *(Wu zhu yu)* 15 g, Zingiberis Rhizoma recens *(Sheng jiang)* 15 g.
Zubereitung und Anwendung: Man stellt ein Dekokt aus diesen Arzneimitteln her und badet die Füße darin.
Funktion: wärmt die Leitbahnen, zerstreut Kälte, stillt Erbrechen.
Indikation: Erbrechen.

Erkältung

→ Kapitel 5.2

Arzneimittel: Perillae Folium *(Zi su ye)* 60 g und zwei Hühnereier.
Zubereitung und Anwendung: Man kocht beide Bestandteile 15 Minuten lang ab. Dann seiht man das Dekokt ab, badet die Füße darin und isst die Eier.
Funktion: vertreibt Wind, zerstreut Kälte.
Indikation: Erkältungen vom Wind-Kälte-Typ mit Husten und kalten Füßen.

Fersenschmerzen

Fußbad 1

Arzneimittel: Impatientis Caulis *(Tou gu cao)* 30 g, Aristolochiae mollissimae Herba *(Xun gu feng)* 30 g, Solani lyrati Herba *(Bai mao teng* bzw. *Bai ying)* 30 g, Angelicae pubescentis Radix *(Du huo)* 15 g, Olibanum *(Ru xiang)* 10 g, Myrrha *(Mo yao)* 10 g, Draconis Sanguis *(Xue jie)* 10 g, Geranii Herba 20 g, Artemisiae annuae Herba *(Qing hao)* 20 g.
Zubereitung und Anwendung: Man lässt diese Substanzen eine Stunde lang in 1500 ml Wasser einweichen, kocht sie dann auf großer Flamme für 20 Minuten ab, seiht ab und badet die Füße 1- bis 2-mal täglich in diesem Dekokt.
Funktion: vertreibt Wind und Feuchtigkeit, macht die Leitbahnen und Netzgefäße durchgängig, schmerzstillend.
Indikation: Fersenschmerzen.
[Anmerkung des Übersetzers: Anmerkung: Die beiden Kräuter Aristolochiae mollissimae Herba *(Xun gu feng)* und Solani lyrati Herba (*Bai mao teng* bzw. *Bai ying*) sind aufgrund ihres Gehaltes an nephrotoxischer Aristolochiensäure nicht mehr im Verkehr. Daher sind sie ersatzlos zu streichen.]

Fußbad 2

Arzneimittel: Lignum Sappan *(Su mu)* 20 g, Salviae miltiorrhizae Radix *(Dan shen)*, Saposhnikoviae seu Ledebouriellae Radix *(Fang feng)* 10 g, Schizonepetae Herba *(Jing jie)* 10 g, Artemisiae argyi Folium *(Ai ye)* 10 g, Carthami Flos *(Hong hua)* 15 g, Paeoniae Radix rubra *(Chi shao)* 15 g, Impatientis Caulis *(Tou gu cao)* 15 g, Lycopodii Herba *(Shen jin cao)* 15 g, Speisesalz *(Shi yan)* 30 g, Essig *(Chen cu)* 30 g.
Zubereitung und Anwendung: Man kocht diese Kräuter in 2000 ml Wasser ab, seiht ab und gibt dann das Salz und den Essig ins fertige Dekokt. Darin badet man die Füße 1- bis 2-mal täglich für jeweils 20 Minuten. Ein solches

Dekokt kann man an drei aufeinanderfolgenden Tagen wiederholt benutzen. Nach dem heißen Fußbad massiert man die betroffene Stelle.
Indikation: Fersenschmerzen.

Fersensporn

Arzneimittel: Gentianae macrophyllae Radix *(Qin jiao)* 10 g, Atractylodis Rhizoma *(Cang zhu)* 15 g, Stephaniae Radix *(Fang ji)* 10 g, Clematidis Radix *(Wei ling xian)* 10 g, Pheretima seu Lumbricus *(Di long)* 10 g, Artemisiae argyi Folium *(Ai ye)* 10 g, Rückenmark *(Gu sui)* 16 g, Eupolyphaga/Steleophaga *(Tu bie chong)* 9 g, Notopterygii Radix seu Rhizoma *(Qiang huo)* 6 g, Angelicae pubescentis Radix *(Du huo)* 6 g, Chaenomelis Fructus *(Mu gua)* 6 g, Achyranthis bidentatae Radix *(Niu xi)* 6 g, Zanthoxyli Pericarpium *(Hua jiao)* 6 g, Selaginellae Herba *(Juan bo bzw. Juan bai)* 10 g.
Zubereitung und Anwendung: Man kocht die Substanzen ab und badet die Füße in diesem Dekokt oder bedampft die betroffene Stelle am Fuß damit. Täglich 1 – 2 Anwendungen, jeweils 20 – 30 Minuten.
Funktion: vertreibt Wind und Feuchtigkeit, macht die Leitbahnen und Netzgefäße durchgängig, schmerzstillend.
Indikation: Fersensporn.

Hypertonie

→ Kapitel 5.2

Fußbad 1

Arzneimittel: Evodiae Fructus *(Wu zhu yu)* 15 g, Phellodendri Cortex *(Huang bo)* 15 g, Anemarrhenae Radix *(Zhi mu)* 15 g, Rehmanniae Radix *(Sheng di)* 15 g, Achyranthis bidentatae Radix *(Niu xi)* 15 g, Ostreae Concha *(Mu li)* 50 g.
Zubereitung und Anwendung: Man stellt ein Dekokt aus aus diesen Arzneimitteln her und badet 1-mal täglich die Füße darin, jedes Mal 10 Minuten lang. 7 – 14 Tage stellen einen Behandlungszyklus dar.
Funktion: klärt Hitze, trocknet Feuchtigkeit, entspannt die Leber, beseitigt Unruhe.
Indikation: Hypertonie aufgrund von Yin-Leere mit Überaktivität des Yang, was sich als Schwindel, Gesichtsröte, Mundtrockenheit oder bitterer Mundgeschmack manifestiert.

Fußbad 2

Arzneimittel: Magnetitum *(Ci shi)* 18 g, Haliotidis Concha *(Shi jue ming)* 18 g, Mori Ramulus *(Sang zhi)* 6 g, Aurantii Fructus *(Zhi ke)* 6 g, Angelicae sinensis Radix *(Dang gui)* 6 g, Codonopsis Radix *(Dang shen)* 6 g, Astragali Radix *(Huang qi)* 6 g, Linderae Radix *(Wu yao)* 6 g, Viticis Fructus *(Man jing zi)* 6 g, Tribuli Fructus *(Bai ji li)* 6 g, Paeoniae Radix alba *(Bai shao)* 6 g, Eucommiae Cortex, geröstet *(chao Du zhong)* 6 g, Achyranthis bidentatae Radix *(Niu xi)* 6 g, Angelicae pubescentis Radix *(Du huo)* 6 g.

Zubereitung und Anwendung: Die ersten beiden mineralischen Drogen werden vorgekocht. Dann gibt man die anderen Kräuter hinzu und kocht alles zusammen ab. In dem Dekokt daraus badet man 1-mal täglich für jeweils eine Stunde die Füße. 10 Tage stellen einen Behandlungszyklus dar. Damit das Dekokt während des Badens nicht abkühlt, kann man zwischendurch eine geeignete Menge heißen Wassers hinzugießen oder das Fußbad in einer elektrischen Fußbadewanne mit Wärmeregulation durchführen.

Funktion: beruhigt die Leber und vertreibt Wind, macht die Leber geschmeidig, supplementiert die Nieren, mehrt das Qi, nährt das Blut.

Indikation: durch Hypertonie bedingte Beschwerden wie Kopfschmerzen, Schwindel, Taubheitsgefühle oder Parästhesien.

Fußbad 3

Arzneimittel: Uncariae Ramulus cum Uncis *(Gou teng)* 20 g und eine Prise Borneol *(Bing pian)*.

Zubereitung und Anwendung: Uncariae Ramulus cum Uncis *(Gou teng)* wird zerstoßen und zusammen mit einer Prise Borneol *(Bing pian)* in ein Mullsäckchen gefüllt. Dieses wird dann in die Fußbadewanne gelegt und mit kochendem Wasser aufgegossen. Nachdem das Wasser etwas abgekült ist, kann man ein Fußbad in diesem Aufguss machen. Dieses sollte man morgens nach dem Aufstehen und abends vor dem Zubettgehen jeweils für 30 – 45 Minuten durchführen. 10 Tage stellen einen Behandlungszyklus dar.

Funktion: klärt Hitze, beruhigt die Leber, vertreibt Wind, krampflösend.

Indikation: Hypertonie.

Fußbad 4

Arzneimittel: Mori Cortex *(Sang bai pi)* 15 g, Mori Folium *(Sang ye)* 15 g, Leonuri Semen *(Chong wei zi)* 15 g.

Zubereitung und Anwendung: Man kocht diese drei Substanzen in 2000 ml Wasser ab, bis 1500 ml übrig sind, seiht ab und badet die Füße 1-mal täglich, direkt vor dem Schlafengehen, jeweils für 30 – 45 Minuten. Damit das Dekokt während des Badens nicht abkühlt, kann man zwischendurch eine geeignete

Menge heißen Wassers hinzugießen oder das Fußbad in einer elektrischen Fußbadewanne mit Wärmeregulation durchführen.
Funktion: zerstreut Wind, klärt die Leber, wandelt Stase, schmerzstillend.
Indikation: durch Hypertonie oder andere Ursachen bedingte Kopfschmerzen.

Kälte-Schmerzen in den Beinen und Schwierigkeiten beim Laufen

Arzneimittel: Clematidis Radix, frisch *(xian Wei ling xian)* 500 g, Glycyrrhizae Radix *(Gan cao)* 60 g, Kiefernnadeln *(Song shu zhen)* 60 g.
Zubereitung und Anwendung: Man kocht diese Substanzen ab und badet die Füße in diesem Dekokt oder macht ein Fußdampfbad damit. Täglich eine Anwendung, jeweils 40 – 60 Minuten.
Funktion: vertreibt Wind und Feuchtigkeit, macht die Netzgefäße durchgängig, schmerzstillend.
Indikation: Kälte-Schmerzen in den Beinen und Schwierigkeiten beim Laufen.
[Anmerkung des Übersetzers: In Ermangelung der frischen Droge von Clematidis Radix *(Wei ling xian)* kann man auch etwa 100 – 150 g der getrockneten Droge verwenden.]

Lungentuberkulose

Arzneimittel: Rhei Radix et Rhizoma *(Da huang)* 50 g, Zanthoxyli Pericarpium *(Chuan jiao)* 20 g.
Zubereitung und Anwendung: Man kocht beide Bestandteile gemeinsam ab, seiht ab und badet die Füße im heißen Dekokt.
Funktion: drainiert Fülle-Hitze, bricht Akkumulationen und Stagnationen auf, bewegt stagniertes Blut.
Indikation: Bei leichten Formen der Lungentuberkulose mit Bluthusten als unterstützende Heilmethode.

Menstruation

Arzneimittel: Leonuri Herba *(Yi mu cao)* 20 g, Cyperi Rhizoma *(Xiang fu)* 20 g, Olibanum *(Ru xiang)* 20 g, Myrrha *(Mo yao)* 20 g, Prunellae Spica *(Xia ku cao)* 20 g.

Zubereitung und Anwendung: Man kocht diese Substanzen in Wasser ab, bis man 200 ml des Dekoktes hat, seiht ab und badet die Füße jeweils für 15 – 20 Minuten darin.
Funktion: reguliert die Menstruation, schmerzstillend.
Indikation: schmerzhaft Menstruation.

Samenerguss

Bei spontanen Samenergüssen sollte der Betroffene täglich vor dem Schlafengehen seine Füße jeweils für 8 – 10 Minuten in 50 – 60 °C-heißem Wasser baden. Er sollte außerdem darauf achten, vor dem Schlafen keine aufregenden Aktivitäten mehr zu unternehmen. Es emfiehlt sich, gleichzeitig zusätzliche Behandlungsmaßnahmen durchzuführen.
Funktion: beruhigt den Geist, unterbindet spontane Samenergüsse.
Indikation: Spontane Samenergüsse.

Schlaflosigkeit

→ Kapitel 5.2
Bei Schlaflosigkeit sollte man täglich vor dem Schlafengehen seine Füße jeweils für 10 Minuten in 50 – 60 °C-heißem Wasser baden, oder ein arzneiliches Fußbad anwenden.
Arzneimittel: Magnetitum *(Ci shi)* 30 g, Chrysanthemi Flos *(Ju hua)* 15 g, Scutellariae Radix *(Huang qin)* 15 g, Polygoni multiflori Caulis *(Ye jiao teng)* 15 g.
Zubereitung und Anwendung: Man kocht diese Substanzen ab und badet die Füße vor dem Schlafengehen für 10 Minuten in diesem Dekokt.
Funktion: beruhigt den Geist, fördert den Schlaf.
Indikation: Schlaflosigkeit.

Schwindel

Arzneimittel: Prunellae Spica *(Xia ku cao)* 30 g, Uncariae Ramulus cum Uncis *(Gou teng)* 20 g, Chrysanthemi Flos *(Ju hua)* 20 g.
Zubereitung und Anwendung: Man kocht diese Substanzen ab und badet die Füße 1- bis 2-mal täglich für jeweils 10 – 15 Minuten darin. 10 – 15 Tage stellen einen Behandlungszyklus dar.

Funktion: zerstreut Wind und Hitze, beruhigt die Leber, klärt die Augen.
Indikation: Schwindel.

Wasserlassen

Ein Liter Reiswein *(Huang jiu)* wird leicht erwärmt und dann werden die Füße für 40 – 60 Minuten darin gebadet.
Funktion: trocknet Feuchtigkeit, klärt Hitze, fördert die Harnausscheidung, lindert schmerzhaftes Wasserlassen.
Indikation: Beschwerliches Wasserlassen, Dysurie.
[Anmerkung des Übersetzers: *Huang jiu*, wörtlich „gelber Wein", dessen typischster Vertreter der *Shaoxing*-Wein ist, ist ein 14,5%-iger Reiswein. Reiswein ist in den meisten asiatischen Lebensmittelgeschäften erhältlich.]

Anhang

Massagetechniken am Fuß

→ Kapitel 3.7
àn fǎ 按法 Drücken (*an*): Beim „Drücken“ (*an*), was mitunter auch als „Pressen“ bezeichnet wird, drückt man entweder mit einem gekrümmtem Finger, mit einer oder zwei Fingerseiten oder mit der Fingerbeere bzw. Daumenbeere auf bestimmte Reflexzonen oder Akupunkte. Am häufigsten drückt man mit der Daumenbeere oder mit dem gekrümmtem Zeigefinger, d. h. mit seinem proximalen Fingergelenk. Den ausgeübten Druck steigert man ganz allmählich und gleichmäßig, wodurch auch tiefere Gewebsschichten erreicht werden. Plötzliches kräftiges Drücken kann sehr schmerzhaft sein und sollte vermieden werden.
Beim „Drücken“ an sich erfolgt keine weitere Bewegung des massierenden Fingers. Er wird an jenem Ort für eine gewisse Zeitspanne drückend gehalten. Diese Technik nennt man auch „punktuelles Drücken“ (*dian-an*).
Oft kombiniert man das Drücken (*an*) auch mit dem „Kneten“ (*an-rou*). Dabei drückt man an einem bestimmten Punkt erst in die Tiefe bis der individuell notwendige Druck aufgebaut ist und vollzieht dann sanfte, gleichmäßige, nicht zu schnelle kreisende Bewegungen.
tuī fǎ 推法 Schieben (*tui*): Beim „Schieben“ (*tui*) drückt man an einem bestimmten Punkt erst in die Tiefe bis der individuell notwendige Druck aufgebaut ist und vollzieht dann eine schiebende Bewegung in eine bestimmte Richtung. Mit „Schieben“ meint man eine kraftvolle, gleichmäßige, langsame und behutsame Bewegung des massierenden Fingers auf der eingedrückten Haut. Diese Bewegung ist allerdings kein einfaches Streichen über die Haut, sondern sie geht in tiefere Gewebsschichten.
Am Fuß schiebt man entweder mit dem gekrümmtem Finger (oder manchmal auch mit mehreren gekrümmten Fingern gleichzeitig), mit einer Fingerseite, mit einem Fingerglied oder mit der Fingerbeere bzw. Daumenbeere. Am häufigsten schiebt man mit der Daumenbeere oder mit dem gekrümmten Zeigefinger, d. h. mit seinem proximalen Fingergelenk.
qū zhǐ diǎn fǎ 屈指点法 punktuelles Drücken mit gekrümmtem Finger (*qu zhi dian fa*).
qū zhǐ tuī fǎ 屈指推法 Schieben mit gekrümmtem Finger *(qu zhi tui fa)* wird bei langgestreckten Reflexzonen angewandt. Hierbei drückt man senkrecht in die Tiefe bis der individuell notwendige Druck erreicht ist und vollzieht dann eine schiebende Bewegung in eine jeweils definierte Richtung.
qū zhǐ àn tuī fǎ 屈指按推法 Drücken und Schieben mit gekrümmtem Finger (*qu zhi an tui fa*) – wird bei relativ kleinen Reflexzonen angewandt, wobei man vor allem drückt und nur geringfügig schiebt.

qū zhǐ àn fǎ 屈指按法 Drücken mit gekrümmtem Finger (*qu zhi an fa*) – wird bei punktuellen Reflexzonen angewandt.
qū zhǐ àn róu fǎ 屈指按揉法 Drücken und Kneten mit gekrümmtem Finger (*qu zhi an rou fa*).
zhǐ fù àn tuī fǎ 指腹按推法 Drücken und Schieben mit der Fingerbeere oder Daumenbeere (*zhi fu an tui fa*).
zhǐ fù tuī fǎ 指腹推法 Schieben mit der Fingerbeere oder Daumenbeere (*zhi fu tui fa*).
zhǐ fù àn róu fǎ 指腹按揉法 Drücken und Kneten mit der Fingerbeere oder Daumenbeere (*zhi fu an rou fa*).
zhǐ fù niē róu fǎ 指端捏揉法 Kneifen und Kneten mit der Fingerbeere oder Daumenbeere (*zhi fu nie rou fa*).
zhǐ cè tuī fǎ 指侧推法 Schieben mit der Fingerseite (*zhi ce tui fa*).
zhǐ cè diǎn fǎ 指侧点法 punktuelles Drücken mit der Fingerseite (*zhi ce dian fa*).
zhǐ cè jiá àn fǎ 指侧挟按法 Drücken von beiden Seiten mit zwei Fingern (*zhi ce jia an fa*).
zhǐ cè jiá tuī fǎ 指侧挟推法 Schieben von beiden Seiten mit zwei Fingern (*zhi ce jia tui fa*).
zhǐ jié tuī fǎ 指节推法 Schieben mit dem Fingerglied (*zhi jie tui fa*)
zhǐ duān niē diǎn fǎ 指端捏点法 Kneifen und punktuelles Drücken mit den Fingerspitzen (*zhi duan nie dian fa*).
zhǐ duān niē róu fǎ 指端捏揉法 Kneifen und Kneten mit den Fingerspitzen (*zhi duan nie rou fa*).
zhǐ duān tuī fǎ 指端推法 Schieben mit der Fingerspitze oder Daumenspitze (*zhi duan tui fa*).
zhǐ duān diǎn róu fǎ 指端点揉法 punktuelles Drücken und Kneten mit der Fingerspitze oder Daumenspitze (*zhi duan dian rou fa*).

Glossar

Andreas Kalg

ān shén 安神 den Geist beruhigen
bēng lòu 崩漏 unregelmäßige Uterusblutungen (*bēng* 崩 meint starke Blutungen und *lòu* 漏 meint tröpfelnde oder Schmierblutungen)
bí qiú 鼻鼽 laufende Nase, rinnende Nase (mit klarem Sekret; ähnelt allergischer Rhinitis)
bì 痹 *Bi*-Syndrom, *Bi*, schmerzhafte Blockaden (d. h. Ansammlung von pathogenen Faktoren, wie Wind, Kälte, Feuchtigkeit oder Hitze, die zu Blockaden im Qi- und Blut-Fluss geführt haben. Diese Muster weisen große Überschneidungen mit den Erkrankungen des rheumatischen Formenkreises auf.)
bí nǜ 鼻衄 Nasenbluten (Epistaxis)
biàn mì 便秘 Obstipation (Verstopfung)
biàn xuè 便血 Blut im Stuhl
biàn zhèng 辨证 Musterdifferenzierung
biàn zhèng lùn zhì 辨证论治 Musterdifferenzierung und Festlegung der Behandlungsstrategie
bié luò 别络 abzweigende Verbindungsgefäße (insgesamt 15)
bìng 病 Erkrankung (Krankheit)
bǔ 补 supplementieren (tonisieren); Supplementierung
bǔ shèn 补肾 die Nieren supplementieren
bǔ xū 补虚 Leere supplementieren
bù zú 不足 Mangel
cháng míng 肠鸣 Borborygmus (Darmgeräusche, Darmkollern)
chōng mài 冲脉 Durchgangsgefäß, *Chong-Mai*
chì 赤 rot
chì tòng 赤痛 Rötung und Schmerzhaftigkeit
chú fán 除烦 Unruhe beseitigen, Gereiztheit beseitigen
dà cháng 大肠 Dickdarm
dài mài 带脉 Gürtelgefäß, *Dai-Mai*
dài xià 带下 Ausfluss, vaginaler Ausfluss
dǎn 胆 Gallenblase
dǎo zhì 导滞 Stagnationen abführen (Stagnation ableiten)
diān kuáng 癫狂 Rückzug und Raserei (entspricht weitgehend manisch-depressiven Störungen)
dū mài 督脉 Gouverneursgefäß, Lenkergefäß, *Du-Mai*
duō mèng 多梦 traumgestörter Schlaf
ěr míng 耳鸣 Tinnitus

fā rè 发热 Fieber oder erhöhte Temperatur
fèi 肺 Lunge
fēn zhī 分支 Leitbahnast
fú luò 浮络 oberflächliche Netzgefäße
fú zhèng 扶正 das reguläre Qi stützen (das reguläre Qi unterstützen)
fǔ 腑 Durchgangsorgan (Hohlorgan)
fù zhàng 腹胀 abdominelle Blähung
gān 肝 Leber
gù jīng 固精 die Essenz festigen
hán rè wǎng lái 寒热往来 abwechselnd Fieber und Frösteln (abwechselnd Fieber und Schüttelfrost)
hé 和 harmonisieren; Harmonisieren; harmonisch
hé wèi 和胃 den Magen harmonisieren
hóu bì 喉痹 schmerzhafte Hals-Blockade, schmerzhafte Blockade des Halses
huà shī 化湿 Feuchtigkeit wandeln (Feuchtigkeit transformieren)
huà tán 化痰 Schleim wandeln (Schleim umwandeln, Schleim transformieren)
huà yū 化瘀 Stase wandeln (Stase umwandeln, Stase transformieren)
huáng dǎn 黄疸 Gelbsucht, Ikterus
huí shàn 回疝 ausbauchendes Qi zurückführen (Behandlungsprinzip bei Leistenhernien)
hūn jué 昏厥 Ohnmacht
huó xuè 活血 Blut beleben; blutbelebend
jiǎ shén 假神 falscher *Shen*, falscher Geist
jiàn pí 健脾 die Milz stärken
jiàng nì 降逆 gegensinnig aufsteigendes Qi herabführen
jiāo huì xué (auch: *jiāo huì xuè*) 交会穴 Kreuzungspunkt, Kreuzungspunkte
jiǎo qì 脚气 Bein-Qi-Syndrom, Beriberi-artiges Syndrom (Diese Erkrankung geht anfangs mit Taubheitsgefühlen, Schmerzen, Schwellungen, Schweregefühl der Füße und Beine, später auch mit Rötung, Fieber und anderen generalisierten Symptomen einher.)
jié nuè 截疟 Malaria stoppen
jiě dú 解毒 Toxine herauslösen (Toxine auflösen, Toxine eliminieren)
jīn yè 津液 Körperflüssigkeiten („Körpersäfte, Säfte")
jīng 精 Essenz
jīng bié 经别 Abzweigungen der Hauptleitbahnen, (Udo L.: sich abtrennende Leitbahnen) (insgesamt12)
jīng jīn 筋经 Leitbahnsehnen (insgesamt12)
jīng luò 经络 Leitbahnen und Netzgefäße, Leitbahnen (Leitbahnen und Kollateralen)

jīng mài 经脉 Hauptleitbahnen
jìng bìng 痉病 Tetanie
kāi qiào 开窍 die Sinnespforten öffnen (d. h. den Patienten aus Bewusstlosigkeit, Koma, Somnolenz oder geistiger Trübung erwecken)
ké nì 咳逆 Husten durch gegensinnig aufsteigendes Qi
ké xuè (auch: *kǎ xuè*) 咳血 Bluthusten (Hämoptöe, Hämoptysen. Abhusten von Blut oder blutig gefärbtem Auswurf.)
kǒu chuāng 口疮 Mundgeschwüre (Aphten)
kǒu jìn 口噤 Kieferklemme, Trismus
kuān cháng 宽肠 den Darm lockern (d. h. den Darm entspannen, entkrampfen)
lǐ qì 理气 das Qi regulieren, das Qi ordnen
lǐ zhōng 理中 die Mitte regulieren, die Mitte ordnen
lì dǎn 利胆 den Gallenfluss fördern
lì jí 痢疾 Dysenterie (Durchfallerkrankung mit eitrig-blutigem Stuhl; entspricht quasi einer infektiösen Enteritis)
lì niào 利尿 harntreibend, die Harnausscheidung fördernd
lì shī 利湿 Feuchtigkeit ausleiten
lì shuǐ 利水 Wasser ausleiten (bezeichnet eine diuretische Wirkung, um Flüssigkeitsansammlungen aus dem Körper auszuschwemmen)
liáng xuè 凉血 das Blut kühlen; blutkühlend
lín 淋 schmerzhaftes Wasserlassen (Dysurie)
lóng bì 癃闭 tröpfelndes Wasserlassen und Harnverhaltung (Dieser Krankheitsbegriff weist Überschneidungen mit verschiedenen schulmedizinisch definierten Erkrankungen auf, z. B. mit Prostratahypertrophie, Harnwegssteinen, Spasmen des Blasensphinkters, urologischen Tumoren etc.)
luǒ lì 瘰疬 Skrofulose (Dieser Krankheitsbegriff weist große Überschneidungen mit der Lymphknotentuberkulose auf.)
luò mài 络脉 Netzgefäße (Verbindungsgefäße, Luo-Gefäße)
měi róng 美容 das Antlitz verschönern
míng mù 明目 die Augen klären
mìng mén 命门 Lebenstor, Mingmen
mìng mén huǒ 命门火 Feuer des Lebenstores, Mingmen-Feuer
mù chì zhǒng tòng 目赤肿痛 gerötete, geschwollene und schmerzhafte Augen
mù xì 目系 Augenverbund
mù yì 目翳 äußerliche Sehbehinderung (Film, Membran, Trübung oder Narbengewege über der Pupille); Pterygium
nán chǎn 难产 schwierige Geburt, Dystokie
niào xuè 尿血 Blut im Urin, blutiger Urin, Hämaturie
ǒu nì 呕逆 Erbrechen durch gegensinnig aufsteigendes Qi

ǒu tù 呕吐 Erbrechen; erbrechen
pái shí 排石 Steine ausleiten
páng guāng 膀胱 Blase, Harnblase
péi tǔ shēng jīn 培土生金 Erde anhäufen um Metall zu hervorzubringen (d. h. die Milz supplementieren, um die Lunge zu kräftigen)
pí 脾 Milz
píng chuǎn 平喘 Atemnot beruhigen
píng gān 平肝 die Leber beruhigen
píng gān qián yáng 平肝潜阳 die Leber beruhigen und das Yang absenken
píng gān xí fēng 平肝熄风 (auch: *zhèn gān xí fēng* 镇肝熄风) die Leber beruhigen und Wind auslöschen
qī qíng 七情 die sieben Gemütszustände (Leidenschaften, Neigungen, Emotionen, Affekte) [d. h. *xǐ* 喜 Freude, *nù* 怒 Wut, *yōu* 忧 Sorge, Kummer, *sī* 思 Grübeln, Nachdenklichkeit, *bēi* 悲 Trauer, *kǒng* 恐 Angst, Furcht und *jīng* 惊 Schreck)
qí fēng 脐风 Tetanus bei Neugeborenen([wörtlich: „Nabel-Wind")
qí jīng (auch: *jī jīng*) 奇经 die außergewöhnlichen Leitbahnen (Sonderleitbahnen)
qí jīng bā mài (auch: *jī jīng bā mài*) 奇经八脉 die acht unpaaren Gefäße, die acht Sonderleitbahnen (die acht außergewöhnlichen Gefäße, die acht außergewöhnlichen Leitbahnen)
qì 气 Qi
qì chuǎn 气喘 Atemnot; Asthma
qì huà 气化 Qi-Transformation
qì zhì 气滞 Qi-Stagnation
qiào 窍 Körperöffnungen; Sinnespforten
qīng 青 grün (der Wandlungsphase Holz zugeordnete Farbe), blau, bläulich, livide
qīng máng 青盲 graduelle oder totale Erblindung ohne äußerlich sichtbare Veränderung des Auges (wörtlich: „grüne Blindheit" – bezeichnet eine graduelle Erblindung ohne Trübung der Linse oder der Hornhaut, die in der westlichen Medizin einer Sehnervenatrophie entspricht.)
qīng rè 清热 Hitze klären
qīng xīn 清心 das Herz klären (d. h. Herz-Hitze klären)
qū fēng 祛风 Wind vertreiben
qū fēng chú shī 祛风除湿 Wind vertreiben und Feuchtigkeit beseitigen (bei rheumatischen Wind-Feuchtigkeit-Erkrankungen angewandte Methode)
qū fēng sàn hán 祛风散寒 Wind vertreiben und Kälte zerstreuen, Wind-Kälte zerstreuen (bei Erkältungen aufgrund von Wind-Kälte angewandtes Behandlungsprinzip)

qū xié 祛邪 pathogene Faktoren vertreiben
rèn mài 任脉 Konzeptionsgefäß, *Ren-Mai*
róu gān 柔肝 die Leber geschmeidig machen, die Leber erweichen
rŭ yōng 乳痈 Brustabszess (Entspricht weitgehend dem Krankheitsbild der Mastitis)
sān jiāo 三焦 Dreifacher Erwärmer (die drei Brenner, die drei Wärmebereiche, die drei Erwärmer)
sàn fēng 散风 Wind zerstreuen
sàn hán 散寒 Kälte zerstreuen
shàn qì 疝气 ausbauchendes Qi (modern: Hernien)
shén 神 Geist
shèn 肾 Niere, Nieren
shèn bù nà qì 肾不纳气 die Niere nimmt das Qi nicht auf, Unvermögen der Niere das Qi aufzunehmen
shèn shī 渗湿 Feuchtigkeit heraussickern lassen
shèn yáng 肾阳 Nieren-Yang
shèn yīn 肾阴 Nieren-Yin
shī mián 失眠 Schlaflosigkeit, Insomnia
shī shén 失神 Shen verloren haben, Verlust des Geistes
shī yīn 失音 Stimmverlust (starke Heiserkeit)
shí 实 Fülle
shí èr jīng jīn 十二筋经 die zwölf Leitbahnsehnen
shí èr pí bù 十二皮部 die zwölf Hautregionen
shŏu fă 手法 Massagetechnik, Manipulation
shū fēng 疏风 Wind zerstreuen
shū gān 疏肝 die Leber freischaufeln, die Leber kanalisieren, die Leber lockern, die Leber regulieren
shū jīn 舒筋 Sehnen entspannen
shù xué (auch: shù xuè) 腧穴 Akupunkt, Akupunkturpunkt
shuĭ yĭn 水饮 Wasser-Schleim (d.h. pathologisches Wasser, aus erkrankten Organen abgesonderte Flüssigkeiten bzw. Exsudate)
sù jiàng 肃降 reinigendes Herabführen, säuberndes Herabführen
sūn luò 孙络 Enkel-Netzgefäße
tāi yī bú xià 胎衣不下 Retention der Plazenta (Retention des Mutterkuchens)
tián jīng 填精 die Essenz auffüllen
tiáo 调 regulieren; Regulierung
tiáo gān 调肝 die Leber regulieren
tiáo jīng 调经 die Menstruation regulieren
tōng biàn 通便 Stuhlgang fördern (dem Stuhl den Weg bahnen). Behandlungsprinzip gegen Obstipation.

tōng jīng 通经 die Menstruation fördern (der Menstruation den Weg bahnen)
tōng luò 通络 die Netzgefäße durchgängig machen
tǒng xuè 统血 das Blut kontrollieren (syn: *shè xuè* 摄血) Funktion der Milz
tòng jīng 痛经 schmerzhafte Menstruation, Dysmenorrhö
tóu tòng 头痛 Kopfschmerzen
tù suān 吐酸 saures Erbrechen
tù xuè 吐血 Blutspucken (insbesondere bei konsumierenden Lungenerkrankungen)
wàng zhěn 望诊 Diagnostik durch Betrachten
wěi zhèng 痿症 Atrophie
wèi 胃 Magen
wèi qì 胃气 Magen-Qi
wēn shèn zhuàng yang 温肾壮阳 die Nieren wärmen und das Yang kräftigen
wēn zhōng 温中 die Mitte wärmen
xiàng jiàng (auch: *xiàng qiáng*) 项强 Nackensteifigkeit, steifer Nacken, Nackensteife
xiāo huà bù liáng 消化不良 Verdauungsstörung, Dyspepsie
xiāo kě 消渴 auszehrender Durst (d.h. diabetische Erkrankungen) [Diabetes mellitus, Diabetes insipidus oder starker Durst anderer Genese]
xiāo shí 消食 Nahrungsakkumulationen auflösen, akkumulierte Nahrung auflösen
xiāo zhì 消痔 Hämorrhoiden beseitigen (Hämorrhoiden verringern)
xiāo zhǒng 消肿 abschwellend wirken
xiǎo biàn bú lì 小便不利 beschwerliches Wasserlassen. Hierbei handelt es sich um erschwerte Miktion unterschiedlicher Genese, wobei nur mit Mühe geringe Mengen von Urin ausgeschieden werden. Damit einher gehen zumeist auch Flüssigkeitsansammlungen im Körper, vor allem Ödeme.
xiǎo biàn bú jìn 小便不禁 Unvermögen den Urin zurückzuhalten, Harninkontinenz
xiǎo biàn pín shuò 小便频数 häufiges Wasserlassen
xiǎo cháng 小肠 Dünndarm
xiǎo ér jīng fēng 小儿惊风 kindliche Konvulsionen (wörtlich: Kinder-Schreck-Wind)
xié tòng 胁痛 Flankenschmerzen, Schmerzen in der seitlichen Rippenregion
xiè 泻 drainieren (ableiten); Drainieren
xiè huǒ 泻火 Feuer drainieren (Feuer ableiten)
xiè xiè 泄泻 Durchfall, Diarrhö
xīn 心 Herz
xīn bāo luò 心包络 (auch: *xīn bāo* 心包) Perikard, Herzbeutel
xíng gān 行肝 das Leber-Qi bewegen

xíng qì 行气 Qi bewegen
xíng xuè 行血 Blut bewegen
xíng yū xuè 行瘀血 stagniertes Blut bewegen
xiōng mèn (auch: *xiōng mēn*) 胸闷 Beklemmungsgefühl in der Brust (Beengungsgefühl in der Brust, subjektives Gefühl von Unwohlsein und Enge im Brustkorb)
xiōng tòng 胸痛 Schmerzen in der Brust (Brustschmerzen, thorakale Schmerzen)
xiōng xié zhàng tòng 胸胁胀痛 Blähungsgefühl und Schmerzen in Brust und Flanken
xiū kè 休克 Schock (im Sinne von Kreislaufschock bzw. Kollaps, moderner Begriff)
xū 虚 Leere, Schwäche, Mangel
xuàn yūn 眩晕 Schwindel
xué wèi (auch: xuè wèi) 穴位 Akupunkt (Akupunkturpunkt)
xuè (modern auch: *xiě*) 血 Blut (Xue)
xuè mài 血脉 Blut und Gefäße [klassisch]; Blutgefäße [modern]
xuè yū 血瘀 Blut-Stase
yáng 阳 Yang
yáng huáng 阳黄 Yang-Ikterus, Yang-Gelbsucht
yáng kàng 阳亢 Überaktivität des Yang (Hyperaktivität des Yang)
yáng qiāo mài 阳跷脉 Yang-Fersengefäß (Yang-Sprunggefäß), *Yang-Qiao-Mai*
yáng qiáng 阳强 (auch: *yīn tǐng* 阴挺) Dauererektion (pathologisch gesteigertes sexuelles Verlangen des Mannes mit andauernder Erektion)
yáng wéi mài 阳维脉 Yang-Verbindungsgefäß (Yang-Verknüpfungsgefäß), *Yang-Wei-Mai*
yǎng 养 nähren
yǎng xuè 养血 das Blut nähren
yí jīng 遗精 spontane Samenergüsse (Pollutionen, Samenverlust)
yì 益 mehren
yì jīng 益精 die Essenz mehren
yì qì 益气 das Qi mehren
yì yīn 益阴 das Yin mehren
yì shèn 益肾 die Nieren kräftigen (das Nieren-Qi mehren)
yīn 阴 Yin
yīn huáng 阴黄 Yin-Ikterus, Yin-Gelbsucht
yīn qiāo mài 阴跷脉 Yin-Fersengefäß (Yin-Sprunggefäß), *Yin-Qiao-Mai*
yīn wéi mài 阴维脉 Yin-Verbindungsgefäß (Yin-Verknüpfungsgefäß), *Yin-Wei-Mai*
yīn xū yáng kàng 阴虚阳亢 Yin-Leere mit Überaktivität des Yang

yíng qì 营气 Nähr-Qi, Ying-Qi
yǒu shén 有神 Shen haben, Vorhandensein von Geist
yí niào 遗尿 Enuresis, Bettnässen
yū xuè 瘀血 1. Blut-Stase; 2. (modern) Bluterguss, Hämatom
yuán yáng 元阳 Ursprungs-Yang
yuè jīng bù tiáo 月经不调 unregelmäßige Menstruation
yuè jīng guò duō 月经过多 Menorrhagie
yùn huà 运化 Transport und Transformation, Transport und Umwandlung
zàng 脏 Speicherorgan
zàng fǔ 脏腑 1. Speicherorgane und Durchgangsorgane (Hohlorgane); 2. innere Organe; 3. Funktionskreise
zào shī 燥湿 Feuchtigkeit trocknen
zhèng 证 Muster [d. h. Krankheitsmuster] (Syndrom)
zhèng jīng 正经 reguläre Leitbahnen (insgesamt 12)
zhèng qì 正气 reguläres Qi
zhī mài 支脉 abzweigendes Gefäß
zhǐ jìng 止痉 krampflösend, Krämpfe lösen
zhǐ ké píng chuǎn 止咳平喘 Husten stillen und Atemnot beruhigen
zhǐ tòng 止痛 Schmerzen stillen; schmerzstillend
zhǐ xiè 止泻 Durchfall stillen
zhǐ xuè 止血 Blutungen stillen; blutstillend
zhí mài 直脉 gerade verlaufendes Gefäß (d. h. der Hauptverlauf einer Leitbahn)
zhòng fēng 中风 Wind-Angriff (im Shanghanlun); Wind-Schlag (klassisch), Wind-Schlaganfall (modern)
zhǔ 主 1. verantwortlich sein für („regieren"); 2. anzeigen (d. h. Krankheiten anzeigen)
zhù mián 助眠 schlaffördernd
zhuàng yáng 壮阳 das Yang kräftigen (d. h. insbesondere Nieren-Yang und somit die männliche Potenz stärken)
zōng qì 宗气 Ur-Qi, Brust-Qi (Höll: Sammel-Qi)

Bibliographie des Übersetzers

Deutschsprachige Quellen

Han C.: Leitfaden Tuina, Die manuellen Techniken in der TCM, Urban & Fischer, Elsevier, München 2005.

Hempen C.: dtv-Atlas Akupunktur, Deutscher Taschenbuch Verlag, Muenchen 1997.

Pabst R., Putz R. (Hrsg.): Sobotta, Anatomie des Menschen, Urban & Fischer, Elsevier, München 2006.

Englischsprachige Quellen

Bensky D., Clavey S., Stöger E., Gamble A.: Chinese Herbal Medicine: Materia Medica, 3rd Edition, Eastland Press, Seattle, Washington 2004.

Wiseman N., Boss K.: Glossary of Chinese Medical Terms and Acupuncture Points, Brookline, Massachusetts (Paradigm Publications) 1990.

Wiseman N., Feng Y.: A Practical Dictionary of Chinese Medicine, Paradigm Publications, Brookline, Massachusetts 1998.

Chinesischsprachige Quellen

Dong Xiaohong, Wu Jun, Jiang Jianhua: Zubu Anmo Rumen yu Tigao (Die Massage des Fußes – Wissen für Einsteiger und Fortgeschrittene), Zhejiang Science and Technology Press, Hangzhou, September 2005.

Han Weiheng (Hrsg.): Zhongyao Zhengbie mingji (Die Namen und Beinamen der chinesischen Arzneimittel), Hunan Science and Technology Press, Changsha 2005.

Huang Weisan (Hrsg.): Zhenjiu Kexue (Die Lehre der Akupunktur), Zheng-Zhong-Verlagsbuchhandlung, Taipei 1985.

Nanjing University of Traditional Chinese Medicine: Huangdi Neijing Suwen Yishi (Die Wesentlichen Fragen des Inneren Klassikers des Gelben Kaisers mit Textinterpretationen), Wen-Guang-Verlag, Taipei 1994.

Tong Chengchang (Hrsg.): Zubu Xuqu Anmo Laiofa (Heilbehandlung über Punkte und Zonen am Fuß), Guangxi Science and Technology Press, Nanning 2001.

Wang Ping et al. (Hrsg.): Shou Dao Bing Chu – Zubu Anmo (Die Hand kommt und das Leiden geht – Die Massage des Fußes), Tianjin Science and Technology Press, Tianjin 2005.

Register

Dorsal

L

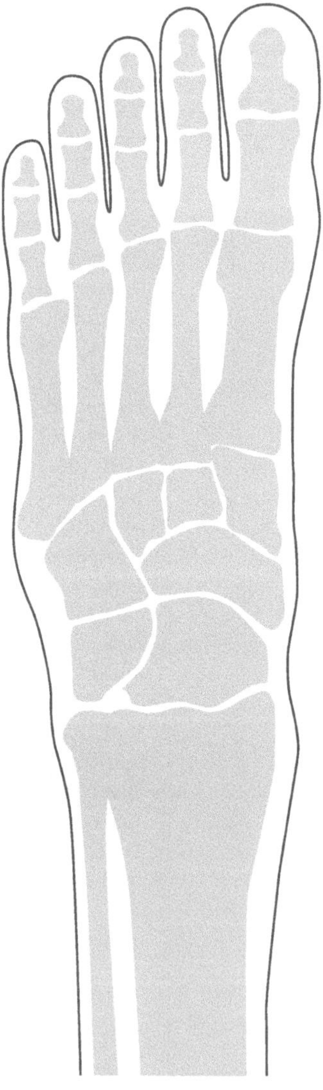

Nutzen Sie die Kopiervorlage zum Einzeichnen von Variationen,
die Sie in Ihrem Kurs erlernt haben, oder zur Dokumentation in der Patientenkartei.

Dorsal

R

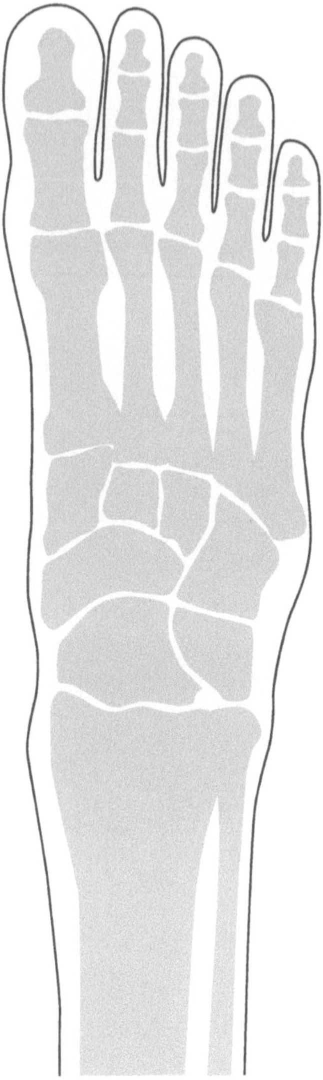

Plantar

R

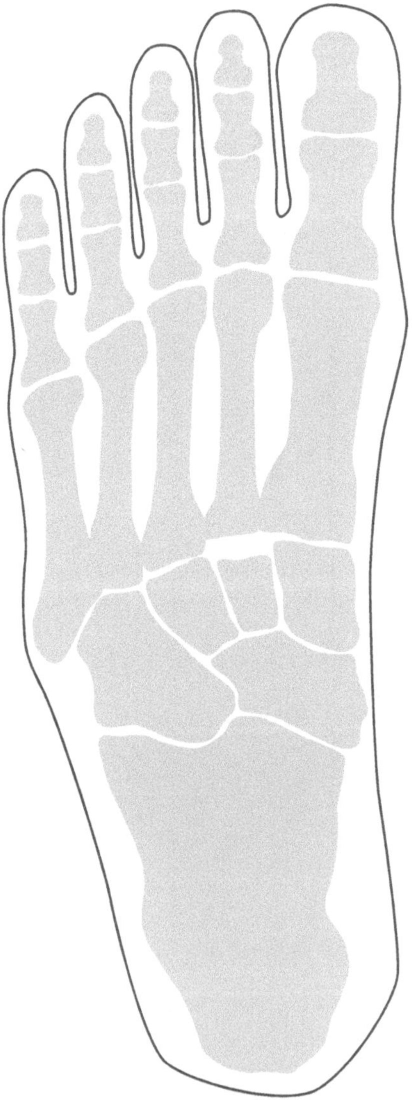

Nutzen Sie die Kopiervorlage zum Einzeichnen von Variationen,
die Sie in Ihrem Kurs erlernt haben, oder zur Dokumentation in der Patientenkartei.

Plantar

L

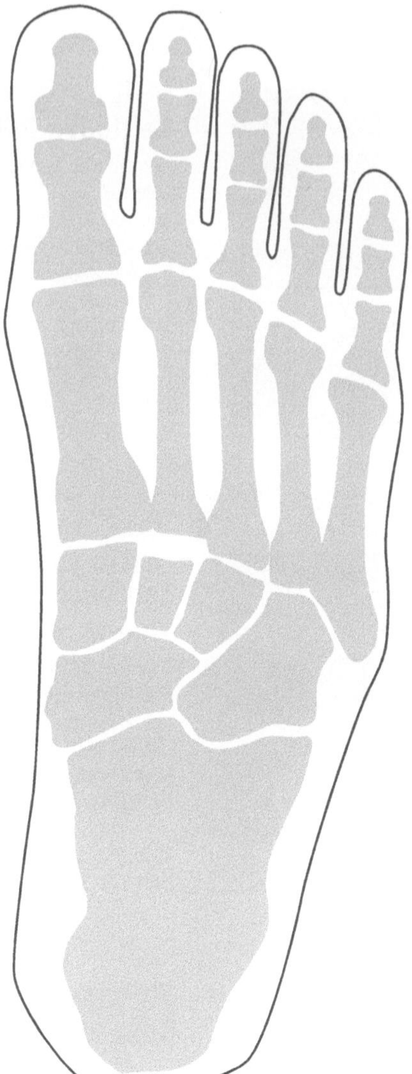